Impfen. Eine Entscheidungshilfe für Eltern

Christian Groffik

Impfen. Eine Entscheidungshilfe für Eltern

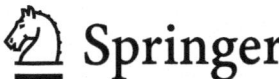 Springer

Christian Groffik
München, Bayern, Deutschland

ISBN 978-3-662-60579-0   ISBN 978-3-662-60580-6   (eBook)
https://doi.org/10.1007/978-3-662-60580-6

Die Deutsche Nationalbibliothek verzeichnet diese Publikation in der Deutschen Nationalbibliografie;
detaillierte bibliografische Daten sind im Internet über ► http://dnb.d-nb.de abrufbar.

Einbandabbildung: © DDRockstar/stock.adobe.com

Planung/Lektorat: Stephanie Preuss
Springer ist ein Imprint der eingetragenen Gesellschaft Springer-Verlag GmbH, DE und ist ein Teil von
Springer Nature.
Die Anschrift der Gesellschaft ist: Heidelberger Platz 3, 14197 Berlin, Germany

Vorwort

Liebe Eltern!

Es ist mir eine Freude, dass Sie sich mit dem Thema Impfschutz für Ihre Kinder, Enkelkinder oder auch für Ihren eigenen Schutz beschäftigen.

Aus meiner langjährigen Erfahrung als Kinder- und Jugendarzt, aber auch als Reisemediziner und Amtsarzt, weiß ich um die vielen Fragen der Eltern und meiner Patienten. Daher entspreche ich gern dem Wunsch nach einer möglichst einfachen und verständlichen Darstellung des derzeitigen Wissens zum Schutz durch Impfungen. Auch einige der zahlreichen Fragen sollen exemplarisch beantwortet werden, um eine verantwortliche Entscheidung treffen zu können.

Darüber hinaus soll es natürlich selbstverständlich sein, dass Sie als Patient von Ihrem behandelnden Arzt oder in Ihrem besonderen Fall von Ihrem Kinderarzt auf den Impfschutz angesprochen werden. In vielen Praxen gibt es mittlerweile zahlreiche computergestützte Hilfsanwendungen, die die Patienten unterstützen sollen. So wird momentan auch rege über Erinnerungssysteme nachgedacht, bis hin zum elektronischen Impfausweis, der das Leben erleichtern soll.

Damit wird aber die Fülle an Informationen nochmals größer. Das Internet ist eine häufig genutzte Informationsquelle, die gerade Informationen mit höchst unterschiedlicher Qualität zur Verfügung stellt. So wird es eben für Patienten immer schwieriger an relevante Informationen zu kommen und Fakten von Meinungen oder Fehlinformationen zu unterscheiden. Hinzu kommt, dass viele Patienten mit medizinischen Begriffen weniger anfangen können, als Ärzte oftmals erwarten.

Mit dem vorliegenden Buch erhalten Sie die fachlichen Informationen, die Sie für Ihre Entscheidung benötigen. Klar, eindeutig und verständlich! Und wann immer in diesem Buch von Menschen und Personen gesprochen wird: Es sind gleichberechtigt alle Geschlechter gemeint.

Dr. med. Christian Groffik
München
den 28. Februar 2020

Inhaltsverzeichnis

Abkürzungsverzeichnis

AIDS	Acquired Immune Deficiency Syndrome, deutsch: erworbenes Immunschwächesyndrom	KW	Kalenderwoche
		MERS-CoV	*middle east respiratory syndrome coronavirus,* englisch
BSE	Bovine spongiforme Enzephalopathie	MHC	major histocompatibility complex (MHC), Histo-kompatibilitäts-Komplex-moleküle
BZgA	Bundeszentrale für gesundheitliche Auf-klärung	
		MMR	Masern-Mumps-Röteln
DDR	Deutsche Demokratische Republik	nm	Nanometer; 1 Milliardstel Meter (m); 0,000.000.001 m
DMEM	Dulbecco's Modified Eagle's Medium	
		PEI	Paul-Ehrlich-Institut
DNA	*deoxyribonucleic acid,* englisch; deutsch: DNS Desoxyribonukleinsäure	RKI	Robert Koch-Institut
		RNS	Ribonukleinsäure
		ssp.	subspezies, Unterart, Begriff aus der Systematik der Biologie
EMA	European Medicines Agency	
EU	Europäische Union	STIKO	Ständige Impfkommission
Hib	Haemophilus influenzae Typ b	WHO	World Health Organization, Weltgesund-heitsorganisation
HPV	Humanes Papillomvirus	
IGV	Internationale Gesund-heitsvorschriften	
IL	Interleukin; plural Interleukine	

Einleitung

Inhaltsverzeichnis

© Springer-Verlag GmbH Deutschland, ein Teil von Springer Nature 2020
C. Groffik, *Impfen. Eine Entscheidungshilfe für Eltern*,
https://doi.org/10.1007/978-3-662-60580-6_1

1

Wenn man sich mit dem Thema „Impfungen" umfassend beschäftigt, will man wissenschaftliches Denken und Handeln erfahren [1]. Dabei kommt man an der historischen Entwicklung der Infektionskrankheiten nicht vorbei. Der kurze Abriss soll als Einführung dienen und gilt als Einstimmung auf das Thema.

1.1 Historische Entwicklung der Impfungen

Der Blick auf die Menschheitsgeschichte lässt erkennen, dass es zu allen Zeiten auch Krankheiten gegeben hat. Deutlich erfahrbar wird das in den ältesten literarischen Überlieferungen unseres Kulturraums. Hier sei beispielsweise erwähnt, dass Homer etwa um das 8. Jahrhundert vor Christus die Ilias schrieb. Etwa um die gleiche Zeit, um 700 vor Christus, beschreibt der griechische Dichter Hesiod, dass ihm das goldene Zeitalter, währenddessen die Menschen ohne Kummer, ohne Plagen und Jammer wie Götter lebten, als ein vergangener Traum erschien [2]. Man glaubte jahrhundertelang, dass vom Himmel kommende Pfeile den plötzlichen massenhaften Tod durch eine Seuche verursachten [3]. Im griechischen Epos wird geschildert, dass diese tödlichen Geschosse von Apollon abgesandt worden seien. Alttestamentliche und christliche Texte [4, 5] sprechen in diesem Zusammenhang von Gott bzw. Pestengeln als Ursache von Plagen und Tod. Die Ursache der Seuchen war somit in die Sphäre des religiös-kultischen Lebens gerückt, die zugleich damit einen höheren Sinn erhielten. Die „gekränkte Gottheit" hatte die Seuche geschickt, sie konnte nur durch Sühne des Frevels besänftigt werden. Daher werden in den ältesten Seuchenschilderungen keine medizinischen Gegenmaßnahmen erwähnt.

In der Geschichte der Infektionskrankheiten bilden Vorstellungen dieser Art gleichsam den mythischen Untergrund, den andere Konzepte überlagerten, wie das mikrobiologische Denken des 19. und 20. Jahrhunderts. Tradierte Einstellungen über ansteckende Krankheiten sind im Lichte der Bakteriologie nicht einfach abgelöst worden. Der Gedanke an „Pfeile" der Pest ist zwar heute kaum geläufig, doch die zugrundeliegenden Motive wirken fort. Dies gilt für das individuelle Erleben ebenso wie für soziale Reaktionen. Die vermeintlich ausschließlich rational naturwissenschaftliche Bakteriologie und Hygiene erwiesen sich im letzten Jahrhundert als anfällig gegenüber einer politischen Ideologie, die an dumpfe Gefühle appellierte. Die Angst vor Ansteckung, die im Mittelalter vor der Lepra bestand, und die sich daraus ergebenden psychosozialen Folgen sind vergleichbar mit der Ansteckungsphobie, wie sie bei den Zeitgenossen des späten 20. Jahrhunderts gegenüber AIDS bestand. Doch gibt es neben Ähnlichkeiten in der Wahrnehmung der Gefahr (Krankheit als Strafe für Sünde, schuldhafte Verbreitung der Ansteckung durch Einzelne) auch Trennendes: Gehörte die Lepra im Mittelalter in den göttlichen Heilsplan, so bildet AIDS heute vornehmlich ein biologisch-wissenschaftliches und sozialmedizinisches Problem.

In der Neuzeit, speziell der Gegenwart, hat die medizinische Erklärung von Krankheit und Gesundheit wie selbstverständlich Vorrang vor allen anderen

Deutungen erlangt. Die Phänomene von Ansteckung und Seuche werden naturwissenschaftlich erklärt. Dieses rationale Konzept hat sich in etwas mehr als einem Jahrhundert durchgesetzt. Die naturwissenschaftliche Medizin hat zahlreiche Mittel für Therapie und Prophylaxe der Infektionskrankheiten entwickelt. Es ist allerdings eine Tatsache, dass derartige Mittel für wichtige Infektionskrankheiten nicht vorhanden und in vielen Teilen nicht verfügbar sind, wie Ebola und Malaria in Afrika in jüngster Zeit sehr deutlich machen. Ganz aktuell wird mit Hochdruck ein Impfstoff gegen das neuartige Coronavirus SARS-CoV-2 entwickelt, das die Welt wegen der tödlichen Verläufe der Coronavirus-Erkrankung in Atem hält.

Bei der Betrachtung der historischen Aspekte des Impfens findet man interessanterweise Aufzeichnungen über Immunitäten bereits in uralten Handschriften aus China und Indien. Schon damals gab es die Erkenntnis, dass leichtere Krankheitsverläufe im Anschluss an durchgemachte Infektionen beobachtet wurden. Dies betraf wahrscheinlich Erkrankungen wie Pest oder Pocken. Naturgemäß ist hierzu die Quellenlage aber sehr spärlich. Zur Zeit der Römer und Griechen aber sind unsere Quellen besser: Hier erwähne ich insbesondere den Historiker, den manche aus dem Peloponnesischen Krieg erinnern werden. Der griechische Historiker Thukydides hat beispielsweise in seinem Werk „Die Attische Seuche" [6] eine Epidemie genau beschrieben. Hier beschreibt er das Wissen um die gewonnene Immunität Überlebender gegen spätere Wiederansteckung. Um welche Krankheit es sich dabei handelte, ob Pest, Pocken oder Typhus, ist nach wie vor Gegenstand der Forschung. Ein interessantes Buch der chinesischen Medizin, „Der goldene Spiegel der Medizin" [7], aus dem Jahr 1742 beschreibt schon die Inokulation der Pocken, ein Verfahren, welches mindestens seit 1695 in China praktiziert wird. Als Inokulation der Pocken wird die Übertragung von Pockenblaseninhalt oder Pockenkrusten auf die menschliche Haut zum Schutz vor der Krankheit bezeichnet.

Das 18. Jahrhundert hatte bis zum Auftritt Jenners noch zahlreiche andere Ansätze zur Entwicklung von Impfungen. So war in England der Viehzüchter Benjamin Jesty einer der ersten, der die Beobachtung machte, dass die Infektion mit Kuhpocken vor den echten Pocken, den Blattern, schützte. Es war allerdings das Verdienst des Arztes Edward Jenner, das erste wissenschaftlich durchdachte Experiment in der Impfgeschichte vorzunehmen. Er impfte am 14.05.1796 den achtjährigen Jungen James Phipps zunächst mit Kuhpockensekret. Sechs Wochen später am 01.07.1796 verabreichte er das „echte Pockengift". Seine Beobachtungen wurden zunächst von der Royal Society of Sciene ignoriert. Zwei Jahre später verfasste er mit eigenen Mitteln eine Schrift, mit dem Titel „Untersuchung über die Ursachen und Wirkung der Kuhpocken" [8]. Damit war für alle sein erfolgreiches Experiment sichtbar geworden. Keine zehn Jahre nach der Veröffentlichung Jenners und den Bemühungen im jungen Königreich um Fortschritt führte das Bayerische Königreich die Pockenschutzimpfung 1807 als erster Staat ein. Alle Kinder bis zum dritten Lebensjahr sollten geimpft werden und zwar kostenlos. Diese Maßnahme führte unter anderem schließlich zur Ausrottung der Pocken weltweit.

1

Die Zeit danach wurde als Moderne bezeichnet und war von großen Fortschritten in der Medizin geprägt. Endoskope und Stethoskope wurden genauso entwickelt wie Prototypen von Injektionsspritzen. Die wissenschaftliche Beschäftigung mit der Verhinderung der Choleraepidemien zu dieser Zeit führten schließlich zur Entdeckung des Erregers der Cholera. Robert Koch konnte 1884 den Zusammenhang zwischen dem Mikroorganismus und der Erkrankung beweisen. 1885 wurde von Louis Pasteur der Impfstoff gegen Tollwut entwickelt. Weitere Impfstoffe der ersten Generation folgten rasch: Behring und Kitasato wiesen 1890 die passive Immunisierung als Schutzwirkung von Toxoiden gegen Diphtherie und Tetanus nach. 1896 folgten Impfstoffe gegen Typhus und Cholera.

Im 20. Jahrhundert wurden bereits die meisten heute gebräuchlichen Impfstoffe entwickelt. Hervorzuheben ist die 1955 von Salk eingeführte erste inaktivierte Impfung gegen Kinderlähmung (Poliomyelitis). Die folgende Aufstellung zeigt die Entwicklung über die Jahrhunderte (◘ Tab. 1.1).

1.2 Gesetzliche Grundlagen des Impfens

Rechtliche Grundlagen zum Impfen finden sich in erster Linie in zwei Gesetzen: Zum einen im Fünften Sozialgesetzbuch (SGB V) [11]. Dieses fasst alle Bestimmungen zur gesetzlichen Krankenversicherung zusammen. Zum anderen im Infektionsschutzgesetz (IfSG) [12].

Der Zweck des IfSG ist der Schutz von Leben und Gesundheit des Einzelnen wie auch der Gemeinschaft vor Infektionen und übertragbaren Krankheiten. Die Prävention ist als wesentliches Element des Schutzes erwähnt. Die Primärprävention, also der frühestmögliche Schutz, ist durch Schutzimpfungen zu erreichen. Insofern ist die Prävention einer Infektion die wirksamste, kostengünstigste und wichtigste Maßnahme zum Schutz vor übertragbaren Krankheiten.

Da es keine Impfpflicht gibt, ist Eigenverantwortung gefragt: Jeder Einzelne kann einen Beitrag zum Infektionsschutz leisten, indem er die Weiterverbreitung bestimmter Krankheiten durch entsprechenden Impfschutz verhindert.

Impfstoffe sind nach diesem Gesetz definiert als Arzneimittel, die Antigene oder rekombinante Nukleinsäuren enthalten und die dazu bestimmt sind, bei Menschen oder Tieren spezifische Abwehr- und Schutzstoffe zu erzeugen, und soweit sie rekombinante Nukleinsäuren enthalten ausschließlich zur Vorbeugung oder Behandlung von Infektionskrankheiten bestimmt sind.

Das Ziel der Impfung ist bereits nach dem Wortlaut allein der Schutz vor einer übertragbaren Krankheit. Da auch diejenigen Krankheiten übertragbare Krankheiten sind, die lediglich auf den Menschen, aber nicht unmittelbar von diesem weiter auf einen anderen Menschen übertragen werden können, fallen auch solche Impfungen unter die Legaldefinition, welche vor nicht ansteckenden übertragbaren Krankheiten schützen sollen und so ausschließlich dem Geimpften nutzen, wie beispielsweise bei Tetanus (Wundstarrkrampf).

◘ Tab. 1.1 Einführung von Impfstoffen für den Menschen über die Jahrhunderte. (Quelle: Plotkin [9], Spiess [10], modifiziert)

Jahrhundert	Impfstoff gegen	Jahr
18.	Pocken	1798
19.	Tollwut	1885
	Typhus	1896
	Cholera	1896
	Pest	1897
20.	Diphtherie	1923
	Pertussis	1926
	Tetanus	1926
	Tuberkulose	1927
	Gelbfieber	1935
	Influenza	1936
	Poliomyelitis	1955
	Masern	1963
	Mumps	1967
	Röteln	1969
	Milzbrand	1970
	FSME	1973
	Meningokokken C	1974
	Pneumokokken	1977
	Adenoviren	1980
	Hepatitis B	1981
	Varizellen	1983
	Hämophilus influenzae Typ b	1985
	Japanische Enzephalitis	1992
	Hepatitis A	1992
	Lyme-Borreliose	1998
	Rotavirus	1999
21.	Humane Papillomviren	2006
	Herpes zoster	2006
	Meningokokken B	2013

1

Die Prävention soll aber auch durch Aufklärung erfolgen. Insofern sind Information und Aufklärung eine öffentliche Aufgabe, die zum Beispiel die Bundeszentrale für gesundheitliche Aufklärung (BZgA) und die kommunalen Gesundheitsämter wahrnehmen sollen. Eine sachgerechte Aufklärung erfordert, dass zum Beispiel das Amt gezielte und wirksame Präventionsstrategien entwickelt und diese regelmäßig auf Effizienz und Effektivität prüft. Im Vorgehen selbst besteht erheblicher Spielraum, da keine Vorgaben existieren.

Der in § 20 IfSG vorgesehenen Information und gesundheitlichen Aufklärung kommt die wesentliche Rolle zu, der Bevölkerung hinreichende Kenntnisse über Schutzimpfungen zu vermitteln und diese auf Dauer zu erhalten. Denn vor vielen früher schwer oder tödlich verlaufenden Krankheiten (ca. 30) kann heute durch Impfungen zuverlässig geschützt werden. Als Maßnahme der Prävention kommt den Schutzimpfungen deshalb eine wesentliche Bedeutung zu. Obwohl ein ausreichender Impfschutz aufgrund der im Vergleich zu früheren Jahren stark veränderten epidemiologischen Gesamtumstände (Wiederauftreten als besiegt angesehener Infektionskrankheiten, globale Mobilität mit der damit einhergehenden schnellen und grenzüberschreitenden Krankheitsverbreitung) immer wichtiger geworden ist, sind die Durchimpfungsraten in Deutschland aus epidemiologischer Sicht nicht ausreichend. Diese Situation wird insbesondere auf mangelnde Kenntnisse der Relevanz von Impfungen, das Unterlassen von Auffrischungsimpfungen sowie Vorbehalte gegen Impfungen zurückgeführt.

In Bezug auf die in Gemeinschaftseinrichtungen betreute Personen schreibt § 34 Abs. 10 IfSG eine gesonderte Impfaufklärung durch das Gesundheitsamt und die Gemeinschaftseinrichtungen vor.

Im Gesetz sind auch die Ermächtigungen der obersten Landesgesundheitsbehörden festgelegt, die die Gesundheitsämter zum Angebot kostenloser Schutzimpfungen auffordern. Die Unentgeltlichkeit der Maßnahme wird aus der Tatsache gerechtfertigt, dass das Zurückdrängen bestimmter Krankheiten im Interesse der Allgemeinheit liegt. Bestimmungen der obersten Landesgesundheitsbehörden nach § 20 Abs. 5 IfSG haben somit zur Voraussetzung, dass sie im Interesse der Allgemeinheit und nicht nur im Individualinteresse Einzelner erfolgen.

Nach § 20 i Abs. 3 S. 1, 3 SGB V haben sich die Krankenkassen an den Kosten der Impfungen zu beteiligen, wozu entsprechende Rahmenvereinbarungen zwischen den Landesverbänden der Krankenkassen und den zuständigen Stellen der Länder geschlossen werden.

Macht eine oberste Landesbehörde von der Ermächtigung nach § 20 Abs. 5 IfSG Gebrauch, sind die Gesundheitsämter zur Durchführung verpflichtet. Kommunale Gesundheitsämter können darüber hinaus im Rahmen der kommunalen Selbstverwaltung grundsätzlich Impfungen auch kostenlos selbst anbieten.

In Anbetracht der Vielzahl der möglichen Schutzimpfungen und der Mobilität der Menschen, welche oftmals auch mit Arztwechseln einhergeht, ist eine sorgfältige, dauerhafte und beim Patienten verbleibende Dokumentation der durchgeführten Impfungen unverzichtbar. Technische Weiterentwicklungen sind in diesem Bereich in Zukunft hoffentlich möglich. Damit wäre beispielsweise in einer „Cloud-Lösung" eine Kontrolle des Impfstatus durch den jeweiligen Arzt möglich, sodass erforderliche Impfungen vorgenommen und überflüssige vermieden werden können.

Literatur

1. Koehler U (2019) Verlust medizinhistorischer Reflexion. Deutsches Ärzteblatt 116:C 291
2. Reiner I (1966) Hesiod: Werke und Tage. Aus dem Griech. Übertragen von A. v. Schirnding. Hanser, München
3. Leven K-H (1997) Die Geschichte der Infektionskrankheiten: von der Antike bis ins 20. Jahrhundert. ecomed, Landsberg
4. Altes Testament, Bibel, Exodos 11, 5 auch 1 Samuel 5, 6, auch Numeri 25, 9; Samuel 24, 1 Chronik 21
5. Neues Testament, Bibel, siehe auch Mk 1, 42, Mt 8, 3, Lk 5, 12 f
6. Thukydides (2000) Der Peloponnesische Krieg. Reclam, Ditzingen (In Buch zwei der acht Bücher, Kapitel 47 bis 55)
7. Wu Qian (1742) Yizong jinjian – Der Goldene Spiegel der Medizin. People's Health Publishing House, Beijing; zuerst publiziert 1742. Siehe auch Kat. Nr. 6 in Die Bücher des letzten Kaiserreichs, (Hg.) Yan Xu-Lackner, FAU University Press, Erlangen, 2012
8. Jenner E (1798) An inquiry into the causes and effects of the variolae vaccinae: a disease discovered in some of the western counties of England, particularly Gloucestershire, and known by the name of the cow pox. Low, London
9. Plotkin S (2018) Vaccines. 7. Aufl. Elsevier, Philadelphia
10. Spiess H (2015) Impfkompendium, 8. Aufl. Thieme, Stuttgart
11. Becker U, Kingreen T (2018) SGB V – Recht des öffentlichen Gesundheitswesens, 20., überarbeitete u. erweiterte Aufl. dtv, München
12. Erdle H (2018) Infektionsschutzgesetz: Kommentar. ecomed, Landsberg

Das Immunsystem

Inhaltsverzeichnis

© Springer-Verlag GmbH Deutschland, ein Teil von Springer Nature 2020
C. Groffik, *Impfen. Eine Entscheidungshilfe für Eltern*,
https://doi.org/10.1007/978-3-662-60580-6_2

Die Immunologie ist die Lehre von den biologischen und biochemischen Grundlagen der körperlichen Abwehr von Infektionen. Infektionen werden von Krankheitserregern, beispielweise Bakterien, Viren, Pilzen, Parasiten sowie anderen körperfremden Stoffen ausgelöst (◨ Abb. 2.1).

In der ◨ Abb. 2.2 wird dargestellt wie es zum Beispiel zu einer Vermehrung von Viren in der menschlichen Wirtszelle kommt. Dabei verbreiten sich Krankheitserreger auf verschiedenen Wegen. Ein häufiger Übertragungsweg ist dabei die Tröpfcheninfektion (◨ Abb. 2.3).

Das Immunsystem ist ein System von zellulären und molekularen Prozessen. Es übernimmt die Erkennung und Inaktivierung von Krankheitserregern und körperfremden Substanzen. Der Vorgang wird als Immunantwort bezeichnet.

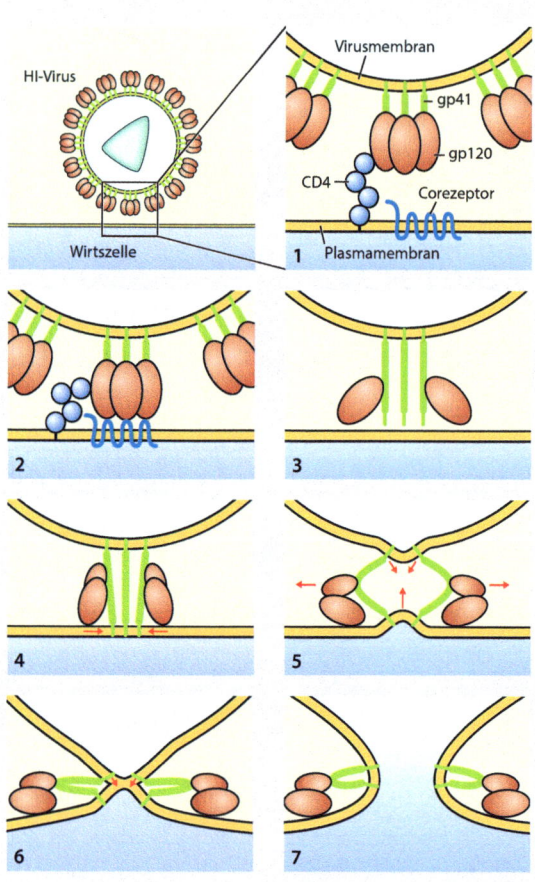

◨ **Abb. 2.1**   Infektion durch ein Virus. Das Virus verbindet sich schließlich mit der Wirtszelle [4]

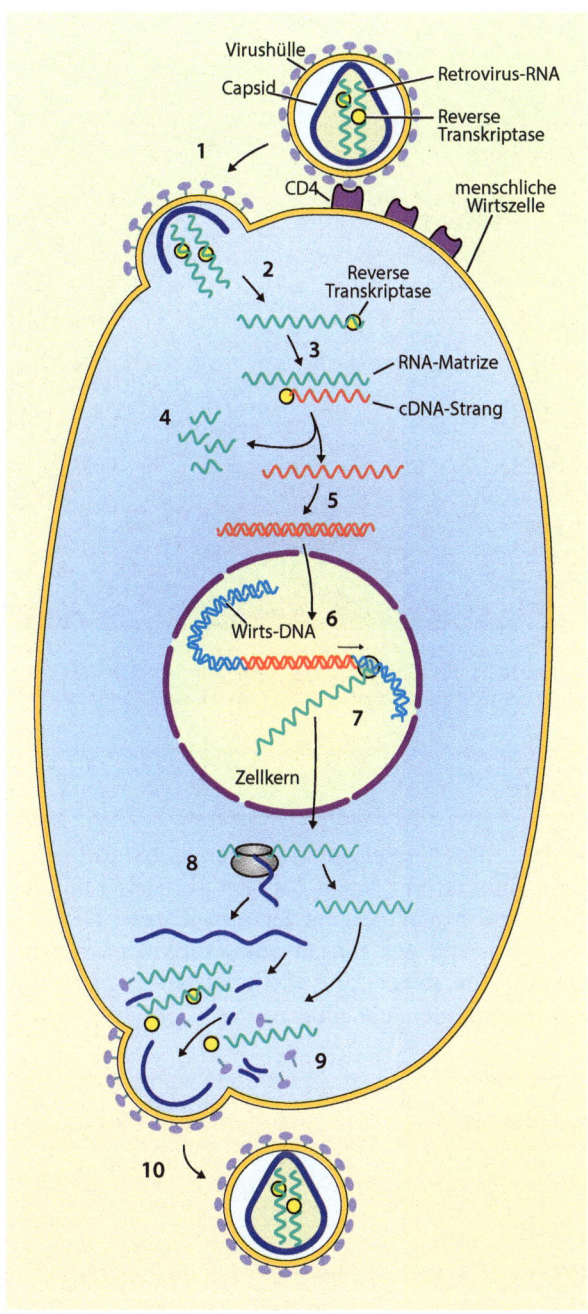

◑ Abb. 2.2   Virusvermehrung. Nach der Verbindung mit der Wirtszelle beginnt die Produktion neuer Viren [4]

2

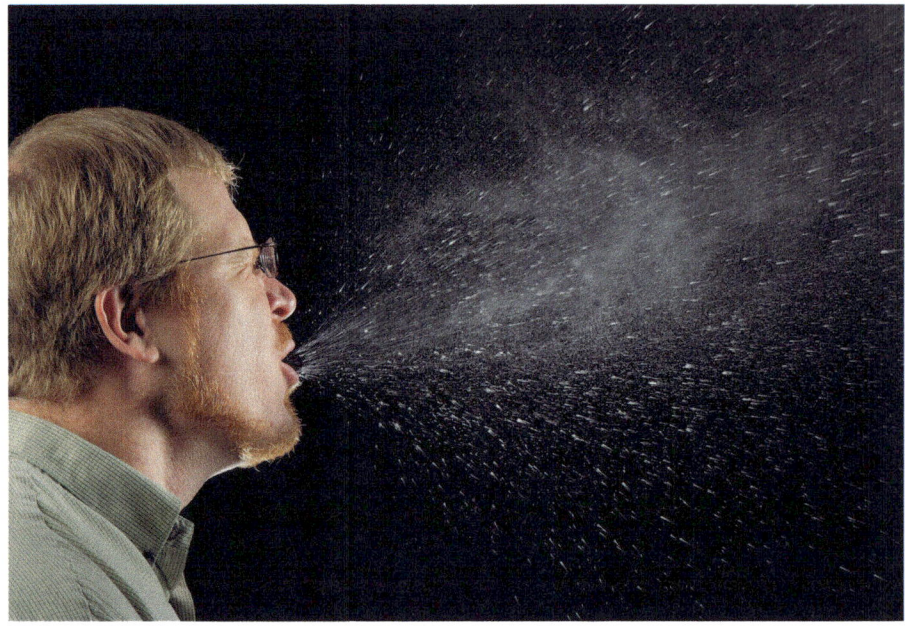

◨ **Abb. 2.3**   Beispiel eines häufigen Übertragungsweges von Erregern: hier eine Tröpfcheninfektion durch ausgehustetes Material. (© James Gathany, CDC/Wikimedia Commons/public domain)

2.1 Grundlagen

Verschiedene Zellen, zum Beispiel Effektorzellen (das sind Lymphozyten, die sich nach einem ersten Kontakt mit einem Antigen aktivieren und Krankheitserreger zerstören können), und Moleküle schützen den Körper. Diese bilden zusammen das Immunsystem. So wird der Körper vor Krankheitserregern und den durch sie verursachten Schäden sowie vor anderen schädlichen Substanzen, wie etwa Giften (Toxinen) von Insekten, geschützt.

> ┌─ **Antigen** ───
>
> Ein Antigen ist eine Substanz, die von einem Organismus als fremd oder eigen erkannt wird. Antigene lösen zum Beispiel eine Bildung von Antikörpern aus, die eine spezifische Immunantwort darstellt.

Um unseren Körper wirksam vor Krankheiten zu schützen, muss das Immunsystem mehrere Hauptaufgaben hintereinander bewältigen [2].

Zunächst muss die Infektion erkannt werden. Dies ist ein wichtiger Vorgang, um die Abwehr in Gang zu setzen.

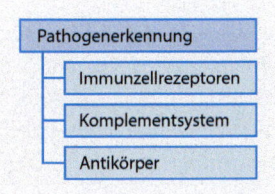

Die Erkennung der Infektion übernehmen die weißen Blutzellen des angeborenen Immunsystems (◘ Abb. 2.4). Sie reagieren sofort im Zusammenspiel mit den Lymphozyten des erworbenen (adaptiven) Immunsystems. Verschiedene Eiweiße sind an der Immunreaktion beteiligt und bereiten die Abwehrreaktion vor. Dieses System wird als Komplementbindungssystem bezeichnet.

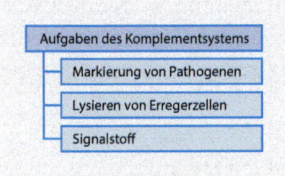

Als nächstes muss die Infektion eingedämmt und möglichst völlig abgewehrt werden. Dies geschieht unter anderem durch Antikörper, die eine Antigen-Antikörper-Reaktion hervorrufen. Unterstützt wird die Abwehr durch das zerstörerische Potenzial von Lymphozyten (Effektorzellen) und anderen weißen Blutzellen.

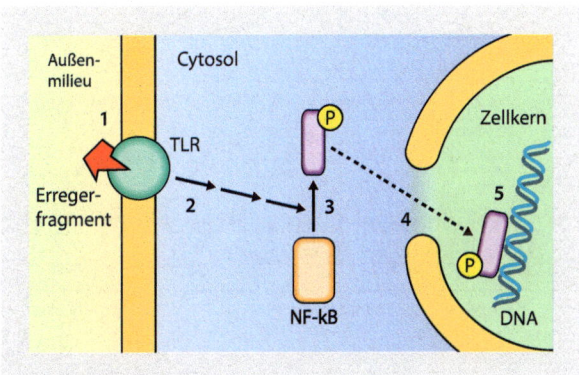

◘ **Abb. 2.4** Darstellung des Funktionsprinzips der Immunzellrezeptoren. Am Ende wird die Immunantwort auf den Genen aktiviert [4]

2

> **Antikörper**
>
> Antikörper sind Eiweiße (Proteine) der Immunglobulin-Familie. Sie kommen auf der Oberfläche von B-Lymphozyten vor und werden als Reaktion auf eine Stimulation abgesondert (◘ Abb. 2.5). In der ◘ Abb. 2.6 wird der prinzipielle Aufbau eines Antikörpers veranschaulicht. Durch spezifische Bindung an Antigene werden dann diese gebundenen Antigene neutralisiert [1].

Eine weitere Hauptaufgabe muss zur gleichen Zeit erfüllt werden. Dies ist die Fähigkeit des Immunsystems, sich selbst zu regulieren. Damit wird erreicht, dass der eigene Körper keinen Schaden durch die Immunantwort erleidet. Das Versagen der Immunregulation führt zu Allergien und Autoimmunkrankheiten.

Schließlich muss das Immunsystem bei erneutem Kontakt mit dem Infektionserreger vor der Krankheit schützen. Das Immunsystem entwickelt ein immunologisches Gedächtnis. Dadurch kann es Krankheitserreger schnell, effektiv und spezifisch abwehren. Man bezeichnet daher diese Form der Abwehr als erworbene Immunabwehr, im Gegensatz zur angeborenen, unspezifischen Abwehrreaktion.

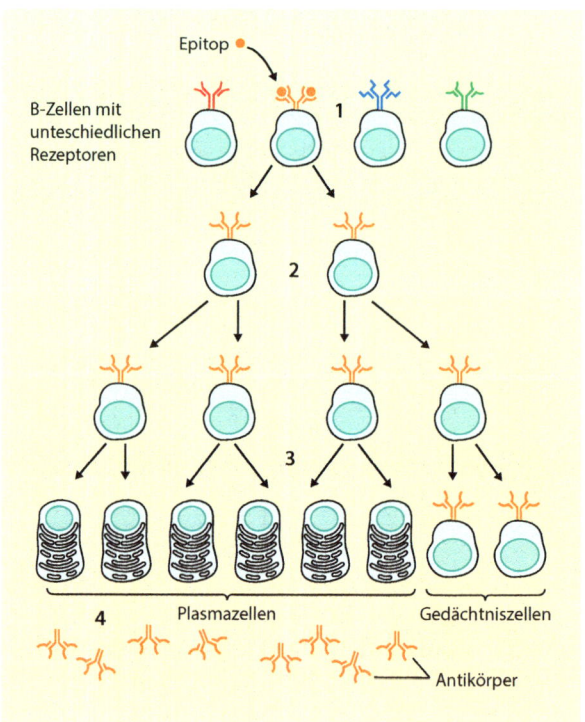

◘ **Abb. 2.5** Vorbereitung der Antigen-Antikörper-Reaktion: Nach der Aktivierung der B-Zellen durch ein körperfremdes Antigen (Epitop) an einem jeweils unterschiedlichen Rezeptor werden gleichartige Zellen gebildet, die sich schließlich zu Plasmazellen und Gedächtniszellen entwickeln. Die Plasmazellen bilden dann die speziellen Antikörper [4]

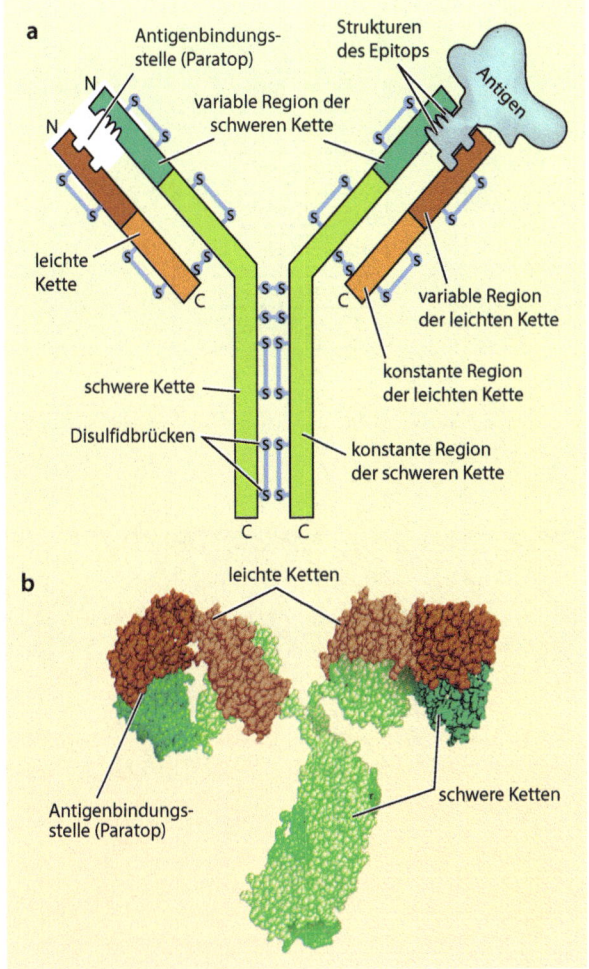

■ **Abb. 2.6** Aufbau eines Antikörpers. Hier ist schematisch ein Immunglobulin G zweidimensional (**a**) und dreidimensional (**b**) dargestellt [4]

2.2 Das angeborene Abwehrsystem

Zum angeborenen Abwehrsystem gehören in erster Linie die Haut und die Schleimhäute als physikalische Sperre. Werden diese durch Krankheitserreger (sogenannte Pathogene) überwunden, kommen die angeborenen Abwehrsysteme mit ihren unveränderlichen Rezeptoren ins Spiel (■ Abb. 2.7). Diese erkennen die allgemein vorkommenden Merkmale von Krankheitserregern (■ Abb. 2.8). Dieser Mechanismus ist von entscheidender Bedeutung. Er hat das Ziel, eindringende Keime zu eliminieren, zum Beispiel durch Fresszellen (Phagozyten) (■ Abb. 2.9) und durch Plasmaproteine des sogenannten Komplementsystems. Aber viele Krankheitserreger überwinden die erste Abwehr. Der Nachteil ist auch, dass die beteiligten Zellen kein immunologisches Gedächtnis entwickeln können.

2

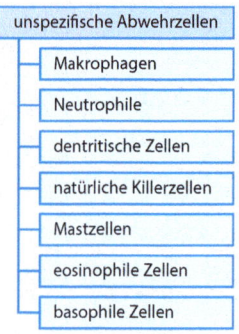

unspezifische Abwehrzellen

- Makrophagen
- Neutrophile
- dentritische Zellen
- natürliche Killerzellen
- Mastzellen
- eosinophile Zellen
- basophile Zellen

◨ **Abb. 2.7**   Die angeborene Abwehr als Ort der ersten Abwehrlinie besteht aus den unspezifischen Abwehrzellen [4]

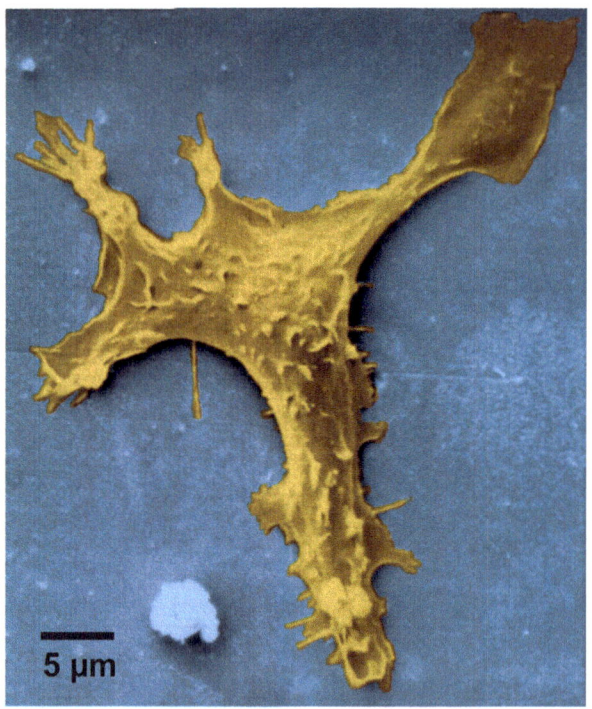

5 µm

◨ **Abb. 2.8**   Hier ist ein Makrophage bei der Arbeit: Er streckt seine Fühler (Pseudopodien) aus, um den Fremdkörper aufzunehmen. (© HZI/Heinrich Lünsdorf)

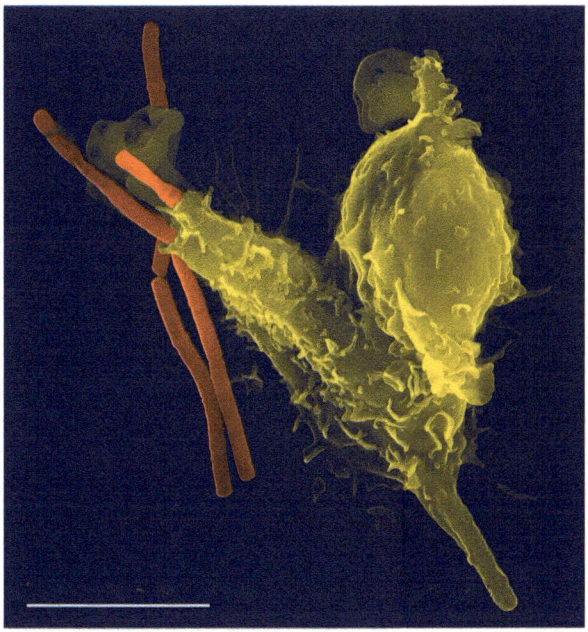

2.3 Die erworbene Abwehr

Wenn die erste Abwehrreaktion erfolglos war, kommt die nächste Stufe der Abwehr zum Zug. Jetzt werden passgenaue („spezifische") Abwehrmechanismen gebraucht (■ Abb. 2.10). Diese werden in einem Entwicklungsprozess des Organismus erworben, indem durch bestimmte Zellen ein immunologisches Gedächtnis aufgebaut wird. Hier kommen einerseits die T-Lymphozyten und andererseits die B-Lymphozyten ins Spiel. Die T-Lymphozyten werden in der Thymusdrüse gebildet und daher T-Lymphozyten genannt. Die Thymusdrüse befindet sich im oberen Teil des Brustkorbes direkt hinter dem Brustbein. Die B-Lymphozyten bilden die andere Hauptform der Lymphozyten. Das „B" steht für das zunächst bei Vögeln beobachtete Organ, die „Bursa fabricii", in der B-Lymphozyten zum ersten Mal beschrieben wurden. Die B-Lymphozyten können in zwei Klassen eingeteilt werden: Die B-1-Zellen sind untypische sich selbst erneuernde Zellen, die vor allem in der Bauch- und Brusthöhle von Erwachsenen vorkommen. Die B-2-Zellen werden während des gesamten Lebens im Knochenmark gebildet und kommen im Blut und in den lymphatischen Geweben vor.

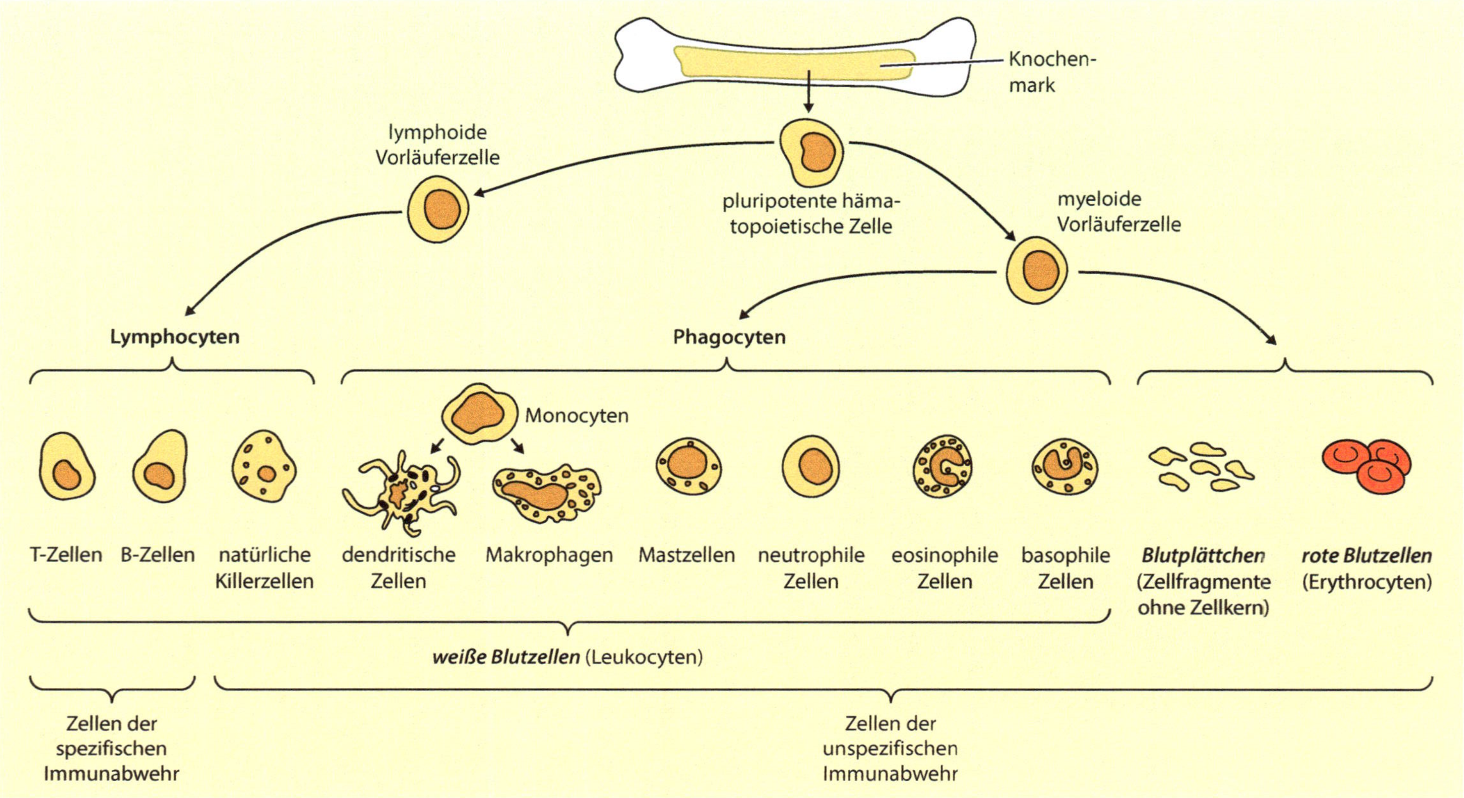

Knochen-mark

pluripotente häma-topoietische Zelle

myeloide Vorläuferzelle

lymphoide Vorläuferzelle

rote Blutzellen (Erythrocyten)

Blutplättchen (Zellfragmente ohne Zellkern)

basophile Zellen

eosinophile Zellen

neutrophile Zellen

Mastzellen

Phagocyten

Monocyten

Makrophagen

dendritische Zellen

Lymphocyten

natürliche Killerzellen

B-Zellen

T-Zellen

Zellen der unspezifischen Immunabwehr

weiße Blutzellen (Leukocyten)

Zellen der spezifischen Immunabwehr

■ **Abb. 2.10**   Schematische Darstellung der Blutbildung aus dem Knochenmark. Die weißen Blutzellen sind für die Immunabwehr verantwortlich [4]

T-Lymphozyten

Zellen, die ihren Ursprung im Thymus haben, reifen in der Peripherie und werden in der Milz und den Lymphknoten aktiviert, wenn ihre T-Zell-Rezeptoren an ein Antigen binden, das von einem MHC-Molekül präsentiert wird. Sie erhalten zusätzliche Signale, die sie dazu bringen, Tötungsfunktionen (hauptsächlich CD8$^+$-T-Zellen) oder unterstützende (hauptsächlich CD4$^+$-T-Zellen) Funktionen zu erwerben [1].

B-Lymphozyten

Zellen, die ihren Ursprung im Knochenmark haben und in sekundären Lymphgeweben reifen, werden in der Milz oder in Lymphknoten aktiviert, wenn ihre Oberflächenimmunglobuline an ein Antigen binden, und differenzieren sich in Antikörpersekretionszellen (Plasmazellen) oder B-Gedächtnis-Zellen (Memory cells) [1].

2.4 Wirkung des Abwehrsystems

Wenn die angeborene Immunantwort eine neue Infektion nicht beseitigen kann und das Antigen sowie die aktivierte antigenpräsentierende Zelle in das ableitende Lymphgewebe gelangen, wird die erworbene Immunantwort ausgelöst. Trifft ein zirkulierender Lymphozyt in den peripheren lymphatischen Geweben auf ein fremdes Antigen, wird er im Sinne einer Entzündungsreaktion zur Vermehrung angeregt. Die Nachkommen dieses Lymphozyten entwickeln sich zu T- und B-Effektorzellen, wobei sich ein Teil von ihnen in Gedächtniszellen weiterentwickelt. Diese Gedächtniszellen können dann durch ihr Erinnerungsvermögen auf einen Wiederangriff desselben Antigens (in der Regel Krankheitserreger) schnell abwehrend reagieren.

Die besonderen Eigenschaften der erworbenen oder adaptiven Immunität sind zum einen das Erkennen von krankmachenden Erregern und zum anderen die Entwicklung einer Schutzwirkung vor einem erneuten Angriff durch einen bereits früher erkannten Krankheitserreger. Sie zeichnet sich durch vier Eigenschaften aus.

Eigenschaften der adaptiven Abwehr
- Spezifität
- Vielfalt
- Unterscheidung selbst/fremd
- immunologisches Gedächtnis

Die Lymphozyten tragen auf ihrer Oberfläche Rezeptoren für jeweils eine spezielle körperfremde Antigenart. Dabei entstehen diese Rezeptoren durch eine zufällige Zusammensetzung von variablen Rezeptorabschnitten. Außerdem lagern sie sich aus verschiedenen Eiweißketten paarweise zusammen. Bei den Antikörpern entstehen so die schweren und die leichten Ketten, die aufgrund ihres unterschiedlichen Molekulargewichts diese Bezeichnung erhalten. Auch bei den T-Zell-Rezeptoren entstehen auf diese Weise die zwei Ketten aus Eiweißen (◐ Abb. 2.11). So ergibt sich eine einzigartig große Sammlung von verschiedenartigen Lymphozyten. Da sie jeweils einen eigenen speziellen Rezeptor haben, kann die Gesamtmenge an Lymphozyten praktisch jedes körperfremde Antigen erkennen (◐ Abb. 2.12). Dabei wird eine als fremd erkannte Zelle zerstört, wenn ein Lymphozyt mit genau dem spezifischen Rezeptor auf dieses Antigen trifft. Dies geschieht im Allgemeinen in der frühen Entwicklungsphase der Lymphozyten. In einer weiteren Entwicklungsphase werden dann über den Antigenrezeptor auch Signale empfangen, die selektiv dazu führen, dass diese Lymphozyten sich zu Gedächtniszellen weiterentwickeln (◐ Abb. 2.13).

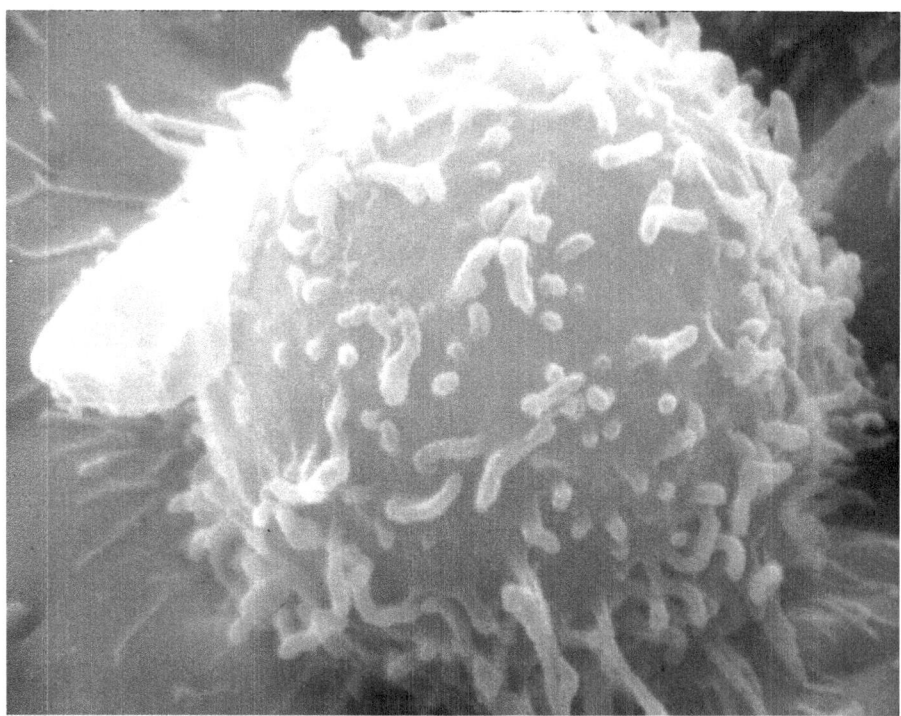

◐ **Abb. 2.11**   Elektronenmikroskopische Darstellung einer T-Zelle, die Pathogene angreift. (© Dr. Triche, National Cancer Institute/public domain)

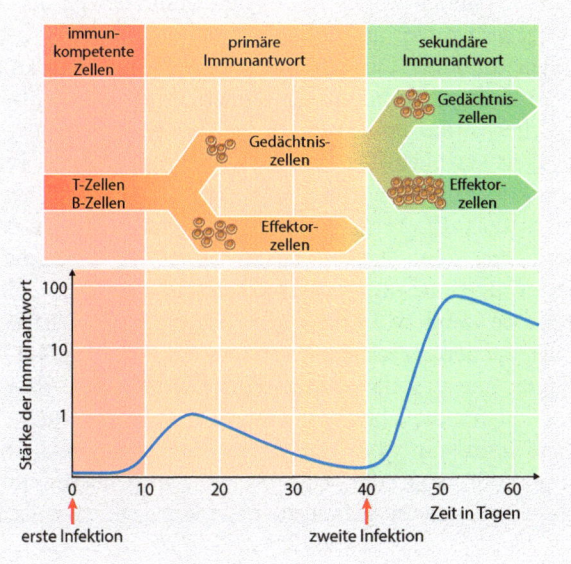

■ **Abb. 2.13**   Schema der Bildung von Gedächtniszellen [4]

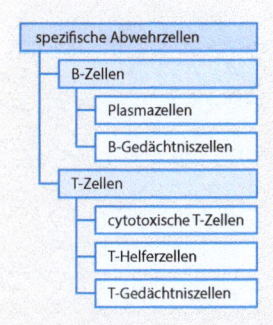

■ **Abb. 2.12**   Die spezifische Immunantwort besteht aus B- und T-Zellen. Hier kommen auch die Gedächtniszellen ins Spiel, die bei erneuten Infektionen eine wichtige Rolle spielen [4]

2.5 Abwehrsystem und Impfstoffe

Die Verteidigung des Organismus gegen Infektionen geschieht im Immunsystem. Dabei ist die erste Abwehrlinie das angeborene Immunsystem. Als unveränderliches System kann es Krankheitserreger nicht spezifisch erkennen und keinen Schutz gegen erneut auftretende gleiche Krankheitserreger ausbilden. Impfstoffe können daher auch keine Wirkung auf dieses angeborene System ausüben.

Impfstoffe werden mit dem Ziel entwickelt, eine Immunantwort zu stimulieren, um einer Infektion vorzubeugen. Daher machen sich Impfstoffe die

2

zwei verschiedenen Systeme der Lymphozyten zunutze, die auf die Erkennung von Krankheitserregern außerhalb und innerhalb der Zellen spezialisiert sind. So tragen B-Zellen an ihrer Oberfläche Immunglobulinmoleküle als Antigen-rezeptoren. Die B-Zellen bilden im Blut nach ihrer Aktivierung die Immun-globuline als lösliche Antikörper, die die Krankheitserreger außerhalb der Zellen bekämpfen. Dagegen verfügen T-Zellen über Rezeptoren, die Teile (Peptidfrag-mente) von Krankheitserregern innerhalb von Zellen erkennen. Diese Frag-mente gelangen mittels Zuckereiweißen (Glykoproteine) der MHC-Moleküle an die Zelloberfläche. Nun transportieren zwei verschiedene Klassen von MHC-Molekülen Fragmente aus verschiedenen Teilen des Zellinneren weiter und präsentieren sie zwei verschiedenen Typen von T-Effektorzellen: den CD8-T-Zellen, die infizierte Zielzellen abtöten, und den CD4-T-Zellen, die vor allem Makrophagen und B-Zellen aktivieren (◘ Abb. 2.14). Aus diesem Grund sind T-Zellen sowohl für die über das Blut vermittelte als auch für die zellver-mittelte erworbene Immunantwort von großer Bedeutung. Diesen Mechanismus nutzen die Impfstoffe, um die spezifische Antigenerkennung durch ver-schiedene geprägte Rezeptoren gezielt zu bewirken. Die spezifische Stimulation

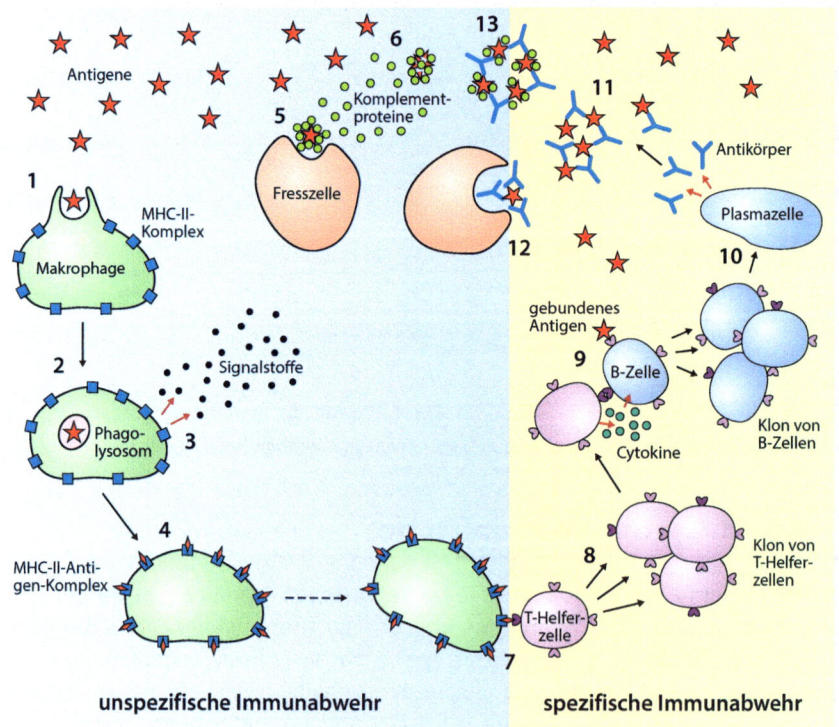

◘ **Abb. 2.14**   Das Prinzip des Abwehrsystems [4]

von adaptiven Immunreaktionen bildet also die Grundlage für erfolgreiche Impfungen (▶ Kap. 3).

Bei Immunschwächekrankheiten wird deutlich, wie lebenswichtig die erworbene (adaptive) Immunität für die Bekämpfung von Infektionen ist. Bei den Immunschwächekrankheiten versagt die Abwehr des Körpers meistens durch ein fehlerhaftes Gen. Dadurch versagen eine oder mehrere Komponenten der Abwehrreaktion und die Anfälligkeit für bestimmte Infektionen steigt. Es sind einige Immunschwächekrankheiten bekannt, die auf einer Fehlentwicklung von T- oder B-Lymphozyten, einem Mangel im Komplementsystem oder einer gestörten Phagozytose beruhen [3]. Neben den angeborenen Immunschwächekrankheiten gibt es auch erworbene Immunschwächesyndrome, wie zum Beispiel AIDS (Acquired Immune Deficiency Syndrome) – die Erkrankung wird durch das menschliche Immunschwächevirus (HIV, Human Immunodeficiency Virus) ausgelöst. Für die Forschung und Impfstoffentwicklung ist die Bekämpfung solcher Immunschwächesyndrome eine besondere Herausforderung.

Literatur

1. Plotkin SA (2018) Vaccines, 7. Aufl. Elsevier, Philadelphia, S 17–18 (Chapter 2)
2. Murphy KM, Travers P, Walport M (2014) Janeway Immunologie, 7. Aufl. Springer, Berlin, S 39–40 (Kap. 1)
3. Mannhardt-Laakmann W, Wahn V (2011) Impfungen bei primären Immundefekten. Monatsschr Kinderheilkd 159:451–460
4. Fritsche O (2015) Biologie für Einsteiger. Springer, Heidelberg

Grundlagen der Schutzimpfungen

Inhaltsverzeichnis

© Springer-Verlag GmbH Deutschland, ein Teil von Springer Nature 2020
C. Groffik, *Impfen. Eine Entscheidungshilfe für Eltern*,
https://doi.org/10.1007/978-3-662-60580-6_3

3

3.1 Wie wirken Impfungen

Schutzimpfungen sind biomedizinische Arzneimittel, die entwickelt wurden, um vor einer infektiösen Krankheit zu schützen. Es gibt verschiedene Arten von Impfstoffen (siehe ▶ Abschn. 3.4, 3.5). Sie wirken aber alle nach dem gleichen Prinzip: Dem Körper wird eine Substanz zugeführt, die dem krankmachenden Erreger ähnelt, aber nicht krankmacht. Umso mehr wird das Immunsystem angeregt, Abwehrstoffe dagegen zu bilden. Damit ist der Körper geschützt, wenn der krankmachende Erreger den Körper angreift.

3.2 Passive Impfung

Wenn einer Person Antikörper zugeführt werden, die sein eigenes Immunsystem nicht selbst produziert hat, spricht man von einer passiven Impfung. Nach dem gleichen Prinzip findet zum Ende der Schwangerschaft eine natürliche Art der passiven Impfung statt: Über die Plazenta bekommt das ungeborene Kind aus dem Blut der Mutter Antikörper. Das Neugeborene ist damit für eine begrenzte Zeit gegen die Infektionskrankheiten geschützt, gegen die auch die Mutter immun ist. Dies wird Leihimmunität genannt. In den ersten Wochen nach der Geburt wird diese Leihimmunität durch Antikörper aus der Muttermilch ergänzt.

Zusammenfassend werden bei der passiven Immunität dem Organismus Antikörper zugeführt, die gegen bestimmte Erreger wirken. Diese Antikörper können eine Infektion verhindern oder zumindest ihren Verlauf abmildern und organische Giftstoffe von Bakterien (Toxine) neutralisieren. Trotz ihrer schnellen Schutzwirkung werden die Antikörper aber nach rund 30 Tagen abgebaut. Die Wirkung ist somit relativ kurz.

3.3 Aktive Impfung

Wird dem Organismus hingegen ein Impfstoff aus abgeschwächten oder abgetöteten Erregern oder Erregerbestandteilen verabreicht, antwortet das Immunsystem des Körpers aktiv mit einer eigenen Antikörperproduktion. Diesen Vorgang nennt man aktive Impfung. Im Gegensatz zur passiven Impfung tritt die Schutzwirkung nicht sofort ein. Ist die Antikörperproduktion nach einigen Tagen bis wenigen Wochen abgeschlossen, wird aber eine jahrelang anhaltende Immunität erreicht.

Diese Antikörper sind in der Lage, Viren und Toxine zu neutralisieren, Bakterien unter Mithilfe von Komplementfaktoren zu zerstören und durch ihre markierende Wirkung die Phagozytose von Erregern zu begünstigen. Die neutralisierende Wirkung antiviraler Antikörper beruht im Wesentlichen auf ihrer Bindung an Eiweiße der Virusoberfläche. Dadurch wird die Kontaktaufnahme zwischen Virus und Virusrezeptor auf der Oberfläche der Zielzelle unterbunden und das Eindringen des Erregers in die Zielzelle verhindert. Auf ähnliche

Weise können Toxine durch Blockierung ihres aktiven Zentrums inaktiviert werden. In beiden Fällen können Antikörper die Bindestellen direkt blockieren oder zumindest inaktivieren.

Antikörper, die gegen bestimmte Anheftungszellen gerichtet sind, können die Bindung von Bakterien an Schleimhautoberflächen verhindern. Eine solche Anheftung ist für viele Erreger eine Voraussetzung für das Eindringen in Gewebe oder die lokale Ausbreitung. Wichtiger für die antibakterielle Aktivität von Antikörpern ist wohl aber ihre Fähigkeit, nach Bindung an den Erreger das Komplementsystem zu aktivieren und dadurch seine Zerstörung zu bewirken. Von ebenso großer Bedeutung für die Abwehr von Bakterien ist die Markierung der Bakterienoberfläche mit Antikörpern und Faktoren des Komplementsystems, wodurch die aktive Aufnahme des Erregers durch sogenannte neutrophile Granulozyten, Makrophagen oder Monozyten erleichtert wird.

Die meisten Impfstoffe führen zur Ausbildung eines immunologischen Gedächtnisses, das bei Kontakt mit dem Erreger oder einer erneuten Impfung rasch wieder zu einer ausgeprägten Immunantwort führt – auch nachdem die Antikörper bereits deutlich weniger oder verschwunden sind. Die Ausbildung eines immunologischen Gedächtnisses setzt die Aktivierung von T-Helfer-Zellen durch den Impfstoff voraus, kann also nur bei Immunisierung mit T-Zell-abhängigen Antigenen stattfinden. Dabei handelt es sich in der Regel um Proteine, Mehrfachzucker (Polysaccharide) sind im Allgemeinen dazu nicht in der Lage. Reine Polysaccharid-Impfstoffe, wie der 23-valente Pneumokokken-Impfstoff (vgl. ▶ Abschn. 5.8.2) oder der Typhus-Totimpfstoff (vgl. ▶ Abschn. 6.9.2), können daher kein immunologisches Gedächtnis bewirken.

Mit fast allen in Deutschland zugelassenen Impfstoffen lässt sich bei etwa 95 % aller Geimpften – zumindest der jungen mit gesundem Immunsystem – ein verlässlicher Schutz erzielen. Neben diesem Individualschutz können einige Impfstoffe aber auch noch zu einem Kollektivschutz führen. Dieser ist dadurch gekennzeichnet, dass innerhalb einer zum größten Teil geimpften Population die Erkrankungs- und Infektionsfrequenz auch unter Nichtgeimpften abnimmt. Dieser Gruppeneffekt (früher als Herdeneffekt bezeichnet) beruht darauf, dass eine infizierte Person, die in Kontakt mit einer weitestgehend geschützten Bevölkerungsgruppe kommt, mit hoher Wahrscheinlichkeit nur auf geimpfte bzw. immune Personen trifft. Diese können nicht infiziert werden und die Infektion auch nicht weitergeben und bilden einen „Schutzwall" um die wenigen Nichtgeimpften. Darauf beruht auch die Möglichkeit, durch eine über längere Zeit aufrechterhaltene Durchimpfungsrate Infektionserreger aus einer Population zu eliminieren. Bei einer konsequent weltweit eingesetzten Impfung können Erreger auch völlig verschwinden, wie die Ausrottung der Pocken durch die globale Kampagne der 1960er- und 1970er-Jahre bewiesen hat. Allerdings lässt sich dieser Effekt nur bei Erkrankungen erreichen, die ausschließlich Menschen betreffen und deren Erreger keinen tierischen Wirt haben. Außerdem müssen diese Impfstoffe nicht nur die Erkrankung, sondern auch die Infektion mit dem entsprechenden Erreger verhindern.

3

3.4 Lebendimpfstoffe

Bei der Herstellung von Lebendimpfstoffen werden Erreger in ihrer krankmachenden Eigenschaft abgeschwächt. Hierbei nutzt man die Eigenschaft der
Bakterien und Viren, sich rasch zu vermehren und so immer wieder neue Erreger
mit veränderten Eigenschaften hervorzubringen, sogenannte Mutanten. Dabei
werden diejenigen Mutanten für die Impfstoffherstellung ausgewählt, die ihre
krankmachenden Eigenschaften möglichst vollständig verloren haben und in
weiteren Vermehrungsfolgen nicht zum ursprünglichen Wildtyp zurückmutieren.

Im Vergleich zu Totimpfstoffen haben die Lebendimpfstoffe den Vorteil, dass
sie eine bessere Antikörperbildung hervorrufen. Sie lösen eine starke zelluläre
Immunantwort aus: T-Helfer-Zellen werden genauso gebildet wie spezifische zell-
tötende T-Zellen. Die Folge ist, dass eine einzige Impfung vermutlich zu einem
lebenslangen Schutz führt.

Der Nachteil der Lebendimpfstoffe besteht darin, dass leichte Krankheitssymptome nach der Impfung auftreten können. Dieses wird als Impfkrankheit
bezeichnet. So rechnet man etwa bei 1 bis 3 % der Masern-Mumps-Röteln-
Geimpften mit einem masernähnlichen Ausschlag mit Fieber. Fieber kann als
Reaktion regelmäßig um den zehnten Tag nach Impfung mit Lebendimpfstoff auftreten (◘ Tab. 3.1).

3.5 Totimpfstoffe

Bei der Herstellung von Totimpfstoffen werden abgetötete und inaktivierte Erreger
bzw. deren Bestandteile verwendet. Die Erregeranzucht geschieht auf flüssigen
oder festen Nährböden, bei Viren kommen tierische oder menschliche Zellkulturen sowie Hühnereier zur Anwendung. Nach Reinigung und Inaktivierung
sind die Erreger nicht mehr vermehrungsfähig. Heutzutage kommen hochgereinigte oder gentechnisch reine Komponenten- oder Untereinheitenimpfstoffe
(Subunit-Impfstoffe) zum Einsatz. Diese Beschränkung auf wenige relevante

◘ **Tab. 3.1** Einteilung der in Deutschland zugelassenen und verfügbaren Lebendimpfstoffe.
(Quelle: DGK [1], modifiziert)

Antivirale Impfstoffe gegen	Antibakterielle Impfstoffe gegen
Gelbfieber	Typhus, oral
Influenza (Virusgrippe), nasal	
Masern	
Mumps	
Röteln	
Rotavirus, oral	
Varizellen (Windpocken)	

◘ **Tab. 3.2**   Einteilung der in Deutschland zugelassenen und verfügbaren Totimpfstoffe. (Quelle: DGK [1], modifiziert)

Antivirale Impfstoffe gegen	Antibakterielle Impfstoffe gegen	Antitoxische Impfstoffe gegen
Frühsommer-Meningoenzephalitis (FSME)	Cholera	Diphtherie
Hepatitis A	Haemophilus influenzae Typ b	Tetanus
Hepatitis B	Meningokokken	
Herpes zoster	Pertussis (Keuchhusten)	
Humane Papillomviren	Pneumokokken	
Influenza	Typhus	
Japanische Enzephalitis		
Poliomyelitis		
Tollwut		

Antigenstrukturen verringert das Potenzial an Nebenwirkungen erheblich. Zum Ausgleich der damit oft auch verbundenen unerwünschten Verminderung der immunogenen Wirkung kommen spezifische wirkverstärkende Begleitstoffe (Adjuvanzien) zum Einsatz.

Die große Sicherheit der Totimpfstoffe ist deren Hauptvorteil. So können verschiedene Totimpfstoffe gemeinsam und auch in frei wählbaren Intervallen eingesetzt werden, sodass bestimmte Zeitabstände nicht eingehalten werden müssen, wie beispielsweise bei den Lebendimpfstoffen.

Ein Nachteil der Totimpfstoffe gegenüber den Lebendimpfstoffen ist deren geringere Wirksamkeit. Für eine Grundimmunisierung sind daher häufig ein bis vier Impfungen notwendig. Außerdem ist die Schutzdauer beschränkt. So muss nach einigen Jahren eine Auffrischimpfung den Schutz wieder komplett herstellen (◘ Tab. 3.2).

3.6 Adjuvanzien

Ein Adjuvans ist eine Substanz, die die Wirkung des Impfstoffs verstärkt, ohne selbst therapeutisch wirksam zu sein. Durch die Bindung an das Impfantigen wird das Immunsystem angeregt, mehr Antikörper zu bilden. So wird die erwünschte Immunantwort verbessert.

Aufgrund ihres Wirkprinzips werden die Adjuvanzien unterschieden [2]:

- Erkennung pathogenassoziierter Strukturen (PAMS) durch sogenannte Toll-like-Rezeptoren (TLR)
- Verbesserung der Antigenpräsentation
- Nutzung sogenannter Kostimulatoren (CD28 oder CD40L)
- Steuerung und Verbesserung der intrazellulären Signaltransduktion in den antigenpräsentierenden Zellen.

3

Impfstoffe, die Adjuvanzien enthalten, sind immer Totimpfstoffe. Traditionell enthalten zum Beispiel Tetanus- und Diphtherie-Impfstoffe Aluminiumhydroxid oder Aluminiumphosphat. Durch die schwerlöslichen Verbindungen wird eine Depotwirkung im Muskel erzielt. Es wird die Antigenresorption verzögert und dadurch die Antigenpräsentation verbessert. Daraus resultiert dann schließlich die verbesserte Immunantwort.

Zu den neueren Adjuvanzien gehören zum Beispiel Squalen oder Virosomen (virusähnliche Partikel).

Adjuvans

Wirkstoffe, die die Stimulation des Immunsystems durch Verbesserung der Antigenpräsentation und/oder durch die Bereitstellung von Kostimulationssignalen erhöhen. Aluminiumsalze werden am häufigsten in heutigen Impfstoffen verwendet [1].

Toll-like-Rezeptoren

Eine Familie von zehn Rezeptoren (TLR1 bis TLR10), die an der Oberfläche vieler Immunzellen vorhanden sind und die Krankheitserreger durch konservierte mikrobielle Muster erkennen und angeborene Immunität beim Erkennen von Gefahren aktivieren [1].

Literatur

1. Arndt U, Ley-Köllstadt S (2015) Impffibel für Medizinische Berufe. DGK, Marburg
2. Spiess H, Heininger U, Jilg W (2015) Impfkompendium, 8. Aufl. Thieme, Stuttgart

Welche Impfungen gibt es für das Kindesalter

Inhaltsverzeichnis

© Springer-Verlag GmbH Deutschland, ein Teil von Springer Nature 2020
C. Groffik, *Impfen. Eine Entscheidungshilfe für Eltern*,
https://doi.org/10.1007/978-3-662-60580-6_4

4

4.1 Impfkalender für Deutschland

In Deutschland existiert derzeit im Augenblick keine Impfpflicht. Vom Bundes-
kabinett wurde aber im Juli 2019 ein Masernschutzgesetz verabschiedet, das
anschließend im Bundestag beraten und im Dezember 2019 beschlossen wurde.
Es gilt ab März 2020 als Gesetz. Damit ist zumindest die Nachweispflicht für den
Schutz vor Masern durch Impfungen oder Immunität für Kinder in Gemeinschaftseinrichtungen genauso wie für Personen in Gemeinschaftseinrichtungen für
Kinder (Erzieher, Lehrer, sonstiges Personal im Kontakt mit Kindern), aber auch in
medizinischen Einrichtungen (Ärzte, Pflegepersonal, Hebammen usw.), eingeführt.

Von der Ständigen Impfkommission (STIKO) wird jedes Jahr ein
aktualisierter Impfkalender für Säuglinge, Kinder, Jugendliche und Erwachsene
herausgegeben. Dieser wird im Epidemiologischen Bulletin Nr. 34, meist im
August, veröffentlicht und ist auf der Internetseite des Robert Koch-Instituts
(▶ www.rki.de) allgemein zugänglich. Der Impfkalender ist ein Teil der
Empfehlungen der STIKO und ermöglicht einen raschen Überblick über die
empfohlenen Impfungen für das jeweilige Lebensalter (◘ Tab. 4.1).

4.2 Andere Länder, andere Kalender

Es ist natürlich interessant, einen Blick auf die Nachbarländer und deren Impfkalender zu werfen. Allerdings sind viele Länder in der Europäischen Union
noch weit von einer Harmonisierung oder gar Vereinheitlichung entfernt. Hinzu
kommen auch verschiedene Herangehensweisen, um den Bevölkerungsschutz zu
erreichen. Bedenkt man die vor Kurzem in Italien aufgetretene Masernepidemie,
so hat diese zum Beispiel zu einer gesetzlichen Impfpflicht geführt. Ob aber
dadurch eine Verbesserung des allgemeinen Schutzes vor durch Impfungen vermeidbare Infektionskrankheiten wirklich erreicht werden konnte, lässt sich an
den rund 2500 Masernfällen in Italien im Jahr 2018 noch nicht zeigen.

Eine Abfrage beim Wissenschaftlichen Dienst des Bundestages aus dem
Jahr 2015 zum Thema „Impfpraxis in Deutschland und anderen europäischen
Ländern" [2] hat zusammenfassend ergeben, dass in verschiedenen europäischen
Ländern eine Impfpflicht besteht. Diese ist zum Teil auf eine Impfung beschränkt,
teilweise ist die Durchführung mehrerer Impfungen in den einzelnen Ländern verpflichtend. Während zum Beispiel in Belgien lediglich die Impfung gegen Poliomyelitis für Kinder bis zur Vollendung des 18. Lebensmonats verpflichtend ist,
müssen in Italien Neugeborene gegen Diphtherie, Tetanus und Poliomyelitis sowie
neuerdings gegen Pertussis, Hepatitis B, Haemophilus influenzae Typ b (Hib),
Masern, Mumps, Röteln, Windpocken, Meningokokken C und B geimpft werden
[3]. Umfassend ist die Impfpflicht auch in Kroatien, Lettland, der Tschechischen
Republik und Ungarn. In diesen Ländern sind die Impfungen gegen Tuberkulose
(Ausnahme in der Tschechischen Republik), Diphtherie, Tetanus, Pertussis, Poliomyelitis, Hepatitis B, Hib, Masern, Mumps und Röteln verpflichtend. In vielen

◻ Tab. 4.1 Impfkalender (Standardimpfungen) für Säuglinge, Kinder und Jugendliche. (Quelle: RKI [1], modifiziert und aktualisiert [16])

Impfung gegen	Alter in Wochen	Alter in Monaten				Alter in Jahren				
	6	2	4	11–14	15–23	2–4	5–6	9–14	15–16	17
Rotavirus	G1[b]	G2	(G3)							
Tetanus[a]		G1	G2	G3	N	N	A1	A2		N
Diphtherie[a]		G1	G2	G3	N	N	A1	A2		N
Pertussis[a]		G1	G2	G3	N	N	A1	A2		N
H. influenzae Typ b[a]		G1	G2	G3	N	N				
Poliomyelitis[a]		G1	G2	G3	N	N		A1		N
Hepatitis B[a]		G1	G2	G3	N	N				
Pneumokokken[a]		G1	G2	G3	N	N				
Meningokokken C				G1 ab 12 Mon.		N				
Masern-Mumps-Röteln				G1	G2	N				
Varizellen				G1	G2	N				
Humane Papillomviren								G1/G2[c]	N[c]	

G: Grundimmunisierung (in bis zu vier Teilimpfungen G1–G4), A: Auffrischung, N: Nachholimpfung (Grund- bzw. Erstimmunisierung aller noch nicht Geimpften bzw. Komplettierung einer unvollständigen Impfserie). [a]Frühgeborene erhalten eine zusätzliche Impfdosis im Alter von drei Monaten, d. h. insgesamt vier Impfstoffdosen (G1–G4), [b]die 1. Impfung sollte bereits ab dem Alter von sechs Wochen erfolgen, je nach verwendetem Impfstoff sind zwei bzw. drei Impfstoffdosen im Abstand von mindestens vier Wochen erforderlich, [c]Standardimpfung für Kinder und Jugendliche im Alter vom 9–14 Jahren mit 2 Impfstoffdosen im Abstand von mindestens 5 Monaten, bei Nachholimpfung beginnend im Alter >14 Jahren oder bei einem Impfabstand von <5 Monaten zwischen der 1. und 2. Dosis ist eine 3. Dosis erforderlich.

anderen Ländern (zum Beispiel in Dänemark, Estland, Finnland, Griechenland, Irland, Österreich, Litauen) besteht hingegen keine Impfpflicht. Stattdessen
existieren lediglich Impfempfehlungen, die sich häufig an den Empfehlungen der
Weltgesundheitsorganisation (WHO) orientieren.

Eine Studie des Sabin Vaccine Institute in Washington D.C. hat im Dezember
2018 weitergehende Informationen zu den 53 europäischen Ländern ergeben. Dort
sind die länderspezifischen gesetzlichen Regelungen systematisch aufgeführt [4].

Um die Unterschiede in den Nachbarländern Deutschlands aufzuzeigen,
werden die Daten aus den einzelnen Ländern aufbereitet. Hierbei beginnt die
Aufzählung im Norden und setzt sich im Uhrzeigersinn fort. Zu den deutschen
Nachbarländern zählen: Dänemark, Polen, Tschechien, Österreich, Schweiz,
Frankreich, Luxemburg, Belgien und Niederlande.

4.2.1 **Dänemark**

In Dänemark besteht ebenso wie in Deutschland keine Impfpflicht. Bestimmten
Personen- bzw. Altersgruppen wird jedoch empfohlen, sich gegen bestimmte
Erkrankungen impfen zu lassen. Für Kinder wird in Dänemark die Impfung gegen
Diphtherie, Tetanus, Pertussis, Poliomyelitis, Hib, Pneumokokken, Masern, Mumps
sowie Röteln empfohlen. Für Mädchen im Alter ab zwölf Jahren wird darüber
hinaus empfohlen, eine HPV-Impfung vornehmen zu lassen. Die empfohlenen
Impfungen werden kostenfrei vom Haus- bzw. Allgemeinarzt durchgeführt [5].

Das dänische Impfprogramm besteht aus weniger Impfungen und weniger
Impfdosen gegen die einzelnen Krankheiten im Vergleich zu Deutschland. Aus
◻ Tab. 4.2 kann abgelesen werden, welche Impfungen in welchem Alter vor-
gesehen sind.

◻ **Tab. 4.2** Impfprogramm Dänemark 2018. Standardimpfungen für Säuglinge, Kinder und
Jugendliche. (Quelle: ▶ www.sst.dk [5], modifiziert)

Impfung gegen	Alter in Monaten				Alter in Jahren		
	3	5	12	15	4	5	12
Tetanus	G1	G2	G3			A1	
Diphtherie	G1	G2	G3			A1	
Pertussis	G1	G2	G3			A1	
Haemophilus influenzae Typ b	G1	G2	G3				
Poliomyelitis	G1	G2	G3			A1	
Pneumokokken	G1	G2	G3				
Masern-Mumps-Röteln				G1	G2		
Humane Papillomviren (Mädchen)							G1/G2

4.2.2 Polen

In Polen sind Impfungen, die im Impfplan enthalten sind, obligatorisch. Das bedeutet, dass jedes Kind, das seinen Wohnsitz in Polen hat, vom Staat kostenlose Impfungen erhält. Aber das bedeutet auch, dass die Eltern verpflichtet sind, sich zu Impfterminen anzumelden. Eine Impfverweigerung löst in der Regel ein administratives Verfahren aus, bei dem es in der Regel um eine Geldstrafe geht.

Die verpflichtenden Impfungen werden nach polnischem Recht festgelegt und betreffen alle Kinder, die sich länger als drei Monate in Polen aufhalten. Jedes Kind erhält bei der Geburt eine Immunisierungskarte, die im Büro des Hausarztes gespeichert und zur Überwachung des Impfzeitplans verwendet wird. Auf der Grundlage dieser Karte ruft der Hausarzt die Eltern zu regelmäßigen Vorsorgeuntersuchungen auf und verabreicht im Rahmen der Entwicklungsüberwachung geplante Impfungen. Der aktuelle Impfplan aus 2019 umfasst elf obligatorische Impfungen gegen Tuberkulose, Hepatitis B, Diphtherie, Tetanus, Pertussis, Poliomyelitis, Haemophilus influenzae Typ b, Pneumokokken, Masern, Mumps und Röteln (◘ Tab. 4.3). Der Impfplan enthält auch einen separaten Abschnitt, in dem beschrieben wird, welche weiteren Impfungen empfohlen werden, deren Kosten jedoch von den Eltern bezahlt werden müssen.

Die Einführung von obligatorischen Impfungen war Teil des staatlich gelenkten öffentlichen Gesundheitssystems. Dies geschah in allen Ländern, die mit der Sowjetunion assoziiert waren. Auch nach den demokratischen Reformen, die 1989 begannen, wurden die obligatorischen Impfungen beibehalten und von den Polen weithin akzeptiert, was eine sehr hohe Durchimpfungsrate sicherte. In den vergangenen Jahren stellten immer mehr Eltern diese gesetzliche Anforderung in Frage und weigerten sich, ihre Kinder gegen eine oder mehrere Krankheiten impfen zu lassen, oder verzögerten die geplanten Impfungen. Die steigende Zahl von Impfgegnern hat eine Debatte über die Impfpflicht befördert mit dem Wunsch, die Wahl den Eltern zu überlassen. Es wurde argumentiert, dass der Staat, da die Impfungen gesetzlich vorgeschrieben sind, Eltern von Kindern, die an unerwünschten Ereignissen nach der Impfung leiden, entschädigen solle. Bisher wehren sich die Regierungsvertreter strikt gegen eine Gesetzesänderung. Die Gesundheitsministerin erklärte: „Der Rücktritt von obligatorischen Impfungen ist unmöglich. Dank der obligatorischen Impfung halten wir eine hohe Immunisierungsabdeckung aufrecht und schützen die Schwächsten, die nicht geimpft werden können." [6].

4.2.3 Tschechische Republik

Regelmäßige, besondere und außerordentliche Impfungen gegen Infektionskrankheiten werden aufgrund des Pflichtprinzips durchgeführt und sind für die zu impfende Person kostenlos. Weitere Impfungen werden empfohlen, hierzu zählen unter anderem die Impfung gegen Pneumokokken sowie Humane Papillomviren (HPV) (◘ Tab. 4.4). Natürliche Personen mit einem

4

● Tab. 4.3 Impfkalender Polen 2019. Standardimpfungen für Säuglinge, Kinder und Jugendliche. (Quelle: ▶ http://szczepienia.pzh.gov.pl [7], modifiziert)

Impfung gegen	Bei Geburt	Alter in Monaten							Alter in Jahren		
	24 h	2	3	4	5–6	7	13–14	16–18	6	14	19
Tuberkulose	G1										
Hepatitis B	G1	G2				G3					
Tetanus		G1	G2		G3			G4	A1	A2	A3
Diphtherie		G1	G2		G3			G4	A1	A2	A3
Pertussis		G1	G2		G3			G4	A1	A2	
Haemophilus influenzae Typ b		G1	G2		G3			G4			
Poliomyelitis			G1		G2			G3	A1		
Pneumokokken		G1		G2			G3				
Masern-Mumps-Röteln							G1		G2		

▢ **Tab. 4.4** Impfkalender der Tschechischen Republik 2019. Standardimpfungen für Säuglinge, Kinder und Jugendliche. (Quelle: Gesundheitsministerium der Tschechischen Republik, [8], modifiziert)

Impfung gegen	Bei Geburt	Alter in Monaten						Alter in Jahren		
	24 h	2	3	4	5	11	12	5	9–13	10
Tuberkulose	G1									
Rotaviren		G1	G2							
Hepatitis B			G1		G2	G3				
Tetanus			G1		G2	G3		A1		A2
Diphtherie			G1		G2	G3		A1		A2
Pertussis			G1		G2	G3		A1		A2
Haemophilus influenzae Typ b			G1		G2	G3				
Poliomyelitis			G1		G2	G3				A1
Pneumokokken		G1		G2		G3				
Masern-Mumps-Röteln							G1	G2		
Humane Papillom-viren (Mädchen)									G1/G2	

Daueraufenthaltstitel in der Tschechischen Republik, Ausländer mit einem Daueraufenthaltstitel sowie Ausländer mit der Ermächtigung zum Daueraufenthalt in der Tschechischen Republik und weitere Ausländer mit Erlaubnis zum vorübergehenden Aufenthalt in der Tschechischen Republik für einen Zeitraum von mehr als 90 Tagen oder mit Erlaubnis, sich in der Tschechischen Republik länger als 90 Tage aufzuhalten, sind verpflichtet, sich den vorgeschriebenen Impfungen zu unterziehen. Nach Angaben des tschechischen Parlaments beträgt die Impfquote bezogen auf die Pflichtimpfungen etwa 92 %. Die Impfquoten bei einigen empfohlenen Impfungen liegen deutlich unter diesen Werten.

Kinderkrippen oder Vorschuleinrichtungen können ein Kind nur dann aufnehmen, wenn es den vorgeschriebenen regelmäßigen Impfungen unterzogen wurde oder eine Bescheinigung darüber hat, dass es gegen Infektionen immun ist oder aufgrund bleibender Gegenanzeigen keiner Impfung unterzogen werden kann.

4.2.4 Österreich

In Österreich besteht weder für Kinder noch für Erwachsene eine Impfpflicht, es werden jedoch bestimmte Impfungen empfohlen. Die empfohlenen Impfungen sind im Österreichischen Impfplan aufgelistet, der in enger Abstimmung mit dem nationalen Impfgremium jährlich aktualisiert wird (◘ Tab. 4.5). Ein Teil der empfohlenen Impfungen wird vom österreichischen Staat im Rahmen des sogenannten Gratiskinderimpfprogramms finanziert. Die Kosten für darüber hinausgehende empfohlene Impfungen sind vom Impfling oder dessen Eltern zu tragen – gegebenenfalls zahlen einzelne Krankenkassen oder Arbeitgeber Zuschüsse.

Zu den in Österreich empfohlenen Impfungen im Kindesalter zählen die Impfungen gegen Rotaviren, Diphtherie, Tetanus, Pertussis, Poliomyelitis, Haemophilus influenzae Typ b, Hepatitis B, Pneumokokken sowie gegen Masern, Mumps und Röteln. Diese Impfungen gehören zum Gratiskinderimpfprogramm. Die Kosten einer Impfung gegen Masern, Mumps und Röteln werden seit 2004 auch für nicht ausreichend immunisierte Erwachsene übernommen. Auch die Impfung gegen Meningokokken wird empfohlen – die Kosten werden vom österreichischen Staat jedoch nur in bestimmten Fällen übernommen. Auch die Impfung gegen Varizellen, Hepatitis A und Influenza wird empfohlen. Allerdings fallen diese Impfungen nicht unter das Gratiskinderimpfprogramm, sodass die Kosten hierfür nicht vom Staat getragen werden. Eine Impfung gegen Humane Papillomviren (HPV) wird – sowohl für Mädchen als auch für Jungen – ebenfalls empfohlen und ist seit 2014 Bestandteil des kostenfreien Schulimpfprogramms in der 4. Schulklasse (im 10. Lebensjahr). Zusätzlich wird die HPV-Impfung seit Februar 2014 an den öffentlichen Impfstellen der Bundesländer für Kinder ab dem vollendeten 9. Lebensjahr bis zum vollendeten 12. Lebensjahr kostenlos angeboten. Außerdem besteht für Kinder bis zum vollendeten 15. Lebensjahr die Möglichkeit, sogenannte Catch-up-Impfungen zum vergünstigten Selbstkostenpreis in Anspruch zu nehmen. Diese Maßnahme – das „Einfangen" und Nachholen von bisher nicht zeitgerecht durchgeführten Impfungen – wird weltweit in vielen Ländern mit Erfolg durchgeführt.

Tab. 4.5 Impfkalender Österreich 2019. Standardimpfungen für Säuglinge, Kinder und Jugendliche. (Quelle: Bundesministerium für Gesundheit, [9], modifiziert)

Impfung gegen	Alter in Wochen	Alter in Monaten							Alter in Jahren				
	6	2	3	4	6	9	11–14	12–23	6	7	9–14	10	15–17
Rotavirus	G1[a]	G2	(G3)										
Tetanus		G1		G2			G3		A1				A2
Diphtherie		G1		G2			G3		A1				A2
Pertussis		G1		G2			G3		A1				A2
Haemophilus influenzae Typ b		G1		G2			G3						
Poliomyelitis		G1		G2			G3		A1				A2
Hepatitis B		G1		G2			G3			A1			
Pneumokokken		G1		G2			G3						
Meningokokken B		G1	G2	G3				A1 ab 12 Mon.					
Meningokokken C								G1 ab 12 Mon.					
Meningokokken ACWY												G1	
Masern-Mumps-Röteln						G1	G2 ab 12 Mon.						
Varizellen							G1 ab 12 Mon./G2						
FSME							G1 ab 12 Mon./G2/G3		A1 3 Jahre nach G3, dann alle 5 Jahre				
Hepatitis A							G1 ab 12 Mon./G2						
Influenza						1; jährlich			1; jährlich				
Humane Papillomviren											G1/G2		

4.2.5 Schweiz

In der Schweiz gibt es keine Impfpflicht. Der Schweizerische Impfplan (◘ Tab. 4.6) wird von der Eidgenössischen Kommission für Impffragen (EKIF) – bestehend aus Kinder- und Jugendärzten, Allgemeinmedizinern, Internisten, Infektiologen, Epidemiologen und Präventivmedizinern – in Zusammenarbeit mit dem Bundesamt für Gesundheit (BAG) und Swissmedic ausgearbeitet. Er ist in drei Teile gegliedert: Basisimpfungen, ergänzende Impfungen und Risikoimpfungen.

4 Der Schweizerische Impfplan wird regelmäßig aufgrund neuer Entwicklungen von Impfstoffen, neuer Erkenntnisse über deren Wirksamkeit und Sicherheit, Veränderungen der epidemiologischen Lage in der Schweiz sowie basierend auf den Empfehlungen der Weltgesundheitsorganisation (WHO) überarbeitet. Die in diesem Plan formulierten Impfempfehlungen zielen auf einen optimalen Impfschutz der Bevölkerung und jedes einzelnen Individuums ab. Eine Impfung wird nur empfohlen, wenn der Nutzen durch verhinderte Krankheiten und deren Komplikationen die mit den Impfungen verbundenen Risiken in jedem Fall um ein Vielfaches übertrifft. Der Impfplan wird jeweils zu Jahresbeginn neu herausgegeben, unabhängig davon, ob Änderungen vorgenommen wurden oder nicht.

◘ **Tab. 4.6** Schweizerischer Impfplan 2019. Standardimpfungen für Säuglinge, Kinder und Jugendliche. (Quelle: Bundesamt für Gesundheit, [10], modifiziert)

Impfung gegen	Alter in Monaten					Alter in Jahren	
	2	4	9	12	24	4–7	11–14
Tetanus	G1	G2		G3		A1	
Diphtherie	G1	G2		G3		A1	
Pertussis	G1	G2		G3		A1	
Haemophilus influenzae Typ b	G1	G2		G3			
Poliomyelitis	G1	G2		G3		A1	
Hepatitis B	G1	G2		G3			
Pneumokokken	G1	G2		G3			
Meningokokken ACWY					G1		G2
Masern-Mumps-Röteln			G1	G2 ab 12 Mon.			
Varizellen							G1/G2
Humane Papillomviren							G1/G2

4.2.6 Frankreich

In Frankreich besteht seit 02.01.2018 eine Impfpflicht. Die Durchführung bestimmter Impfungen wird vom französischen Gesundheitsministerium für den Besuch von Kindereinrichtungen gefordert. Hierzu zählen die Impfungen gegen Diphtherie, Tetanus, Poliomyelitis, Pertussis, Haemophilus influenzae Typ b, Hepatitis B, Pneumokokken, Meningokokken C, Masern, Mumps, Röteln. Die Impfung gegen Humane Papillomviren (HPV) ist für Mädchen im Alter von 11 bis 14 Jahren empfohlen (◘ Tab. 4.7).

4.2.7 Luxemburg

Das Gesundheitsministerium des Großherzogtums Luxemburg teilt mit, dass die routinemäßige Impfung ein individueller und kollektiver Schutz ist. Impfstoffe schützen die Luxemburger vor bestimmten Infektionskrankheiten und deren Folgen für unsere Gesundheit.

In Luxemburg werden die Impfempfehlungen vom Hohen Rat für Infektionskrankheiten (CSMI) formuliert und ihre Umsetzung durch die Gesundheitsdirektion sichergestellt, die diesen Impfplan vorschlägt (◘ Tab. 4.8). Dieser betrifft Säuglinge, Kleinkinder, Schulkinder, Jugendliche und Erwachsene.

◘ **Tab. 4.7** Impfplan Frankreich 2019. Standardimpfungen für Säuglinge, Kinder und Jugendliche. (Quelle: Ministère chargé de la santé [Franz. Gesundheitsministerium], [11], modifiziert)

Impfung gegen	Alter in Monaten						Alter in Jahren	
	2	4	5	11	12	16–18	6	11–14
Tetanus	G1	G2		G3			A1	A2
Diphtherie	G1	G2		G3			A1	A2
Pertussis	G1	G2		G3			A1	A2
Haemophilus influenzae Typ b	G1	G2		G3				
Poliomyelitis	G1	G2		G3				A1	A2
Hepatitis B	G1	G2		G3				
Pneumokokken	G1	G2		G3				
Meningokokken C			G1		G2			
Masern-Mumps-Röteln					G1	G2		
Humane Papillomviren (Mädchen)								G1/G2

4

◘ **Tab. 4.8** Impfkalender Luxemburg 2019. Standardimpfungen für Säuglinge, Kinder und Jugendliche. (Quelle: LE GOUVERNEMENT DU GRANDE-DUCHÉ DE LUXEMBOURG, Gesundheitsministerium Luxemburg, [12], modifiziert)

Impfung gegen	Alter in Monaten							Alter in Jahren			
	2	3	4	12	13	15–23		5–6	9–13	15–16
Rotaviren	G1	G2								
Tetanus	G1	G2	G3		G4			A1		A2
Diphtherie	G1	G2	G3		G4			A1		A2
Pertussis	G1	G2	G3		G4			A1		A2
Haemophilus influenzae Typ b	G1	G2	G3		G4					
Poliomyelitis	G1	G2	G3		G4			A1		A2
Hepatitis B	G1	G2			G3					
Pneumokokken	G1		G2	G3						
Meningokokken C					G1	G2				A1
Masern-Mumps-Röteln-Varizellen				G1						
Humane Papillomviren									G1/G2	

4.2.8 Belgien

Anders als in Deutschland gibt es in Belgien eine Impfpflicht. So müssen Kinder nach Vollendung des zweiten bis zur Vollendung des 18. Lebensmonats gemäß königlichem Erlass vom 26.10.1966 gegen Poliomyelitis geimpft werden. Liegt eine Gegenanzeige vor, muss die Impfung innerhalb von 18 Monaten nach deren Ende vorgenommen werden. Die Bürgermeister erstellen eine Liste der Kinder, die der Impfpflicht unterliegen, schreiben sie fort, kontrollieren die Einhaltung der Pflicht und teilen dem Hygiene-Inspektor die von ihnen festgestellten Versäumnisse mit. Die Bürgermeister müssen darüber hinaus alle Maßnahmen treffen, um die kostenlose Impfung innerhalb der vorgeschriebenen Fristen zu gewährleisten. Bei der letzten Verabreichung des Impfstoffs wird eine Impfbescheinigung ausgestellt, die innerhalb von 15 Tagen nach ihrer Ausstellung der Gemeindeverwaltung des Wohnsitzes des geimpften Kindes zu übergeben ist. Verstöße gegen die Impfpflicht werden bestraft. Nach Auskunft des belgischen Parlaments sind circa 97 % der Bevölkerung gegen Poliomyelitis geimpft.

Daneben gibt es Impfungen, deren Durchführung in Belgien empfohlen wird. Zuständig hierfür ist der Belgische Hohe Gesundheitsrat. Dieser empfiehlt die Impfung gegen Diphtherie, Tetanus, Pertussis, Masern, Mumps und Röteln, Hepatitis B, Haemophilus influenzae Typ b, Meningokokken C sowie Pneumokokken (◻ Tab. 4.9). Nach Auskunft des belgischen Parlaments wird die Liste der empfohlenen Impfungen in Abhängigkeit vom verstärkten, teils saisonalen Auftreten einzelner Infektionskrankheiten angepasst.

◻ **Tab. 4.9** Impfplan Belgien 2018. Standardimpfungen für Säuglinge, Kinder und Jugendliche. (Quelle: Bürgerinformationsportal Ostbelgien, [13, 14], modifiziert)

Impfung gegen	Alter in Monaten					Alter in Jahren			
	2	3	4	12–15	13–18	6–7	10–12	13–14	14–16
Tetanus	G1	G2	G3		G4	A1			A2
Diphtherie	G1	G2	G3		G4	A1			A2
Pertussis	G1	G2	G3		G4	A1			A2
Haemophilus influenzae Typ b	G1	G2	G3		G4				
Poliomyelitis	G1	G2	G3		G4	A1			
Hepatitis B	G1	G2	G3		G4				
Pneumokokken	G1		G2	G3					
Masern-Mumps-Röteln				G1			G2		
Meningokokken C				G1					
Humane Papillomviren (Mädchen)								G1/G2	

4.2.9 Niederlande

Das Nationale Immunisierungsprogramm bietet allen Kindern, die in den Niederlanden leben, eine Impfung gegen eine Reihe von Krankheiten an. Eine Impfung ist nicht obligatorisch.

Dennoch lassen die meisten Eltern in den Niederlanden (über 95 %) ihre Kinder impfen. Die erste Impfserie wird zwischen 0 und 4 Jahren durchgeführt. Wenn die Kinder das Alter von 9 Jahren erreichen, werden zwei Impfungen wiederholt: DTP (Diphtherie, Tetanus und Polio) und MMR (Masern, Mumps und Röteln). Mädchen wird auch die HPV-Impfung angeboten, um sie im 13. Lebensjahr vor Gebärmutterhalskrebs zu schützen. Diese Impfungen sind kostenlos.

Das Nationale Immunisierungsprogramm (RVP) bietet Impfungen gegen 12 Krankheiten an (◘ Tab. 4.10) und beantwortet die Frage, warum Kinder immunisiert werden sollten.

Manche Kinderkrankheiten scheinen relativ harmlos. Aber sie können schwerwiegende Folgen haben, wie Lähmungen. Manche sind vor allem eine Gefahr für Erwachsene, die als Kind die Krankheit nicht hatten. Sie können schwer krank werden, wenn sie sich bei einem kranken Kind anstecken.

Alle Impfungen, die Teil des Nationalen Immunisierungsprogramms sind, verringern das Risiko einer Infektion mit den spezifischen Krankheiten. Oder sie reduzieren zumindest die Schwere der Krankheit. Die Impfung ist nicht ohne Risiko. Aber ein Kind, das nicht geimpft ist und dann krank wird, ist einem größeren Risiko ausgesetzt. Mit anderen Worten: Ein geimpfter Mensch geht weniger Risiken ein als eine ungeimpfte Person.

◘ **Tab. 4.10**   Impfprogramm Niederlande 2019. Standardimpfungen für Säuglinge, Kinder und Jugendliche. (Quelle: Ministry of Health, Welfare and Sport, Niederlande, [15], modifiziert)

Impfung gegen	Alter in Monaten					Alter in Jahren		
	2	3	4	11	14	4	9	12–13
Tetanus	G1	G2	G3	G4		A1	A2	
Diphtherie	G1	G2	G3	G4		A1	A2	
Pertussis	G1	G2	G3	G4		A1	A2	
Haemophilus influenzae Typ b	G1	G2	G3	G4				
Poliomyelitis	G1	G2	G3	G4		A1		
Hepatitis B	G1	G2		G3				
Pneumokokken	G1		G2	G3				
Meningokokken ACWY					G1			
Masern-Mumps-Röteln					G1		G2	
Humane Papillomviren (Mädchen)								G1/G2

Kinder im Alter von 0 bis 4 Jahren werden in einer Baby- und Kleinkind-klinik geimpft. Impfungen für Schulkinder werden entweder von den städtischen Gesundheitsdiensten oder einem Jugend- und Familienzentrum (CJG) durch-geführt.

Literatur

1. Ständige Impfkommission (2020) Empfehlungen der Ständigen Impfkommission (STIKO) am Robert Koch-Institut 2020/2021. Epid Bull 34:1–65. ► https://doi.org/10.25646/7083
2. Bundestag D (2015) Impfpraxis in Deutschland und anderen europäischen Ländern. WD 9-3000-038/14. ► https://www.bundestag.de/resource/blob/406324/0029073ec596e010a00de061b55 b758b/wd-9-038-14-pdf-data.pdf
3. Maltezou HC, Ledda C, Rapisarda V (2019) Mandatory vaccinations for children in Italy: the need for a stable frame. Vaccine 37(32):4419–4420
4. Sabin Vaccine Institute (2018) Legislative landscape review – legislative approaches to immunization across the european region. ► https://www.sabin.org/sites/sabin.org/files/legislative_approaches_to_immunization_europe_sabin_0.pdf. Zugegriffen: Dez. 2018
5. Impfprogramm Dänemark (2018) ► https://www.sst.dk/da/sygdom-og-behandling/vaccinationer/~/media/811A9F6CD64B4462B6FDFE503787CC71.ashx
6. Mandatory vaccinations in Poland – history and rationale (2017) ► http://szczepienia.pzh.gov.pl/en/stories/mandatory-vaccinations-in-poland/
7. Impfprogramm Polen (2019) ► http://szczepienia.pzh.gov.pl/kalendarz-szczepien/
8. ockovani-v-cr ► http://www.mrz.cz/Cizinci/ und ► http://www.vakcinace.eu/
9. ► http://www.bmg.gv.at/home/Schwerpunkte/Praevention/Impfen/-Oesterreichischer_Impf-plan_2014
10. Schweizerischer Impfplan (2019) ► www.bag.admin.ch/impfplan
11. Impfplan Frankreich (2019) ► http://www.sante.gouv.fr/calendrier-vaccinal.html
12. Impfkalender Luxemburg (2019) ► http://www.sante.public.lu/fr/prevention/vaccination/calendrier-vaccinal/calendrier-vaccinal-valable-depuis-janvier-2019.pdf
13. Impfplan Belgien (2018) ► http://www.dglive.be/desktopdefault.aspx/tabid-420/443_read-2764
14. Eine deutsche Übersetzung des Königlichen Erlasses zur Auferlegung der Poliomyelitis-Impfung ist im Internet abrufbar unter ► http://www.etaamb.be/fr/arrete-royal-du-26-octobre-1966_n2014000478.html
15. Impfprogramm Niederlande (2019) ► https://www.rivm.nl/en/national-immunisation-programme
16. AG 6-fach-Impfung (DTaP-IPV-Hib-HepB) der Ständigen Impfkommission (STIKO) (2020) Wissenschaftliche Begründung für die Empfehlung der 6-fach Impfung (DTaP- IPV-Hib-HepB) nach dem 2+1-Impfschema. Epid Bull 26:3–21. ► https://doi.org/10.25646/6955.2

Chronologische Einteilung der Impfungen im Kindesalter

Inhaltsverzeichnis

© Springer-Verlag GmbH Deutschland, ein Teil von Springer Nature 2020
C. Groffik, *Impfen. Eine Entscheidungshilfe für Eltern*,
https://doi.org/10.1007/978-3-662-60580-6_5

5.1 **Rotavirus**

Rotaviren sind weltweit verbreitet. Sie kommen bei Menschen, aber auch bei Haus- und Nutztieren vor. Rotaviren sind sehr umweltresistent. Sie sind die häufigsten Durchfallerreger im Säuglings- und Kleinkindesalter. Infektionen durch Rotaviren treten in den gemäßigten Klimazonen saisonal gehäuft während der Winter- und Frühjahrsmonate auf. In Entwicklungsländern sind die Rotavirus-Infektionen maßgeblich für die Sterblichkeit im Kindesalter verantwortlich: Weltweit sterben pro Jahr mehr als 200.000 Kinder. 2018 wurden in Deutschland etwa 23.566 Rotavirus-Erkrankungen gemeldet, davon über die Hälfte bei Kindern unter fünf Jahren. Zahlreiche Kinder mussten im Krankenhaus behandelt werden. Für Deutschland beträgt die Meldezahl aktuell 36.502 Fälle (Stand: 02.01.2020; KW 1–50, 2019) [1].

5.1.1 **Biologie und Erkrankung**

▶ **Erreger**

Rotaviren (lat. rota = das Rad) gehören zur Familie der Reoviridae. (Reo ist ein Akronym aus den Anfangsbuchstaben R für respiratorisch, E für enterisch und O für orphan). Rotaviren sind radähnliche, nicht umhüllte Partikel mit einem Durchmesser von ca. 70 nm. Die Gesamtheit des genetischen Materials des Virus (Genom) besteht aus elf Segmenten doppelsträngiger Ribonukleinsäure (RNA). Es gibt neun Arten (Serogruppen) [2], die durch Bluttests unterscheidbar sind. Rotaviren, die Menschen krank machen, gehören den Gruppen A, B und C an, wobei die weltweit am häufigsten verbreiteten Rotavirus-Stämme zur Gruppe A gehören.
Als unbehüllte Viren sind sie ausgesprochen resistent gegenüber Desinfektionsmitteln und Umwelteinflüssen. Die Ansteckungsfähigkeit der Viren ist hoch. Im feuchten Milieu können sie bis zu einem halben Jahr infektiös bleiben. Alkohol kann Rotaviren rasch inaktivieren. ◀

▶ **Übertragung und Infektion**

Die Übertragung erfolgt fäkal-oral vorwiegend durch direkten Kontakt (Schmierinfektion), aber auch durch mit Rotaviren verunreinigte Lebensmittel und verunreinigtes Trinkwasser. Eine Verbreitung über die Luft und die Luftwege durch virushaltige Tröpfchen, wie sie beim schwallartigen Erbrechen entstehen, ist bei der Rotavirusinfektion ebenso möglich.
Die Viren vermehren sich in den Zellen der Darmschleimwand und werden in großer Menge mit dem Stuhl ausgeschieden. Bei der Vermehrung in der Darmschleimwand kommt es durch Absterben von Darmzellen zu einem Verlust von Verdauungsenzymen. Dadurch können Nahrungsstoffe nur reduziert aufgenommen werden. Die resultierende Erhöhung des osmotischen Drucks im Darmvolumen führt zum Durchfall. Rotaviren sind hochinfektiös. Bereits 10 Viruspartikel reichen aus, um ein Kind zu infizieren.

5

Die Virusausscheidung beginnt vor Beginn der Symptome und die Ansteckungsfähigkeit endet erst einige Tage nach dem Abklingen der klinischen Erscheinungen. ◄

► **Krankheitsbild**

Die Zeit zwischen Ansteckung und dem ersten Auftreten von Symptomen (Inkubationszeit) ist mit ein bis drei Tagen kurz. Die Erkrankung beginnt mit Erbrechen und Fieber für zwei bis drei Tage, gefolgt von wässrigen Durchfällen für etwa fünf Tage. Bauchschmerzen treten auf. Hauptgefahr ist der starke Flüssigkeitsverlust und die so verursachte Verschiebung der Elektrolyte.

Die Kinder infizieren sich häufig im Alter von sechs Monaten bis zu zwei Jahren aufgrund einer besonders hohen Empfänglichkeit durch noch fehlende Immunität. Durch wiederholte Rotavirus-Infektionen kommt es zum Aufbau einer rotavirusspezifischen Immunität. Bis zum fünften Lebensjahr haben fast alle Kinder mindestens eine Rotavirus-Infektion durchlaufen. Bei mindestens einem Viertel der Kinder sind Hospitalisierungen erforderlich. Auf Säuglings- und Kinderstationen von Krankenhäusern verursachen Rotaviren häufig Epidemien von Magen-Darm-Infektionen. Als Übertragungsweg dominiert die fäkal-orale Übertragung via kontaminierte Hand als Schmierinfektion. Gemeinsam benutzte Pflegeutensilien (zum Beispiel Salbentopf) können ebenfalls an einer Weiterverbreitung beteiligt sein, da mit einem Vorkommen der Rotaviren von mehreren Tagen in der Umgebung zu rechnen ist.

Erwachsene erkranken seltener und milder. Bei älteren Menschen sind Rotavirus-Durchfälle wiederum häufiger, sodass es auch in Alten- und Pflegeheimen zu Epidemien kommen kann. ◄

► **Behandlung**

Die Behandlung einer Rotavirus-Infektion besteht im Ausgleich des zum Teil erheblichen Flüssigkeits- und Elektrolytverlustes durch Infusionen (parenteral) oder auf natürlichem Weg (oral) oder dem Einsatz von brechreizstillenden Medikamenten (Antiemetika) bei Patienten mit starkem Erbrechen. Eine ursächliche (kausale) antivirale Therapie steht nicht zur Verfügung. ◄

► **Prognose**

In Entwicklungsländern haben Rotavirus-Erkrankungen eine besondere Bedeutung, weil sie maßgeblich zur Sterblichkeit im Kindesalter beitragen.

Dennoch ist die Prognose überwiegend gut. Kompliziert sind die Erkrankungen, in deren Verlauf es zur Abnahme des Körperwassers (Dehydrierung) kommt. Wenn die Erkrankung dann nicht rechtzeitig adäquat behandelt wird, kann sie zum Tod führen. ◄

5.1.2 Impfung

In Deutschland stehen zwei verschiedene Lebendimpfstoffe gegen das Rotavirus als Schluckimpfung zur Verfügung.

Lebendimpfstoff (attenuiert) gegen	Handelsname	Hersteller
Rotaviren, monovalent	Rotarix	GSK
Rotaviren, pentavalent	RotaTeq	MSD Vaccins

▶ Zusammensetzung und Herstellung der Impfstoffe

Attenuierter Rotavirus-Impfstoff (Rotarix)

Der Impfstoff wird aus einem unter Erhaltung der antigenen Eigenschaften abgeschwächt-ansteckungsfähigen (attenuierten) humanen Rotavirus-Stamm (RIX4414) über zahlreiche Zellpassagen hergestellt.

RIX4414 stammt ursprünglich von einem Wildvirus und trägt das Oberflächenprotein G1. Die enthaltene Virusmenge wird mit 1 Mio. laut Fachinformationen angegeben. Außerdem enthält der Impfstoff 1073 mg Saccharose sowie Dinatriumadipat, Dulbecco's modifiziertes Eagle-Medium (DMEM) und steriles Wasser. Der Impfstoff liegt gebrauchsfertig in 1,5-ml-Lösungen in einem Applikator zum Schlucken vor.

Pentavalenter Rotavirus-Impfstoff (RotaTeq)

Der Impfstoff wird durch genetische Neukombination aus einem vom Rind stammenden (bovinen) Rotavirus und mehreren humanen Rotaviren über zahlreiche Zellpassagen hergestellt.

Der Impfstoff enthält mindestens 11,5 Mio. Viren aus fünf Rotavirus-Typen. Außerdem erhält der Impfstoff 1080 mg Saccharose sowie Natriumcitrat, Natriumdihydrogenphosphat-Monohydrat, Natriumhydroxid, Polysorbat 80, Nährmedien (enthalten sind anorganische Salze, Aminosäuren und Vitamine) und gereinigtes Wasser.

Der Impfstoff liegt gebrauchsfertig als Schluckimpfung in 2 ml einer vorgefüllten ausdrückbaren Tube vor.◀

▶ Anwendung

Rotarix: Die Impfserie besteht aus zwei Dosen, die jeweils oral verabreicht werden. Die erste Dosis kann ab einem Alter von sechs Wochen gegeben werden. Im Mindestabstand von vier Wochen kann die zweite orale Dosis gegeben werden. Die Impfserie sollte vorzugsweise vor dem Alter von 16 Wochen verabreicht werden, muss aber auf jeden Fall bis zum Alter von 24 Wochen abgeschlossen sein.

RotaTeq: Die Impfserie besteht aus drei Dosen, die jeweils in einem Mindestabstand von vier Wochen oral verabreicht werden. Die erste Dosis kann ab Vollendung der sechsten Lebenswoche, sollte aber nicht später als im Alter von zwölf Wochen verabreicht werden. Die Grundimmunisierung mit den drei Dosen sollte vorzugsweise bis zur Vollendung der 20. bis 22. Lebenswoche abgeschlossen sein. Falls nötig, kann die dritte (letzte) Dosis bis zur Vollendung der 32. Lebenswoche verabreicht werden.◀

▶ Wirksamkeit

Beide Impfstoffe sind sicher und gut verträglich. Sie schützen nach Herstellerangaben zu ca. 75 % vor Rotavirus-Gastroenteritis und Krankenhauseinweisungen werden zu über 90 % verhindert. Die Impfung erwies sich als wirksam gegen die meisten zirkulierenden Rotavirus-Serotypen. Einige Tage nach der ersten Impfung kommt es zu einer Ausscheidung des Impfvirus im Stuhl. Nach der zweiten und dritten Impfung wird kaum mehr Virus ausgeschieden. ◄

5

► Indikationen

Die STIKO empfiehlt seit Juli 2013 die Impfung für alle Säuglinge von unter sechs Monaten. Die Impfserie soll im Alter von sechs Wochen begonnen werden und muss je nach Impfstoff spätestens bis zur vollendeten 24. bzw. 32. Lebenswoche abgeschlossen werden. ◄

► Kontraindikationen

Lebendimpfstoffe wie die Rotavirus-Impfstoffe dürfen nicht eingesetzt werden, wenn ein Immundefekt besteht oder angenommen wird. Auch eine immununterdrückende Behandlung stellt eine Kontraindikation dar. Spezifische Kontraindikationen sind eine Überempfindlichkeit gegen den Impfstoff oder Impfstoffbestandteile, frühere Überempfindlichkeitsreaktionen nach einer Dosis Rotavirus-Impfstoff, eine schmerzhafte Darmeinstülpung (Invagination) in der Anamnese oder Störungen des Magen-Darm-Trakts, die zu einer Invagination führen können.
Bei akutem Durchfall oder Erbrechen sollte die Impfung verschoben werden. Bei Säuglingen, die an einer akuten, schweren, mit Fieber einhergehenden Erkrankung leiden, wird die Impfung auf einen späteren Zeitpunkt verschoben. Ein banaler Infekt, wie zum Beispiel eine Erkältung, stellt jedoch keine Kontraindikation für eine Impfung dar. ◄

► Nebenwirkungen

Als häufigste Nebenwirkungen kommen nach Herstellerangaben Durchfall, Erbrechen, Appetitlosigkeit, Fieber, Reizbarkeit und Husten/Schnupfen vor. Sehr selten (etwa sechs Fälle pro 100.000 geimpfte Säuglinge) kam es zur Einstülpung eines Darmanteils in einen anderen Darmabschnitt. Dieses Risiko ist innerhalb der ersten sieben Tage nach der Impfung erhöht. Bei Symptomen wie starken Bauchschmerzen, anhaltendem Erbrechen, blutige Stühlen, geblähter Bauch und/oder hohem Fieber, muss das Kind umgehend einem Arzt vorgestellt werden. ◄

► Impfschema und Impfalter

Das Mindestalter für die erste Dosis beider Schluck-Impfstoffe ist sechs Wochen, die Impfung sollte spätestens bis zur Vollendung der 24. Lebenswoche (Rotarix) bzw. der 32. Lebenswoche (RotaTeq) beendet sein.
Rotarix-Schema: 2-mal im Abstand von mindestens vier Wochen, Beginn ab vollendeter 6. Lebenswoche, Ende in der 24. Lebenswoche.
RotaTeq-Schema: 3-mal im Abstand von mindestens vier Wochen, Beginn ab vollendeter 6. Lebenswoche, Ende in der 32. Lebenswoche. ◄

5.2 Tetanus

Überall auf der Welt kommen Sporen des Tetanus-Erregers vor. Sie finden sich vor allem in der Erdoberfläche (zum Beispiel Straßenstaub, Gartenerde) sowie in menschlichen und tierischen Darmausscheidungen.

Nach Angaben des RKI starben im Jahr 2006 weltweit etwa 290.000 Menschen an Tetanus (Wundstarrkrampf), darunter 250.000 an Neugeborenen- und Säuglings-Tetanus [3]. In Deutschland besteht keine Meldepflicht mehr für Tetanus-Infektionen. Es ist daher schwierig aktuelle Erkrankungshäufigkeiten anzugeben, zumal hohe Impfquoten gegen Tetanus bestehen.

5.2.1 Biologie und Erkrankung

▶ **Erreger**

Erreger des Wundstarrkrampfs ist ein Stäbchenbakterium mit dem Namen Clostridium tetani. Die Bakterien bilden Sporen und überleben jahrelang unter anaeroben Bedingungen, das heißt unter Abwesenheit von Sauerstoff. Die Besonderheit der Bakterien ist, dass sie zwei Giftstoffe (Toxine) bilden: Tetanolysin und Tetanospasmin. ◀

▶ **Übertragung und Infektion**

Eine Übertragung erfolgt durch Eindringen von Sporen in Wunden, zum Beispiel bei Sportverletzungen oder Unfällen, auch durch Schürf-, Kratz- und Bisswunden oder bei Verbrennungen. Besondere Gefahr besteht bei tiefen, verschmutzten Wunden oder eingedrungenen Fremdkörpern, wie etwa Pflanzendornen, Holzsplittern und Nägeln. Unter Luftabschluss werden unter der Haut die Giftstoffe gebildet. Das Tetanospasmin schädigt die Nervenzellen und verursacht dadurch die für den Wundstarrkrampf typischen Muskelkrämpfe (andauernd-zuckend).

Eine Ansteckung von Mensch zu Mensch auf direktem Wege ist nicht möglich. ◀

▶ **Krankheitsbild**

Die Zeit bis erste Symptome auftreten (Inkubationszeit) ist abhängig von der Menge der in die Wunde eingebrachten Bakterienmenge und der Menge des produzierten Giftes. Es wird in der Regel von drei bis 14 Tagen ausgegangen. Extreme Schwankungen gibt es im Bereich von einem Tag bis einem Monat.

Zu Beginn der Erkrankung können im Bereich der Verletzung Spannungsgefühle und Missempfindungen wie Kribbeln, Taubheit und gestörtes Temperaturempfinden auftreten, begleitet von leichtem Fieber und allgemeinem Krankheitsgefühl.

Typischerweise beginnt die Erkrankung mit einer Kieferklemme mit Behinderung der Mundöffnung und Einschränkung der Kaufähigkeit. Es kommt durch die Verkrampfung der Gesichtsmuskeln zu einem charakteristischen Gesichtsausdruck mit einem fixierten Lächeln und hochgezogenen Augenbrauen, das als Risus sardonicus (Sardonisches Lachen) bezeichnet wird. Im weiteren Verlauf kommt es zu einer tonischen Anspannung der Rückenmuskulatur, die zu einer schmerzhaften

Überstreckung des Körpers (Opisthotonus) führt. Im weiteren Verlauf sind die tonisch-klonischen Krämpfe der gesamten Muskulatur für das Krankheitsbild Wundstarrkrampf typisch. Das Bewusstsein der Patienten ist erhalten. Kleinste Reize (optisch, akustisch, mechanisch) reichen aus, um Krämpfe auszulösen. Das Endstadium der Erkrankung ist durch Herzrhythmusstörungen, Kammerflimmern und Herzstillstand gekennzeichnet. ◄

5

▶ Behandlung

Alle Wunden müssen rasch behandelt werden. Hierzu gehören sowohl die chirurgische Wundversorgung als auch die Gabe von Immunglobulinen, um möglichst schnell noch nicht gebundenes Toxin (Tetanospasmin) zu neutralisieren.
Bei schwerwiegenden Verletzungen umfasst die Behandlung intensivmedizinische Maßnahmen bis hin zur Beatmung und muskelentspannender Medikation. Um die eingedrungenen Bakterien abzutöten und damit eine weitere Toxinbildung zu verhindern, ist eine antibiotische Behandlung mit Metronidazol oder Penicillin notwendig. ◄

▶ Prognose

Die Krankheit verläuft ohne Behandlung in fast allen Fällen tödlich. Die WHO ging in ihrem Weltgesundheitsbericht 1999 von etwa 80 % Todesfällen nach Tetanus-Infektion aus [4].
Eine überstandene Erkrankung führt nicht zu einem Schutz vor weiteren Tetanus-Infektionen. ◄

5.2.2 Impfung

Es stehen verschiedene Totimpfstoffe gegen Tetanus zur Verfügung. Der Mono-Impfstoff Tetanol wird nicht mehr produziert. Die momentan verfügbaren Impfstoffkombinationen sind in der folgenden Tabelle dargestellt.

Totimpfstoffe (Kombinationen gegen)	Handelsname	Hersteller
Diphtherie-Tetanus-Pertussis	Infanrix	GSK
Diphtherie-Tetanus-Pertussis-Poliomyelitis-Hib	Infanrix-IPV + Hib	GSK
Diphtherie-Tetanus-Pertussis-Poliomyelitis-Hib	Pentavac	Sanofi
Diphtherie-Tetanus-Pertussis-Poliomyelitis-Hib-Hepatitis-B	Infanrix hexa	GSK
Diphtherie-Tetanus-Pertussis-Poliomyelitis-Hib-Hepatitis-B	Hexyon	Sanofi
Diphtherie-Tetanus-Pertussis-Poliomyelitis-Hib-Hepatitis-B	Vaxelis	MSD Vaccins
Tetanus-Diphtherie	Td-Immun	Pfizer
Tetanus-Diphtherie	Td-Merieux	Sanofi

Totimpfstoffe (Kombinationen gegen)	Handelsname	Hersteller
Tetanus-Diphtherie-Pertussis	Boostrix	GSK
Tetanus-Diphtherie-Pertussis	Covaxis	Sanofi
Tetanus-Diphtherie-Pertussis	TdaP-IMMUN	Pfizer
Tetanus-Diphtherie-Poliomyelitis	Revaxis	Sanofi
Tetanus-Diphtherie-Pertussis-Poliomyelitis	Boostrix-Polio	GSK
Tetanus-Diphtherie-Pertussis-Poliomyelitis	Repevax	Sanofi

▶ Zusammensetzung und Herstellung der Impfstoffe

Der Tetanus-Totimpfstoff hat eine Besonderheit: Er enthält als wirksamen Bestandteil das entgiftete Toxin (Gift), das als Toxoid bezeichnet wird. Hierzu werden Verfahren eingesetzt, die die Eigenschaften der Giftigkeit zerstören. Die Wirkung des Immunsystems zur Bildung von schützenden Antikörpern gegen das Toxoid bleibt aber erhalten.

Zur Verstärkung der Antwort des Immunsystems wird das Toxoid an Aluminiumsalze wie Aluminiumhydroxid oder Aluminiumphosphat gebunden (adsorbiert).

Bei den zusammengesetzten Impfstoffen (Kombinationsimpfstoffen) wird der Tetanus-Impfstoff je nach gewünschter Kombination in verschiedenen Variationen angeboten:

- in Verbindung mit Diphtherie-Impfstoff als Tetanus-Diphtherie-Impfstoff,
- zusätzlich in Verbindung mit Pertussis-Impfstoff als Tetanus-Diphtherie-Pertussis-Impfstoff,
- zusätzlich mit Poliomyelitis als Tetanus-Diphtherie-Pertussis-Poliomyelitis-Impfstoff; in Verbindung mit Diphtherie-Impfstoff und Poliomyelitis-Impfstoff als Tetanus-Diphtherie-Poliomyelitis-Impfstoff oder
- in den Variationen für die Anwendung bei Säuglingen und Kindern als Dreifachimpfstoff Diphtherie-Tetanus-Pertussis oder als Fünffachimpfstoff in zusätzlicher Kombination mit Impfstoff gegen Poliomyelitis und Impfstoff gegen Hämophilus influenzae Typ b (Hib) als Diphtherie-Tetanus-Pertussis-Poliomyelitis-Hib-Impfstoff sowie als Sechsfach-Impfstoff zusätzlich mit Impfstoff gegen Hepatitis-B als Diphtherie-Tetanus-Pertussis-Poliomyelitis-Hib-Hepatitis-B-Impfstoff. ◀

▶ Anwendung

Der Tetanus-Impfstoff wird durch eine Spritze in die Muskulatur (i.m.) verabreicht. Bei jungen Kindern mit noch gering ausgeprägter Armmuskulatur wird der vordere seitliche Oberschenkelmuskel bevorzugt. Im späteren Alter ist der Deltamuskel am Oberarm die empfohlene Impfregion.

Eine Grundimmunisierung besteht aus insgesamt drei Impfdosen. Bei den Grundimmunisierungen im Säuglings- und Kleinkindalter sind drei Dosen erforderlich.

Auffrischungen erfolgen im Alter von fünf bis sechs Jahren und im Alter von neun bis 16 Jahren. Im Erwachsenenalter ist im Abstand von zehn Jahren lebenslang eine Auffrischung nach dem deutschen Impfkalender empfohlen. International bestehen hier unterschiedliche Empfehlungen (siehe ▶ Kap. 4).

5

Durch die gute Verträglichkeit kann der Impfstoff ohne Bedenken auch bei Schwangeren eingesetzt werden. ◄

► Wirksamkeit

Der Tetanus-Toxoid-Impfstoff gehört zu den wirksamsten Impfstoffen überhaupt. Er wirkt praktisch zu 100 % und hinterlässt eine gute und langanhaltende Immunität. ◄

► Indikationen

Die Tetanus-Impfung wird für die gesamte Bevölkerung als Standardimpfung empfohlen.
Im Verletzungsfall besteht ein Anlass zur Überprüfung des aktuellen Tetanus-Impfschutzes. Bei nicht oder nicht ausreichend Geimpften wird bei einer gefährdenden Verletzung eine Tetanus-Immunprophylaxe mit Tetanus-Immunglobulin nach den aktuellen Empfehlungen der STIKO unverzüglich vorgenommen [5]. ◄

► Kontraindikationen

Für die Tetanus-Impfung bestehen keine speziellen Gegenanzeigen. Auch die Schwangerschaft stellt keine Kontraindikation dar. ◄

► Nebenwirkungen

Bedingt durch die hohe Wirksamkeit zeigt die Anwendung des Impfstoffs auch eine starke Reaktivität. Das heißt: Es kommt bei etwa 20 % der Geimpften innerhalb von drei Tagen nach der Impfung zu Rötung, Schwellung und Schmerzen an der Einstichstelle. Gelegentlich kommt es zu einer kurzfristigen Fieberreaktion oder zu Kopfschmerzen und einem allgemeinen Krankheitsgefühl. Diese Reaktionen sind kurzanhaltend und ein Zeichen der Auseinandersetzung des Organismus mit dem Impfstoff.
Sehr heftige Lokalreaktionen werden bei Menschen beobachtet, die in der Vergangenheit mehr als die notwendigen Impfdosen erhalten haben. Alternativ kann bei solchen Reaktionen in der Krankengeschichte eine Bestimmung des aktuellen Antitoxinspiegels im Blut erfolgen. So kann unter Umständen auf eine Wiederimpfung verzichtet werden. ◄

► Impfschema und Impfalter

Die Grundimmunisierung besteht im Säuglingsalter aus drei Teilimpfungen: Die erste Impfung erfolgt nach Vollendung von zwei Lebensmonaten, dann mit acht Wochen Abstand die zweite im Alter von vier Monaten. Nach einer Pause von sechs Monaten wird die Grundimmunisierung mit der dritten Dosis im Alter von elf bis 14 Monaten abgeschlossen. Frühgeborene erhalten abweichend von dem Standardschema (2+1) eine zusätzliche Impfdosisim Alter von drei Monaten, das heißt, sie erhalten insgesamt vier Dosen (3+1). Die Grundimmunisierung sollte spätestens mit 23 Lebensmonaten abgeschlossen sein. Die zur Verfügung stehenden Impfstoffkombinationen sind in der folgenden Tabelle aufgeführt.

Impfung gegen	Alter in Monaten				
	2	**3**	**4**	**11–14**	**15–23**
Tetanus als Kombinationsimpfstoff: – Diphtherie-Tetanus-Pertussis – Diphtherie-Tetanus-Pertussis-Poliomyelitis-Hib[a] – Diphtherie-Tetanus-Pertussis-Poliomyelitis-Hib-Hepatitis-B	G1	*	G2	G3	N

G: Grundimmunisierung (1–3), N: Nachholimpfung; *Frühgeborene erhalten abweichend von dem Standardschema (2+1) eine zusätzliche Impfdosis im Alter von drei Monaten, das heißt, sie erhalten insgesamt vier Dosen (3+1); [a]Ausnahme: Der 5-fach-Impfstoff Pentavac ist nicht für das 2+1-Schema zugelassen

Eine Auffrischung erfolgt mit fünf bis sechs Jahren. Üblicherweise wird ein Abstand von fünf Jahren eingehalten. Eine weitere Auffrischung erfolgt mit neun bis 16 Jahren, üblicherweise in einem Abstand von zehn Jahren. Auch hier stehen Impfstoffkombinationen zur Verfügung, die der folgenden Tabelle entnommen werden können.

Impfung gegen	Alter in Jahren				
	2–4	**5–6**	**7–8**	**9–16**	**17**
Tetanus als Kombinationsimpfstoff: – Tetanus-Diphtherie-Pertussis	N	A1	N	A2	N

A: Auffrischungsimmunisierung (1–2), N: Nachholimpfung (zum Beispiel zur Komplettierung einer unvollständigen Impfserie)

Eine erst im Schulkind-, Jugend- oder Erwachsenenalter begonnene Grundimmunisierung besteht aus drei Impfdosen eines Kombinationsimpfstoffes mit Diphtherie bzw. Diphtherie und Pertussis. Nach der ersten Impfung wird ein Mindestabstand von vier Wochen zur zweiten Impfung eingehalten. Der Mindestabstand zur dritten Dosis beträgt sechs Monate. Auffrischimpfungen gegen Tetanus werden nach dem deutschen Impfkalender alle zehn Jahre gegeben. Es kommen Impfstoffkombinationen mit Diphtherie und einmalig zusätzlich mit Pertussis in Frage. ◄

5.3 Diphtherie

Erkrankungen an Diphtherie kommen weltweit vor. Im Gegensatz zu den Industrienationen, die über gute Schutzimpfungsprogramme verfügen, finden sich viele Erkrankungsfälle in Ländern, die sich im Entwicklungsstadium befinden oder die mit kriegerischen Auseinandersetzungen zu kämpfen haben. Die WHO berichtet aktuell für das Jahr 2018 mindestens 16.648 Diphtherie-Fälle mit einem Schwerpunkt in Südostasien und in den östlichen Mittelmeerregionen [6]. Für Europa betrug die Meldezahl für den gleichen Zeitraum 73 Fälle.

Da Diphtherie in Deutschland zu den meldepflichtigen Krankheiten gehört, liegen aktuelle Zahlen des RKI vor. Im Jahr 2018 kam es zu 26 Fällen, davon war ein Fall eine Rachendiphtherie und 25 Fälle waren Hautdiphtherien [7].

5.3.1 Biologie und Erkrankung

▶ Erreger

Der Erreger der Diphtherie ist ein Stäbchenbakterium mit dem wissenschaftlichen Namen Corynebacterium diphtheriae. Das Bakterium ist unbeweglich und bildet keine Sporen. Die Besonderheit einiger Stämme der Bakterienart ist es, den Giftstoff Diphtherie-Toxin zu bilden. Dieses Diphtherie-Toxin ist in der Lage, in infizierten Zellen die Eiweißsynthese zu blockieren und sie letztendlich abzutöten.

Der Mensch stellt das einzige Erregerreservoir dar. ◄

5

▶ Übertragung und Infektion

Der Erreger wird im direkten Kontakt durch Tröpfcheninfektion oder über infiziertes Material in den Nasen-Rachen-Raum übertragen. Dies kann aber auch durch klinisch gesunde Bakterienträger geschehen und führt zu einer Nasen- und Rachendiphtherie. Der wichtigste Infektionsweg für die Hautdiphtherie ist die Schmierinfektion. ◄

▶ Krankheitsbild

Die Zeit von der Ansteckung bis zum Auftreten erster Symptome (Inkubationszeit) ist mit ein bis fünf Tagen kurz. Die Symptome treten lokal an den Eintrittspforten auf: bei der Nasen-Rachen-Diphtherie im Bereich der Atemwege, bei der Hautdiphtherie entsprechend an Wundflächen. Die gefürchtete Wirkung des Diphtherie-Toxins tritt aber auch am Herzen oder dem zentralen Nervensystem auf, wenn das Toxin auf dem Blutweg dorthin gelangt.

Gekennzeichnet ist das Krankheitsbild von plötzlich auftretendem Fieber, Halsschmerzen und allgemeinem Krankheitsgefühl. Die weißlichen Beläge auf den Rachenmandeln (Tonsillitis) können sich auf die gesamte Nasen-Rachen-Schleimhaut ausdehnen. Durch Einblutung in die nicht abwischbaren Beläge sind die Schleimhäute bräunlich verfärbt. Durch Übergreifen der Beläge auf den nahe gelegenen Kehlkopf kann es zu Atemnot und Erstickungsanfällen kommen. Die als Pseudomembranen bezeichneten Beläge werden nach etwa einer Woche abgestoßen und es kommt zur Entfieberung.

Die Symptome bei der Haut- oder Wunddiphtherie sind durch lokale schmierig-schmutzige Wunden gekennzeichnet. Auch schlecht heilende Wunden (Ulcus) können auf Diphtherie-Bakterien zurückzuführen sein. ◄

▶ Behandlung

Die Verdachtsdiagnose „Atemwegsdiphtherie" reicht aus, um eine sofortige Behandlung mit einem Gegengift (Antitoxin) und Antibiotikagabe einzuleiten, nachdem Abstriche für die notwendige Labordiagnostik genommen wurden. Der Hintergrund dafür ist die gefürchtete Wirkung des Diphtherie-Toxins. Durch eine früh einsetzende Behandlung soll das in den Zellen gebundene Gift neutralisiert und so der Krankheitsverlauf entscheidend beeinflusst werden. Die begleitende Antibiotikabehandlung hat das Ziel, die Diphtherie-Erreger abzutöten und so eine weitere Infektion zu verhindern. ◄

▶ **Prognose**

Die Verläufe einer Diphtherie sind unterschiedlich schwer. Während die Haut- oder Wunddiphtherie zwar langwierig verlaufen kann, ist sie von wenigen Komplikationen begleitet. Im Gegensatz dazu kann die Toxinwirkung bei der Atemwegsdiphtherie zu schweren Verläufen durch Schäden des Herzens (Herzmuskel- oder Herzinnenwandentzündung), der Nieren und des zentralen Nervensystems führen. Plötzliche Herztode sind möglich. ◄

5.3.2 Impfung

Es stehen verschiedene Totimpfstoffe gegen Diphtherie zur Verfügung. Der Mono-Impfstoff gegen Diphtherie wird nicht mehr produziert. Die momentan verfügbaren Impfstoffkombinationen sind in der folgenden Tabelle dargestellt.

Totimpfstoffe (Kombinationen gegen)	Handelsname	Hersteller
Diphtherie-Tetanus-Pertussis	Infanrix	GSK
Diphtherie-Tetanus-Pertussis-Poliomyelitis-Hib	Infanrix-IPV + Hib	GSK
Diphtherie-Tetanus-Pertussis-Poliomyelitis-Hib	Pentavac	Sanofi
Diphtherie-Tetanus-Pertussis-Poliomyelitis-Hib-Hepatitis-B	Infanrix hexa	GSK
Diphtherie-Tetanus-Pertussis-Poliomyelitis-Hib-Hepatitis-B	Hexyon	Sanofi
Diphtherie-Tetanus-Pertussis-Poliomyelitis-Hib-Hepatitis-B	Vaxelis	MSD Vaccins
Tetanus-Diphtherie	Td-Immun	Pfizer
Tetanus-Diphtherie	Td-Merieux	Sanofi
Tetanus-Diphtherie-Pertussis	Boostrix	GSK
Tetanus-Diphtherie-Pertussis	Covaxis	Sanofi
Tetanus-Diphtherie-Pertussis	TdaP-IMMUN	Pfizer
Tetanus-Diphtherie-Poliomyelitis	Revaxis	Sanofi
Tetanus-Diphtherie-Pertussis-Poliomyelitis	Boostrix-Polio	GSK
Tetanus-Diphtherie-Pertussis-Poliomyelitis	Repevax	Sanofi

▶ **Zusammensetzung und Herstellung der Impfstoffe**

Der Diphtherie-Totimpfstoff hat genauso wie der Tetanus-Totimpfstoff eine Besonderheit: Er enthält als wirksamen Bestandteil das entgiftete Toxin (Gift), das als Toxoid bezeichnet wird. Hierzu werden Verfahren eingesetzt, die die Eigenschaften der Giftigkeit zerstören. Die Wirkung des Immunsystems zur Bildung von schützenden Antikörpern gegen das Toxoid bleibt aber erhalten.

Zur Verstärkung der Antwort des Immunsystems wird das Toxoid an Aluminiumsalze wie Aluminiumhydroxid oder Aluminiumphosphat gebunden (adsorbiert).

Bei den zusammengesetzten Impfstoffen (Kombinationsimpfstoffen) wird der Diphtherie-Impfstoff je nach gewünschter Kombination in verschiedenen Variationen angeboten:

— in Verbindung mit Tetanus-Impfstoff als Tetanus-Diphtherie-Impfstoff,

— zusätzlich in Verbindung mit Pertussis-Impfstoff als Tetanus-Diphtherie-Pertussis-Impfstoff,

— zusätzlich mit Poliomyelitis als Tetanus-Diphtherie-Pertussis-Poliomyclitis-Impfstoff,

— in Verbindung mit Tetanus-Impfstoff und Poliomyelitis-Impfstoff als Tetanus-Diphtherie-Poliomyelitis-Impfstoff oder

— in den Variationen für die Anwendung bei Säuglingen und Kindern als Dreifach-impfstoff Diphtherie-Tetanus-Pertussis oder als Fünffachimpfstoff in zusätzlicher Kombination mit Impfstoff gegen Poliomyelitis und Impfstoff gegen Haemophilus influenzae Typ b (Hib) als Diphtherie-Tetanus-Pertussis-Poliomyelitis-Hib-Impfstoff sowie als Sechsfachimpfstoff zusätzlich mit Impfstoff gegen Hepatitis-B als Diphtherie-Tetanus-Pertussis-Poliomyelitis-Hib-Hepatitis-B-Impfstoff.

Der Diphtherie-Impfstoff liegt in unterschiedlich starken Konzentrationen vor. Zur Unterscheidung wird die verwendete Stärke mit dem Großbuchstaben „D" für die Konzentration von 20–30 IE des enthaltenen Antigens oder mit dem Kleinbuchstaben „d" für die Konzentration von mindestens 2–4 IE enthaltenen Antigens gekenn-zeichnet. Die größere Dosierung ist für Kinder bis zum sechsten Lebensjahr vor-gesehen. Ab dem sechsten Lebensjahr und im Erwachsenenalter findet die reduzierte Dosis Anwendung. ◄

► Anwendung

Der Diphtherie-Impfstoff wird durch eine Spritze in die Muskulatur (i.m.) verabreicht. Bei jungen Kindern mit noch gering ausgeprägter Armmuskulatur wird der vordere seitliche Oberschenkelmuskel bevorzugt. Im späteren Alter ist der Deltamuskel am Oberarm die empfohlene Impfregion.

Eine Grundimmunisierung besteht aus insgesamt drei Impfdosen. Bei den Grund-immunisierungen im Säuglings- und Kleinkindalter sind drei Dosen erforderlich.

Auffrischungen erfolgen im Alter von fünf bis sechs Jahren und im Alter von neun bis 16 Jahren. Im Erwachsenenalter ist im Abstand von zehn Jahren lebenslang eine Auf-frischung nach dem deutschen Impfkalender empfohlen. International bestehen hier unterschiedliche Empfehlungen (siehe ► Kap. 4).

Durch die gute Verträglichkeit kann der Impfstoff ohne Bedenken auch bei Schwangeren eingesetzt werden. ◄

► Wirksamkeit

Der Diphtherie-Toxoid-Impfstoff wirkt nicht gegen den Diphtherie-Erreger, sondern richtet sich gegen das Diphtherie-Toxin. Durch die so erzeugte antitoxische Immunität werden schwere Erkrankungen verhindert. Nicht verhindert werden kann durch den Impfstoff eine Infektion oder Besiedelung durch Diphtherie-Erreger, sodass auch unter Geimpften Keimträger vorkommen können. Bei ausreichend hoher Durchimpfung der

Bevölkerung kann aber die Zirkulation weitgehend unterbunden werden. Man geht von einer Schutzdauer von etwa zehn Jahren nach kompletter Grundimmunisierung aus. ◄

► Indikationen

Die Diphtherie-Impfung wird für die gesamte Bevölkerung als Standardimpfung empfohlen. Die Impfung ist auf der Liste der unentbehrlichen Arzneimittel der Weltgesundheitsorganisation (WHO) aufgeführt. ◄

► Kontraindikationen

Für die Diphtherie-Impfung bestehen keine Gegenanzeigen. Auch die Schwangerschaft stellt keine Kontraindikation dar. ◄

► Nebenwirkungen

Die Nebenwirkungen der Diphtherie-Impfung unterscheiden sich kaum von denen der Tetanus-Impfung. Da Impfstoffkombinationen zur Anwendung kommen sind auch hier lokale Reaktionen häufig. Schmerzreaktionen, Schwellungen und Rötungen treten meistens innerhalb ein bis drei Tage nach der Impfung auf. Gelegentlich kommt es zu Fieber, Kopfschmerzen und einem allgemeinen Krankheitsgefühl. Diese Reaktionen sind kurzanhaltend und vorübergehend. ◄

► Impfschema und Impfalter

Die Grundimmunisierung gegen Diphtherie besteht im Säuglingsalter aus drei Teilimpfungen: Die erste Impfung erfolgt nach Vollendung von zwei Lebensmonaten, dann mit acht Wochen Abstand die zweite im Alter von vier Monaten. Nach einer Pause von sechs Monaten wird die Grundimmunisierung mit der dritten Dosis im Alter von elf bis 14 Monaten abgeschlossen. Die Grundimmunisierung sollte spätestens mit 23 Lebensmonaten abgeschlossen sein. Die zur Verfügung stehenden Impfstoffkombinationen sind in der folgenden Tabelle aufgeführt.

Impfung gegen	Alter in Monaten				
	2	3	4	11–14	15–23
Diphtherie als Kombinationsimpfstoff: – Diphtherie-Tetanus-Pertussis – Diphtherie-Tetanus-Pertussis-Poliomyelitis-Hib[a] – Diphtherie-Tetanus-Pertussis-Poliomyelitis-Hib-Hepatitis-B	G1	*	G2	G3	N

G: Grundimmunisierung (1–3), N: Nachholimpfung; *Frühgeborene erhalten abweichend von dem Standardschema (2+1) eine zusätzliche Impfdosis im Alter von drei Monaten, das heißt, sie erhalten insgesamt vier Dosen (3+1); [a]Ausnahme: Der 5-fach-Impfstoff Pentavac ist nicht für das 2+1-Schema zugelassen

Eine Auffrischung erfolgt mit fünf bis sechs Jahren. Üblicherweise wird ein Abstand von fünf Jahren eingehalten. Eine weitere Auffrischung erfolgt mit neun bis 16 Jahren, üblicherweise in einem Abstand von zehn Jahren. Auch hier stehen Impfstoffkombinationen zur Verfügung, die der folgenden Tabelle entnommen werden können.

Impfung gegen	Alter in Jahren				
	2–4	5–6	7–8	9–16	17
Diphtherie als Kombinationsimpfstoff: – Tetanus-Diphtherie-Pertussis	N	A1	N	A2	N

A – Auffrischungsimmunisierung (1–2), N – Nachholimpfung (zum Beispiel zur Komplettierung einer unvollständigen Impfserie)

Eine erst im Schulkind-, Jugend- oder Erwachsenenalter begonnene Grundimmunisierung besteht aus drei Impfdosen eines Kombinationsimpfstoffes mit Tetanus bzw. Tetanus und Pertussis. Nach der ersten Impfung wird ein Mindestabstand von vier Wochen zur zweiten Impfung eingehalten. Der Mindestabstand zur dritten Dosis beträgt sechs Monate. Auffrischimpfungen gegen Diphtherie werden nach dem deutschen Impfkalender alle zehn Jahre gegeben. Es kommen Impfstoffkombinationen mit Tetanus und einmalig zusätzlich mit Pertussis zur Anwendung. ◄

5.4 Pertussis

Pertussis oder Keuchhusten ist eine weltweit vorkommende Infektionskrankheit. Sie ist eine der häufigsten infektiösen Krankheiten im Kindesalter. Eine Studie aus dem Jahr 2017 hat in einem Modell eine Erkrankungshäufigkeit bei Kindern unter fünf Jahren von 24 Mio. und ca. 160.000 Todesfälle berechnet [8].

Für Deutschland liegen mit Einführung der Meldepflicht der Erkrankungen an Pertussis aktuelle Zahlen vor. Im Jahr 2018 gab es laut RKI 12.789 gemeldete Fälle. Im Jahr 2019 liegen bis zur 39. KW (Datenstand 16.10.2019) bereits 7553 Meldefälle vor [9].

5.4.1 Biologie und Erkrankung

▶ Erreger

Der hauptsächliche Erreger des Keuchhustens ist ein Stäbchenbakterium mit dem wissenschaftlichen Namen Bordetella pertussis. Es ist unbeweglich und hat eine Kapsel.

Zu einem keuchhustenähnlichen Krankheitsbild führen seltener Infektionen durch Bordetella parapertussis und Bordetella holmesii (1995 entdeckt).

Der Mensch ist das einzige Erregerreservoir für Bordetella pertussis und Bordetella holmesii. Bordetella parapertussis kommen sowohl beim Mensch als auch bei Schafen vor. ◄

▶ Übertragung und Infektion

Der Erreger wird im direkten Kontakt von Mensch zu Mensch durch Tröpfchen-infektion beim Husten, Niesen oder Sprechen übertragen. Die Infektion beschränkt sich auf die Atemwege. Dort finden die Besiedelung und Keimvermehrung statt. Krankheitssymptome werden lokal durch die vom Erreger produzierten verschiedenen Eiweiße verursacht, die teilweise als Gifte (Toxine) die Krankheitszeichen verursachen und auch für ein gutes Anheften an den befallenen Schleimhäuten, teilweise mit Zer-störung der Oberfläche und Verschlechterung der lokalen Abwehrkräfte, sorgen. Hauptverursacher der Keuchhustensymptome sind das Pertussis-Toxin und das Adenylat-Zyklase-Toxin. Die genauen Wirkungen der krankmachenden Bakterien-eigenschaften werden noch erforscht [10].

Die Ansteckungsfähigkeit von Bordetella pertussis ist sehr hoch, auch gegen Pertussis Geimpfte können nach Kontakt mit Pertussis-Keimen vorübergehende („gesunde") Träger sein. Sie beginnt mit den ersten Symptomen am Ende der Ansteckungszeit (Inkubationszeit) und hält über mehrere Wochen an. ◄

▶ Krankheitsbild

Die Zeit von der Ansteckung bis zum Auftreten erster Symptome (Inkubationszeit) beträgt etwa sieben bis 14 Tage. Der Krankheitsverlauf ist durch drei Stadien gekenn-zeichnet: Im ersten Stadium (Stadium catarrhale) tritt Schnupfen, mäßiges Fieber und Husten auf. Nach etwa zwei Wochen beginnen die anfallsartigen Hustenattacken mit hörbar ziehender Einatmung und Schleimerbrechen, die sich mehrfach wiederholen. Dieses zweite Stadium (Stadium convulsivum) dauert meist vier bis sechs Wochen. Danach klingen die Hustenanfälle innerhalb von drei bis zehn Wochen allmählich ab. Dieses dritte Stadium wird Stadium decrementi genannt.

Bei Säuglingen beobachtet man anstelle der Hustenanfälle Atemstillstände, die naturgemäß lebensbedrohlich sein können. Daher wird empfohlen, an Keuchhusten erkrankte Säuglinge mittels Atemmonitor zu überwachen.

Erwachsene hingegen zeigen unspezifische Symptome: Hustensymptome, die länger als sieben bis 14 Tage anhalten, sind als pertussisverdächtig anzusehen. Als Ansteckungs-quelle spielen diese Erwachsenen eine wichtige Rolle.

Die Erkrankung selbst hinterlässt nur eine begrenzte Immunität, sodass erneute Infektionen möglich sind. ◄

▶ Behandlung

Die Behandlungsmöglichkeiten des Keuchhustens sind begrenzt. Allenfalls in der Frühphase kann durch die Anwendung eines bakterienwirksamen Medikaments (Antibiotikum) für 14 Tage die Verhinderung der Krankheit oder zumindest eine Abschwächung der Ausprägung erreicht werden. ◄

▶ Prognose

Die Krankheit verläuft bei Kindern, die einen Impfschutz haben, sowie bei Jugend-lichen und Erwachsenen in der Regel gut. Da Säuglinge über keinen Nestschutz verfügen, das heißt, sie haben keine mütterlichen Antikörper, besteht für sie eine besondere Gefahr. Die Erkrankung kann bei ihnen schwer bis lebensgefährlich verlaufen. ◄

5.4.2 Impfung

Es stehen verschiedene Totimpfstoffe gegen Pertussis zur Verfügung. Der Mono-Impfstoff gegen Pertussis wird nicht mehr produziert. Die momentan verfügbaren Impfstoffkombinationen sind in der folgenden Tabelle dargestellt.

Totimpfstoffe (Kombinationen gegen)	Handelsname	Hersteller
Diphtherie-Tetanus-Pertussis	Infanrix	GSK
Diphtherie-Tetanus-Pertussis-Poliomyelitis-Hib	Infanrix-IPV + Hib	GSK
Diphtherie-Tetanus-Pertussis-Poliomyelitis-Hib	Pentavac	Sanofi
Diphtherie-Tetanus-Pertussis-Poliomyelitis-Hib-Hepatitis B	Infanrix hexa	GSK
Diphtherie-Tetanus-Pertussis-Poliomyelitis-Hib-Hepatitis B	Hexyon	Sanofi
Diphtherie-Tetanus-Pertussis-Poliomyelitis-Hib-Hepatitis B	Vaxelis	MSD Vaccins
Tetanus-Diphtherie-Pertussis	Boostrix	GSK
Tetanus-Diphtherie-Pertussis	Covaxis	Sanofi
Tetanus-Diphtherie-Pertussis	TdaP-IMMUN	Pfizer
Tetanus-Diphtherie-Pertussis-Poliomyelitis	Boostrix-Polio	GSK
Tetanus-Diphtherie-Pertussis-Poliomyelitis	Repevax	Sanofi

▶ Zusammensetzung und Herstellung der Impfstoffe

Der Pertussis-Totimpfstoff wird aus einzelnen Komponenten des Erregers hergestellt. Aus den Membranen des Pertussis-Erregers werden folgende Antigene isoliert: Pertussis-Toxoid, filamentöses Hämagglutinin, Pertactin und Fimbrien-Agglutinine. Für die Erreger-freien (azellulären, „a") Impfstoffe werden die einzelnen Komponenten in unterschiedlichen Kombinationen und Dosierungen zusammengesetzt. Zur Verstärkung der Antwort des Immunsystems wird das Toxoid an Aluminiumsalze wie Aluminiumhydroxid oder Aluminiumphosphat gebunden.

Bei den zusammengesetzten Impfstoffen (Kombinationsimpfstoffen) wird der Pertussis-Impfstoff je nach gewünschter Kombination in verschiedenen Variationen angeboten:

- in Verbindung mit Tetanus- und Diphtherie-Impfstoff als Tetanus-Diphtherie-Pertussis-Impfstoff,
- zusätzlich mit Poliomyelitis als Tetanus-Diphtherie-Pertussis-Poliomyelitis-Impfstoff oder
- in den Variationen für die Anwendung bei Säuglingen und Kindern als Dreifachimpfstoff Diphtherie-Tetanus-Pertussis oder als Fünf-

fachimpfstoff in zusätzlicher Kombination mit Impfstoff gegen Poliomyelitis und Impfstoff gegen Haemophilus influenzae Typ b (Hib) als Diphtherie-Tetanus-Pertussis-Poliomyelitis-Hib-Impfstoff sowie als Sechsfachimpfstoff zusätzlich mit Impfstoff gegen Hepatitis-B als Diphtherie-Tetanus-Pertussis-Poliomyelitis-Hib-Hepatitis-B-Impfstoff.

Der Pertussis-Impfstoff liegt in unterschiedlich starken Konzentrationen vor, vergleichbar den Diphtherie-Impfstoffen. Zur Unterscheidung wird die verwendete Stärke mit dem Großbuchstaben „P" (aP) für die höhere Konzentration des enthaltenen Antitoxins oder mit dem Kleinbuchstaben „p" (ap) für die geringere Konzentration von enthaltenem Antitoxin gekennzeichnet. Die größere Dosierung ist für Kinder bis zum sechsten Lebensjahr vorgesehen. Ab dem sechsten Lebensjahr und im Erwachsenenalter findet in der Regel die reduzierte Dosis Anwendung. ◀

▶ Anwendung

Der Pertussis-Impfstoff wird durch eine Spritze in die Muskulatur (i.m.) verabreicht. Bei jungen Kindern mit noch gering ausgeprägter Armmuskulatur wird der vordere seitliche Oberschenkelmuskel bevorzugt. Im späteren Alter ist der Deltamuskel am Oberarm die empfohlene Impfregion.
Durch die gute Verträglichkeit kann der Impfstoff ohne Bedenken auch bei Schwangeren eingesetzt werden. ◀

▶ Wirksamkeit

Der Pertussis-Impfstoff beugt etwa in 70–90 % der Fälle einer schweren Erkrankung vor. Er ist damit nicht so effektiv wie andere Impfstoffe. Man geht von einer Schutzdauer von etwa zehn Jahren nach kompletter Grundimmunisierung aus, aber es gibt neuere Untersuchungen, die eine starke Abnahme der Wirksamkeit bereits nach fünf Jahren zeigen [11]. ◀

▶ Indikationen

Die Pertussis-Impfung wird für die gesamte Bevölkerung als Standardimpfung empfohlen. Ziel der deutschen Impfstrategie ist es, einen möglichst frühzeitigen und vollständigen Impfschutz für die besonders gefährdeten Säuglinge und Kleinkinder zu erreichen. So sind enge Haushaltskontaktpersonen oder Betreuer von Säuglingen spätestens vier Wochen vor der Geburt gegen Pertussis zu impfen, sofern in den letzten zehn Jahren keine Pertussis-Impfung stattgefunden hat. Auch Frauen mit Kinderwunsch sollen vor der Schwangerschaft gegen Pertussis geimpft werden, Schwangere im letzten Schwangerschaftsdrittel oder andernfalls in den ersten Tagen nach der Geburt.
Auffrischimpfungen im Kindes- und Jugendalter sowie bei Erwachsenen sind notwendig, um den Impfschutz in der Bevölkerung aufrechtzuerhalten. Damit soll die Übertragung auf ungeimpfte und nicht-immune Personen, so auch auf die eben beschriebenen besonders gefährdeten Säuglinge, verringert werden.

Manche Länder gehen mit ihrer Schutzstrategie schon weiter und impfen bereits werdende Mütter in der Schwangerschaft, um die Erkrankung in den ersten Lebensmonaten zu verhindern. ◄

▶ Kontraindikationen

Für die Pertussis-Impfung bestehen Gegenanzeigen, wenn eine bekannte Allergie gegen Impfstoffbestandteile besteht oder bei einer akuten behandlungsbedürftigen Erkrankung mit hohem Fieber. Im Impfaufklärungsgespräch muss individuell besprochen werden, dass Fieberreaktionen auftreten können, mit der Möglichkeit, dass Krampfanfälle auftreten können oder andere vorbestehende neurologische Erkrankungen sich verschlechtern können.
Die Schwangerschaft stellt keine Kontraindikation für eine Schutzimpfung gegen Pertussis dar. ◄

▶ Nebenwirkungen

Die Nebenwirkungen der Pertussis-Impfung unterscheiden sich kaum von denen der Diphtherie- oder Tetanus-Impfung. Da Impfstoffkombinationen zur Anwendung kommen sind auch hier lokale Reaktionen häufig. Schmerzreaktionen, Schwellungen und Rötungen treten meistens innerhalb von ein bis drei Tagen nach der Impfung auf. Gelegentlich kommt es zu Fieber, Kopfschmerzen und einem allgemeinen Krankheitsgefühl. Diese Reaktionen sind kurzanhaltend und vorübergehend. In Einzelfällen tritt bei Kleinkindern ein schockähnlicher Zustand (hypoton-hyporesponsive Episode) auf: Sie werden blass, die Muskeln erschlaffen und sie reagieren kurzfristig nicht auf äußere Reize. Der Zustand bildet sich aber rasch und folgenlos zurück. Die Ursache ist unklar und wird weiter erforscht. ◄

▶ Impfschema und Impfalter

Die Grundimmunisierung gegen Pertussis besteht im Säuglings- und Kleinkindalter aus drei Teilimpfungen: Die erste Impfung erfolgt nach Vollendung von zwei Lebensmonaten, dann mit acht Wochen Abstand die zweite im Alter von vier Monaten. Nach einer Pause von sechs Monaten wird die Grundimmunisierung mit der dritten Dosis im Alter von elf bis 14 Monaten abgeschlossen. Die Grundimmunisierung sollte spätestens mit 23 Lebensmonaten abgeschlossen sein. Die zur Verfügung stehenden Impfstoffkombinationen sind in der folgenden Tabelle aufgeführt.

Impfung gegen	Alter in Monaten				
	2	3	4	11–14	15–23
Pertussis als Kombinationsimpfstoff: – Diphtherie-Tetanus-Pertussis – Diphtherie-Tetanus-Pertussis-Poliomyelitis-Hib[a] – Diphtherie-Tetanus-Pertussis-Poliomyelitis-Hib-Hepatitis-B	G1	*	G2	G3	N

G: Grundimmunisierung (1–3), N: Nachholimpfung; *Frühgeborene erhalten abweichend von dem Standardschema (2+1) eine zusätzliche Impfdosis im Alter von drei Monaten, das heißt, sie erhalten insgesamt vier Dosen (3+1); [a]Ausnahme: Der 5-fach-Impfstoff Pentavac ist nicht für das 2+1-Schema zugelassen.

Eine Auffrischung erfolgt mit fünf bis sechs Jahren. Üblicherweise wird ein Abstand von fünf Jahren eingehalten. Eine weitere Auffrischung erfolgt mit neun bis 16 Jahren, üblicherweise in einem Abstand von zehn Jahren. Auch hier stehen Impfstoffkombinationen zur Verfügung, die der folgenden Tabelle entnommen werden können.

Impfung gegen	Alter in Jahren				
	2–4	5–6	7–8	9–16	17
Pertussis als Kombinationsimpfstoff: – Tetanus-Diphtherie-Pertussis	N	A1	N	A2	N

A: Auffrischungsimmunisierung (1–2), N: Nachholimpfung (zum Beispiel zur Komplettierung einer unvollständigen Impfserie)

Eine erst im Schulkindesalter bis unter elf Lebensjahre begonnene Grundimmunisierung besteht aus drei Impfdosen eines Kombinationsimpfstoffes mit Tetanus und Diphtherie. Nach der ersten Impfung wird ein Mindestabstand von vier Wochen zur zweiten Impfung eingehalten. Der Mindestabstand zur dritten Dosis beträgt sechs Monate. Abhängig vom Alter bei Abschluss der Erstimmunisierung können eine oder zwei Auffrischimpfungen im Alter bis 17 Jahre sinnvoll sein, mit einem Abstand von frühestens fünf Jahren nach der letzten Impfung gegen Pertussis.

Falls die Erstimmunisierung gegen Pertussis erst im Alter zwischen elf und 17 Jahren erfolgt, kann ein Schutz bereits durch eine einzige Dosis Pertussis-Impfstoff erreicht werden. Eine Auffrischung sollte fünf bis zehn Jahre nach Abschluss der Erstimmunisierung, möglichst noch vor Erreichen des Erwachsenenalters, erfolgen.

Ungeimpfte Erwachsene erhalten ebenfalls eine Dosis des reduzierten ap-Impfstoffs in Kombination mit Tetanus und Diphtherie zur Erstimmunisierung. Auffrischimpfungen gegen Pertussis werden nach dem deutschen Impfkalender einmalig zehn Jahre nach der letzten Tetanus-Diphtherie-Impfung gegeben. Nach Überprüfung dieser Empfehlung aus dem Jahr 2009 hat die STIKO im Jahr 2019 keine Änderung dieser Vorgehensweise vorgenommen, aber zukünftig sollen neuere Erkenntnisse zum Gemeinschaftsschutz berücksichtigt werden [12]. International bestehen hier unterschiedliche Empfehlungen (siehe ▶ Kap. 4). ◀

5.5 Poliomyelitis

Die vorwiegend in deutschsprachigen Ländern gebräuchliche alternative Bezeichnung „Kinderlähmung" stammt von dem 1860 eingeführten Begriff „spinale Kinderlähmung", der Lähmungszustände der unteren Gliedmaße bei Kindern beschrieb [13].

Mit Ausnahme der Polargebiete kam die Poliomyelitis vor der Einführung von flächendeckenden Impfprogrammen in den 1960er-Jahren weltweit vor. Eine regionale Beseitigung (Eliminierung) und womöglich auch eine Ausrottung (Eradikation) scheint möglich zu sein, da der Erreger nur bei Menschen vorkommt. Es gibt einen neuen Strategieplan der WHO und ihrer Partner für 2019–2023, der die endgültige Eradikation der Poliomyelitis ermöglichen soll [14].

Nach Einschätzung der WHO hat das Risiko einer internationalen Ausbreitung den höchsten Stand seit 2014 erreicht, da die aktuellen Bevölkerungsbewegungen durch Migration und Flucht, schwache Impfsysteme und Lücken in der Überwachung der Ausbrüche dieses begünstigen [15]. Momentan gibt es auf der Welt noch zwei Länder, in denen die Poliomyelitis ständig (endemisch) vorkommt: Pakistan und Afghanistan. Nigeria scheint nun seit drei Jahren in Folge keine neu auftretenden Fälle von Polio-Wildviren-Infektionen zu haben und so wird demnächst wohl auch die Region Afrika als fünfte der sechs WHO-Regionen als poliofrei erklärt werden.

In Deutschland wurde die letzte durch ein Wildvirus erworbene Poliomyelitis 1990 erfasst. In der Zwischenzeit wurden wenige importierte Fälle gemeldet. Das Infektionsepidemiologische Jahrbuch des RKI weist für das Jahr 2018 keinen Fall einer übermittelten Poliomyelitis aus [16].

5.5.1 Biologie und Erkrankung

▶ Erreger

Der Erreger der Poliomyelitis ist das Poliovirus. Es ist unbehüllt, ca. 30 nm klein und gehört zu der Gattung der Enteroviren (Darmviren). Es sind drei Typen durch Bluttests unterscheidbar: Typ I (Brunhilde), Typ II (Lansing) und Typ III (Leon). Zwischen den drei Erregertypen gibt es keine Kreuzimmunität, das heißt, eine Infektion mit einem der drei Typen schützt nicht vor einer weiteren Infektion mit einem der beiden anderen Typen. ◀

▶ Übertragung und Infektion

Polioviren werden meist durch direkten Kontakt mit dem Mund (auf fäkal-oralem Weg) aufgenommen. Schlechte hygienische Bedingungen begünstigen die Ausbreitung. Neben der Schmierinfektion ist auch der Weg über die Atemwege (aerogen) als Tröpfcheninfektion möglich, da sich das Virus zunächst in den Rachenschleimhäuten vermehrt. Kurz nach Infektionsbeginn kommt es zu einer starken Virusvermehrung in der Darmschleimhaut und Befall der lokalen Lymphknoten. Von dort verteilt sich das Virus über den Blutweg zu den Nervenzellen des Rückenmarks. Die im Vorderhorn des Rückenmarks gelegenen Motoneurone steuern die Muskulatur und werden letztendlich entzündet und zerstört. ◀

▶ Krankheitsbild

Nach einer Ansteckung beginnt die Vorphase der Infektion, die Inkubationszeit. Diese beträgt meist sieben bis 14 Tage, kann aber auch kürzer (drei Tage) oder länger (35 Tage) sein. Über 90 % der Infektionen verlaufen ohne klinische Krankheitszeichen. Es werden aber schützende Antikörper gebildet. Diese Immunantwort des eigenen Körpers im Rahmen einer symptomlosen Infektion mit einem Krankheitserreger nennt man stille Feiung.

In den übrigen Fällen kommt es zu unterschiedlichen Verlaufsformen der Poliomyelitis. Am häufigsten kommt es zu einer abgeschwächt verlaufenden (abortiven) Form mit kurzem Fieber, Halsschmerzen, Abgeschlagenheit, Durchfall und Erbrechen. In etwa 75 % der Fälle heilt diese Infektion folgenlos aus und die Zellen des Zentralnervensystems (ZNS) werden nicht infiziert [17].

Bei 1–2 % aller Infizierten entwickelt sich anschließend unter Fieber und Kopfschmerzen eine nicht-septische Gehirnentzündung, das heißt, im Gehirnwasser finden sich keine Viren und es treten keine Lähmungen auf. Eine sehr kleine Gruppe Erkrankter (etwa 1 %) entwickelt aber eine Erkrankung mit Lähmungserscheinungen. Dies ist die paralytische Verlaufsform, die eine schwerwiegende Erkrankung mit bleibenden Schäden und mit einer hohen Sterblichkeit darstellt. ◄

► Behandlung

Die Behandlung der Poliomyelitis beschränkt sich auf Linderung der Symptome, da es keine gegen die Viren gerichtete (antivirale) Behandlung gibt. ◄

► Prognose

Im Anschluss an die akute Versorgung sind häufig orthopädische und physiotherapeutische Nachbehandlungen erforderlich, um die Motorik zu verbessern. Auch kann es Jahre nach der Infektion zu dem sogenannten Postpoliosyndrom kommen: Es treten erneut Lähmungserscheinungen, Muskelschwund, Schmerzen bis hin zu beeinträchtigtem Sprechen und Schlucken auf. Die Ursache ist noch nicht abschließend geklärt. ◄

5.5.2 Impfung

Der Lebendimpfstoff („Schluckimpfung") steht seit 1998 in Deutschland nicht mehr zur Verfügung. Er wurde wegen der Gefahr einer durch den Impfstoff bedingten Kontakt-Poliomyelitis bei uns nicht mehr eingesetzt.

Es stehen aber verschiedene Totimpfstoffe gegen Poliomyelitis zur Verfügung. Neben dem Mono-Impfstoff IPV (inaktivierte Polio-Vakzine) sind die Impfstoffkombinationen in der folgenden Tabelle dargestellt.

Tot-Impfstoff (Mono) gegen	Handelsname	Hersteller
Poliomyelitis	IPV-Mérieux	Sanofi

Tot-Impfstoffe (Kombinationen gegen)	Handelsname	Hersteller
Diphtherie-Tetanus-Pertussis-Poliomyelitis-Hib	Infanrix-IPV + Hib	GSK
Diphtherie-Tetanus-Pertussis-Poliomyelitis-Hib	Pentavac	Sanofi
Diphtherie-Tetanus-Pertussis-Poliomyelitis-Hib-Hepatitis B	Infanrix hexa	GSK
Diphtherie-Tetanus-Pertussis-Poliomyelitis-Hib-Hepatitis B	Hexyon	Sanofi

Tot-Impfstoffe (Kombinationen gegen)	Handelsname	Hersteller
Diphtherie-Tetanus-Pertussis-Poliomyelitis-Hib-Hepatitis B	Vaxelis	MSD Vaccins
Tetanus-Diphtherie-Poliomyelitis	Revaxis	Sanofi
Tetanus-Diphtherie-Pertussis-Poliomyelitis	Boostrix-Polio	GSK
Tetanus-Diphtherie-Pertussis-Poliomyelitis	Repevax	Sanofi

5

▶ Zusammensetzung und Herstellung der Impfstoffe

Polio-Wildviren der drei verschiedenen Stämme werden durch Zellkultur in sogenannten Vero-Zellen, einer Zelllinie aus Nierenzellen des African Green Monkey, oder humanen Zellen vermehrt. Nach Konzentrierung und Reinigung erfolgt die vollständige Inaktivierung mittels Formaldehyd. Der fertig komponierte Impfstoff enthält Kombinationen der inaktivierten Polioviren, in der Regel aller drei Stämme, sowie Polysorbat als Lösungsvermittler und Spurenreste des bei der Herstellung verwendeten Neomycin, Streptomycin oder Polymyxin B. ◀

▶ Anwendung

Der Poliomyelitis-Impfstoff wird durch eine Spritze in die Muskulatur (i.m.) oder tief unter die Haut (s.c.) verabreicht. Bei jungen Kindern mit noch gering ausgeprägter Armmuskulatur wird der vordere seitliche Oberschenkelmuskel bevorzugt. Im späteren Alter ist der Deltamuskel am Oberarm die empfohlene Impfregion.

Durch die gute Verträglichkeit kann der Impfstoff ohne Bedenken auch bei Schwangeren eingesetzt werden. ◀

▶ Wirksamkeit

Der Poliomyelitis-Impfstoff gehört auch zu den wirksamsten Impfstoffen: Bei über 95 % der Geimpften lassen sich schützende Antikörper gegen die drei Virustypen nachweisen. Zur Schutzdauer nach der Impfung liegen noch keine Ergebnisse vor. ◀

▶ Indikationen

Für alle Kinder ist die Poliomyelitis eine empfohlene Impfung. Erwachsene, die bisher keine Impfung erhalten haben, sollen die Impfung nachholen.

Eine weitere Indikation zur Impfung besteht, wenn zum Beispiel Länder mit endemischer Verbreitung besucht werden und die letzte Poliomyelitis-Impfung länger als zehn Jahre zurückliegt oder bei Aussiedlern, Flüchtlingen und Asylbewerbern, die in Gemeinschaftsunterkünften leben, bei der Einreise aus Ländern mit Poliomyelitis-Risiko. Auch das betreuende Personal oder Laborpersonal, mit Poliomyelitis-Risiko, hat eine entsprechende Impfindikation. ◀

▶ Kontraindikationen

Für die Poliomyelitis-Impfung bestehen Gegenanzeigen, wenn eine bekannte Allergie gegen Impfstoffbestandteile besteht oder bei einer akuten behandlungsbedürftigen Erkrankung mit hohem Fieber.

Die Schwangerschaft stellt keine Kontraindikation für eine Schutzimpfung gegen Poliomyelitis dar. ◀

▶ Nebenwirkungen

Die Nebenwirkungen der Poliomyelitis-Impfung unterscheiden sich kaum von denen anderer Totimpfstoffe. Wenn Impfstoffkombinationen zur Anwendung kommen, sind auch hier lokale Reaktionen häufig. Schmerzreaktionen, Schwellungen und Rötungen treten meistens innerhalb von ein bis drei Tagen nach der Impfung auf. Gelegentlich kommt es zu Fieber, Kopfschmerzen und einem allgemeinen Krankheitsgefühl. Diese Reaktionen sind kurzanhaltend und vorübergehend. ◀

▶ Impfschema und Impfalter

Die Grundimmunisierung gegen Poliomyelitis besteht im Säuglings- und Kleinkindalter aus drei Teilimpfungen: Die erste Impfung erfolgt nach Vollendung von zwei Lebensmonaten, dann mit acht Wochen Abstand (mindestens 4 Wochen) die zweite im Alter von vier Monaten. In der Regel nach einer Pause von sechs Monaten wird die Grundimmunisierung mit der dritten Dosis im Alter von elf bis 14 Monaten abgeschlossen. Folgende Tabelle zeigt das Impfschema bei Verwendung des Mono-Impfstoffs.

Impfung gegen	Alter in Monaten			
	2	3–4	11–14	15–23
Poliomyelitis als Mono-Impfstoff	G1	G2	G3	N

G: Grundimmunisierung (1–3), N: Nachholimpfung

Auch bei der Verwendung von Kombinationsimpfstoffen mit Poliomyelitis-Impfstoff besteht die Grundimmunisierung im Säuglingsalter aus drei Teilimpfungen: Die erste Impfung erfolgt nach Vollendung von zwei Lebensmonaten, dann mit acht Wochen Abstand die zweite im Alter von vier Monaten. Nach einer Pause von sechs Monaten wird die Grundimmunisierung mit der dritten Dosis im Alter von elf bis 14 Monaten abgeschlossen. Die Grundimmunisierung sollte spätestens mit 23 Lebensmonaten abgeschlossen sein.

Die zur Verfügung stehenden Impfstoffkombinationen sind in der folgenden Tabelle aufgeführt.

Impfung gegen	Alter in Monaten				
	2	3	4	11–14	15–23
Poliomyelitis als Kombinationsimpfstoff: – Diphtherie-Tetanus-Pertussis-Poliomyelitis-Hib[a] – Diphtherie-Tetanus-Pertussis-Poliomyelitis-Hib-Hepatitis-B	G1	*	G2	G3	N

G: Grundimmunisierung (1–4), N: Nachholimpfung; *Frühgeborene erhalten Abweichend von dem Standardschema (2+1) eine zusätzliche Impfdosis im Alter von drei Monaten, das heißt, sie erhalten insgesamt vier Dosen (3+1); [a]Ausnahme: Der 5-fach-Impfstoff Pentavac ist nicht für das 2+1-Schema zugelassen.

5

Eine Auffrischung erfolgt mit neun bis 16 Jahren. Üblicherweise wird ein Abstand von fünf bis zehn Jahren eingehalten. Eine weitere Auffrischung erfolgt nur bei erhöhtem Risiko, zum Beispiel anlässlich einer Reise in ein Gebiet mit Vorkommen von Poliomyelitis, üblicherweise in einem Abstand von zehn Jahren.

Ungeimpfte Erwachsene sollen drei Dosen zur Grundimmunisierung gegen Poliomyelitis erhalten. Eine einmalige Auffrischung ist nach 10 Jahren empfohlen. Eine weitere Auffrischung erfolgt dann nur bei erhöhtem Risiko, zum Beispiel anlässlich einer Reise in ein Endemiegebiet für Poliomyelitis, üblicherweise wieder in einem Abstand von zehn Jahren. Die Tabelle zeigt das Impfschema für die Nachholimpfungen.

Impfung gegen	Mindestabstand in Monaten			Impfintervall
	0	1	6	10 Jahre
Poliomyelitis als Mono-oder Kombinations-Impfstoff	N1	N2	N3	A1 (einmalig)

N: Nachholimpfung (1–3), A: Auffrischimpfung
◄

5.6 Haemophilus influenzae Typ b (Hib)

Infektionen durch Bakterien der Gattung Haemophilus kommen weltweit vor. Bis zur Einführung der Schutzimpfung 1990 waren die durch diesen Erreger ausgelösten Erkrankungen wie zum Beispiel Hirnhautentzündung (Meningitis) und Kehldeckelentzündung (Epiglottitis) für zahlreiche Todesfälle bei den unter Fünfjährigen ursächlich verantwortlich. Zu der damaligen Zeit lagen die Erkrankungsfälle im Bereich mehrerer Tausend pro Jahr. Mittlerweile gehören die in den Blutkreislauf eindringenden (invasiven) Haemophilus-influenzae-Infektionen zu den eher seltenen meldepflichtigen Erkrankungen, aber in den letzten Jahren ist deren Zahl wieder kontinuierlich angestiegen. Ob mit der Zunahme der Fallzahlen eine Änderung des Erregerspektrums einhergeht, wird derzeit untersucht. Da aber Kinder und Jugendliche nach wie vor nur äußerst selten erkranken und überwiegend Nicht-b-Erregertypen nachgewiesen werden, kann daraus geschlossen werden, dass ein wirksamer Schutz durch die für Säuglinge und Kleinkinder empfohlene Hib-Impfung besteht.

Für Deutschland liegen mit Einführung der Meldepflicht der Erkrankungen an Haemophilus influenzae aktuelle Zahlen vor. Das Infektionsepidemiologische Jahrbuch des RKI weist für das Jahr 2018 851 Fälle einer invasiven Infektion aus, die durch Nachweis von Haemophilus influenzae in Blut oder Rückenmarksflüssigkeit (Liquor) diagnostiziert wurden [16]. Im Jahr 2019 lagen bis zur 42. KW (Datenstand 06.11.2019) bereits 746 Meldefälle vor [18].

5.6.1 Biologie und Erkrankung

▶ Biologie und Erreger

Haemophilus gehört zu den stäbchenförmigen Bakterienarten. In der Gattung Haemophilus gibt es 16 verschiedene Arten, die auf den Schleimhäuten von Menschen und Tieren leben. Der Name der Gattung kommt von der besonderen Vorliebe für Nährböden mit Blut- oder Blutfarbstoffzusätzen (Hämoglobin), auf denen sie kultiviert werden können. Eine Unterart stellt Haemophilus influenzae dar. Früher hielt man das Bakterium für den Erreger der „Influenza", sodass es zu dieser Bezeichnung kam [19].

Haemophilus influenzae können in acht verschiedene Biotypen und sechs Kapseltypen (a–f) und unbekapselte Formen eingeteilt werden. Am häufigsten führt der Kapseltyp b (Hib) zu invasiven Erkrankungen. Da sich die Impfung nur gegen den Kapseltyp b (Hib) richtet, ist für die Einschätzung der Wirksamkeit der Impfung und möglicher Auswirkungen auf die Kapseltypenverteilung eine Typisierung notwendig. So können typisierbare (mit Kapsel) von nicht typisierbaren Stämmen (ohne Kapsel) unterschieden werden. Die Kapsel schützt die Bakterien vor den sogenannten Fresszellen, sodass ihre krankmachende Eigenschaft gesichert ist.

Viele Vertreter der Haemophilus-influenzae-Art sind Bestandteil der normalen Rachenkeime bei bis zu 80 % der Menschen, allerdings tragen nur etwa 5 % den Hib auf ihrer Schleimhaut. Da Hib als Bestandteil der normalen Keime im Rachen („Rachenflora") vorkommt, hat der symptomlose Träger eine eigene Immunität entwickelt. ◀

▶ Übertragung und Infektion

Die Übertragung von Hib erfolgt durch Tröpfcheninfektion bei engem Kontakt. Dabei scheinen gleichzeitige Virusinfektionen im Bereich der oberen Atemwege einen bahnenden Charakter für die Vermehrung der Bakterien zu haben. Auf den Schleimhäuten des Atemtraktes kommt es zunächst zu einer lokalen Verbreitung und einer eitrigen Infektion der oberen und unteren Atemwege (Lungenentzündung). Wenn die Bakterien in die Blutbahn eindringen, kommt es je nach betroffener Region zu Entzündungen der Hirnhäute (Meningitis), des Kehldeckels (Epiglottitis), der Gelenke (Arthritis) oder der Knochen (Osteomyelitis). Dies geschieht relativ rasant innerhalb von 2–24 h nach der Ansteckung. ◀

5

Die beiden bedrohlichsten Krankheitsbilder stellen die Hirnhautentzündung und die Kehldeckelentzündung dar.

Die durch Hib ausgelöste Hirnhautentzündung (Meningitis) verläuft wie andere bakterielle Hirnhautentzündungen auch: Es kommt zu schnell einsetzendem hohem Fieber mit Kopfschmerzen, Lichtempfindlichkeit, Nackensteifigkeit, erhöhtem Hirndruck mit Erbrechen und niedriger Herzfrequenz. Der Allgemeinzustand ist sehr schlecht und der Verlauf abhängig von der raschen intensivmedizinischen Behandlung. Am häufigsten sind Säuglinge und Kleinkinder betroffen.

Eine durch Hib verursachte Kehldeckelentzündung (Epiglottitis) ist ebenfalls durch hohes Fieber gekennzeichnet, dazu kommen laute Einatmungsgeräusche (inspiratorischer Stridor) und Schluckbeschwerden. Durch die zunehmende Schwellung des Kehldeckels mit Verengung der Luftwege ist es ein schweres, sich rasch verschlechterndes Krankheitsbild mit Unruhe und Angst der Kinder, tiefer rauer Stimme, kloßiger Sprache, gesteigertem Speichelfluss sowie mit schnell fortschreitenden Schocksymptomen, gut erkennbar an den blauverfärbten Lippen. Am häufigsten sind Kinder bis zum sechsten Lebensjahr und alte Menschen über 69 Jahre betroffen. ◀

Jede Hirnhautentzündung ist eine Notfallsituation und bedarf einer sofortigen intensivmedizinischen Behandlung im Krankenhaus. Neben einer Behandlung durch Antibiotika steht die Behandlung des Hirndrucks im Vordergrund, um Krampfanfälle, Bewusstlosigkeit und Atemstillstände zu beherrschen.

Auch die Kehldeckelentzündung ist bereits im Verdachtsfall eine Notsituation. Erkrankte Kinder müssen sofort durch einen Rettungsdienst unter Begleitung eines Notarztes in die Klinik transportiert werden. Je nach Zustand erfolgt bereits auf dem Weg die lebensrettende Einführung eines Atemrohres (Intubation) über den Mund in die Lunge und künstliche Beatmung. Zur Abschwellung des Kehldeckels wird mit Kortikosteroiden und vernebeltem Adrenalin behandelt. Die bakterielle Infektion selbst bedarf einer Breitbandbehandlung mit Antibiotika über die Vene. ◀

Sowohl die Hirnhautentzündung als auch die Kehldeckelentzündung können tödlich verlaufen. Dank der guten ärztlichen Versorgung in Deutschland halten sich aber die Sterblichkeiten in Grenzen. Dennoch geht man bei der Kehldeckelentzündung von 10–20 % Todesfällen aus, in der Regel durch Ersticken. Bei der Meningitis ist selbst bei rechtzeitiger Diagnose und frühzeitiger Antibiotikabehandlung von einer Sterblichkeit von etwa 5 % auszugehen. Bis zu 30 % der überlebenden Kinder weisen neurologische Schäden auf. ◀

5.6.2 Impfung

Es stehen verschiedene Totimpfstoffe gegen Haemophilus influenzae Typ b zur Verfügung. Der Mono-Impfstoff gegen Hib wird in Deutschland nicht mehr produziert. Für besondere Situationen steht ein Impfstoff aus Frankreich zur Verfügung. Die momentan verfügbaren Impfstoffkombinationen sind in der folgenden Tabelle dargestellt.

Totimpfstoffe (Kombinationen gegen)	Handelsname	Hersteller
Diphtherie-Tetanus-Pertussis-Poliomyelitis-Hib	Infanrix-IPV + Hib	GSK
Diphtherie-Tetanus-Pertussis-Poliomyelitis-Hib	Pentavac	Sanofi
Diphtherie-Tetanus-Pertussis-Poliomyelitis-Hib-Hepatitis B	Infanrix hexa	GSK
Diphtherie-Tetanus-Pertussis-Poliomyelitis-Hib-Hepatitis B	Hexyon	Sanofi
Diphtherie-Tetanus-Pertussis-Poliomyelitis-Hib-Hepatitis B	Vaxelis	MSD Vaccins

Totimpfstoff Mono gegen	Handelsname	Hersteller
Hib	Act-HIB	Sanofi Pasteur Europe

▶ Zusammensetzung und Herstellung der Impfstoffe

Für den Hib-Impfstoff wird das hochgereinigte Kapselpolysaccharid als wirksame Komponente an ein Trägereiweiß, das Tetanus-Toxoid, gekoppelt. Dadurch wird erreicht, dass der zusammengesetzte (konjugierte) Impfstoff bereits bei sehr jungen Kindern eine gute Immunantwort bewirkt.

Bei den zusammengesetzten Impfstoffen (Kombinationsimpfstoffen) wird der Hib-Impfstoff je nach gewünschter Kombination in verschiedenen Variationen angeboten:

— als Fünffachimpfstoff in Kombination mit Impfstoff gegen Diphtherie, Tetanus, Pertussis und Poliomyelitis als Diphtherie-Tetanus-Pertussis-Poliomyelitis-Hib-Impfstoff sowie

— als Sechsfachimpfstoff zusätzlich mit Impfstoff gegen Hepatitis-B als Diphtherie-Tetanus-Pertussis-Poliomyelitis-Hib-Hepatitis-B-Impfstoff. ◀

▶ Anwendung

Der Hib-Impfstoff wird durch eine Spritze in die Muskulatur (i.m.) verabreicht. Bei jungen Kindern mit noch gering ausgeprägter Armmuskulatur wird der vordere seitliche Oberschenkelmuskel bevorzugt. Im späteren Alter ist der Deltamuskel am Oberarm die empfohlene Impfregion. ◀

5

▶ Wirksamkeit

Der Hib-Impfstoff bewirkt eine gute Antikörperbildung und ist nahezu 100 % wirksam. Obwohl für die Kombinationsimpfstoffe keine weiteren Wirksamkeitsstudien durchgeführt wurden, kann von einer hohen Wirksamkeit ausgegangen werden, da Länder mit konsequenten Impfprogrammen ein deutliches Verschwinden der Erkrankungen an Haemophilus influenzae Typ b aufweisen. ◀

▶ Indikationen

Die Hib-Impfung wird für Säuglinge ab dem zweiten vollendeten Monat bis zum sechsten Lebensjahr als Standardimpfung empfohlen. Ältere Kinder sind durch natürlichen Erregerkontakt in der Regel bereits immun und benötigen keine Impfung mehr. Für die Impfung von Menschen in besonderen Situationen, zum Beispiel vor oder nach Milzentfernungen, kann der monovalente Impfstoff angewendet werden, der in Deutschland zugelassen ist und aus Frankreich bezogen werden kann. ◀

▶ Kontraindikationen

Für die Hib-Impfung bestehen Gegenanzeigen, wenn eine Allergie gegen Impfstoffbestandteile besteht, oder bei einer akuten behandlungsbedürftigen Erkrankung mit hohem Fieber. ◀

▶ Nebenwirkungen

Die Nebenwirkungen der Hib-Impfung unterscheiden sich kaum von denen anderer Totimpfstoffe. Wenn Impfstoffkombinationen zur Anwendung kommen, sind auch hier lokale Reaktionen häufig. Schmerzreaktionen, Schwellungen und Rötungen treten meistens innerhalb ein bis drei Tage nach der Impfung auf. Gelegentlich kommt es zu Fieber, Kopfschmerzen und einem allgemeinen Krankheitsgefühl. Diese Reaktionen sind kurzanhaltend und vorübergehend. ◀

▶ Impfschema und Impfalter

Die Grundimmunisierung gegen Hib besteht im Säuglings- und Kleinkindalter aus drei Teilimpfungen: Die erste Impfung erfolgt nach Vollendung von zwei Lebensmonaten, dann mit acht Wochen Abstand die zweite im Alter von vier Monaten. Nach einer Pause von sechs Monaten wird die Grundimmunisierung mit der dritten Dosis im Alter von elf bis 14 Monaten abgeschlossen. Die Grundimmunisierung sollte spätestens mit 23 Lebensmonaten abgeschlossen sein. Die zur Verfügung stehenden Impfstoffkombinationen sind in der folgenden Tabelle aufgeführt.

Impfung gegen	Alter in Monaten				
	2	3	4	11–14	15–23
Hib als Kombinationsimpfstoff: Diphtherie-Tetanus-Pertussis-Poliomyelitis-Hib[a] Diphtherie-Tetanus-Pertussis-Poliomyelitis-Hib-Hepatitis-B	G1	*	G2	G3	N

G: Grundimmunisierung (1–3), N: Nachholimpfung; *Frühgeborene erhalten abweichend von dem Standardschema (2+1) eine zusätzliche Impfdosis im Alter von drei Monaten, das heißt, sie erhalten insgesamt vier Dosen (3+1); [a]Ausnahme: Der 5-fach-Impfstoff Pentavac ist nicht für das 2+1-Schema zugelassen

Die STIKO weist darauf hin, dass die Hib-Impfung außerhalb der Zulassung auch für Kinder älter als vier Jahre, Jugendliche und Erwachsene, die an einem humoralen Immundefekt leiden, erwogen werden kann [20]. Für Menschen mit fehlender oder nicht funktionierender Milz ist die einmalige Impfung gegen Hib angezeigt, da diese ein erhöhtes Erkrankungsrisiko aufweisen. Ob Auffrischungsimpfungen notwendig sind, ist wegen fehlender Daten unklar [21].◄

5.7 Hepatitis B

Erkrankungen an Hepatitis B, einer Infektionskrankheit der Leber, kommen weltweit vor und gehören nach wie vor zu den häufigsten Infektionskrankheiten, obwohl die Schutzimpfung seit den 1990er-Jahren in den meisten Ländern zur Routine gehört. Die WHO gibt an, dass rund 2 Mrd. Menschen eine Hepatitis-B-Infektion durchgemacht haben und etwa 240 Mio. chronische Virusträger sind. Als Hauptverbreitungsgebiete werden das Sub-Sahara-Gebiet Afrikas, Ostasien, einige Länder des Balkans, die pazifischen Inseln und das Amazonasbecken in Südamerika angegeben. Es wird ferner angenommen, dass etwa 650.000 Menschen jedes Jahr an den Folgen einer chronischen Hepatitis B sterben [22].

Deutschland zählt zu den Ländern mit einem niedrigen Vorkommen von Hepatitis B. Die Studie zur Gesundheit Erwachsener in Deutschland von 2008 bis 2011 (DEGS1) ergab, dass rund 5 % der deutschen Bevölkerung Merkmale der ausgeheilten oder aktiven Hepatitis-B-Virus-Infektion aufwiesen [23]. Für Deutschland liegen mit Einführung der Meldepflicht der Hepatitis-B-Infektionen aktuelle Zahlen vor. Das Infektionsepidemiologische Jahrbuch des RKI weist für das Jahr 2018 4507 übermittelte Fälle aus [16]. Im Jahr 2019 lagen bis zur 42. KW (Datenstand 06.11.2019) bereits 4720 Meldefälle vor [18].

5.7.1 Biologie und Erkrankung

▶ Erreger

Ausgelöst wird die Infektion der Leber durch das Hepatitis-B-Virus (HBV). Es wurde 1970 entdeckt und der Gruppe der behüllten DNA-Viren aus der Gattung der Hepadnaviren zugeordnet. Die Virushülle enthält als Membraneiweiß das

Hepatitis-B-Oberflächen-Antigen (HBsAg) und ein Eiweiß zur Bindung an die Wirtszelle (Pre-S1-Protein). Genetisch lässt sich HBV in neun Typen unterscheiden: Genotyp A–I. ◄

5

► Übertragung und Infektion

Die Übertragung des HBV erfolgt ohne Ausnahme über das Blut. Meist gelangen kleinste Mengen über Verletzungen der Haut oder Schleimhaut in den Körper. Die Viren befinden sich im Blut, aber auch im Speichel, Tränenflüssigkeit, Sperma, Vaginalsekret, Menstrualblut und Erstmilch nach der Geburt (Kolostrum). Die Viren gelangen so in die Blutbahn des neu infizierten Wirts, von wo aus sie schließlich die Leber erreichen. Die Ansteckungszeit (Inkubationszeit) bis zum Auftreten erster Erkrankungszeichen ist mit durchschnittlich 60 bis 120 Tagen ungewöhnlich lang. Vor Einführung der Testung von Spenderblut auf HBV war die Bluttransfusion ein häufiger Infektionsweg. Heute haben insbesondere die sexuelle Übertragung, der injizierende Drogengebrauch, aber auch die Infektion Neugeborener von HBV-infizierten Frauen (perinatale Übertragung) einen großen Anteil an den Hepatitis-B-Fällen. ◄

► Krankheitsbild

Die HBV-Infektion verläuft sehr unterschiedlich. Die Krankheitszeichen werden vorwiegend durch die Immunabwehr des Infizierten hervorgerufen, nicht durch das Virus selbst. Bei fehlender oder schwacher Immunabwehr vermehrt sich das Virus sehr stark, es kommt jedoch kaum zu den klinischen Symptomen einer Leberentzündung (Hepatitis).

Die HBV-Infektion führt bei Erwachsenen bei ca. einem Drittel der Infizierten zum klinischen Bild einer akuten Leberentzündung mit Gelbsucht (ikterische Hepatitis). Bei einem weiteren Drittel verläuft die Erkrankung ohne Zeichen einer Gelbsucht. Ein weiteres Drittel der Infektionen verläuft ohne Krankheitszeichen und kann nur durch Bluttests nachgewiesen werden. Etwa 1 % aller Infektionen verlaufen mit einem akuten, plötzlich einsetzenden Leberversagen.

Es werden zwei Verlaufsformen unterschieden: akute Hepatitis B und chronische Hepatitis B. Die Frühphase der akuten Hepatitis B beginnt mit unspezifischen Symptomen: Appetitlosigkeit, Gelenkschmerzen, Unwohlsein, Übelkeit, Erbrechen und Fieber. Etwa drei bis zehn Tage später beginnt gegebenenfalls die Phase der Gelbsucht. Dabei verfärbt sich der Urin dunkel, der Stuhl entfärbt sich hell und die Haut und insbesondere die Augenbindehäute verfärben sich gelb (Ikterus). Der Ikterus erreicht seinen Höhepunkt nach ein bis zwei Wochen und blasst dann innerhalb von vier Wochen wieder ab. Die meisten akuten Hepatitis-B-Erkrankungen bei Erwachsenen heilen vollständig aus und führen zu einer lebenslangen Immunität. Allerdings verbleibt meist ein kleiner Anteil von HBV lebenslang in einem kleinen Anteil der Leberzellen (Hepatozyten).

Von einer chronischen Infektion spricht man, wenn das Hepatitis-B-Oberflächenantigen (HBsAg) im Blut länger als sechs Monate nachweisbar bleibt. Bis zu 10 % der HBV-infizierten Erwachsenen entwickeln einen chronischen Verlauf, häufig ohne dass eine akute Erkrankung bemerkt wurde. Bei einer Infektion unter der Geburt verläuft die Infektion in etwa 90 % chronisch. Auch Kleinkinder bis zum Alter von drei Jahren und Menschen mit einer eingeschränkten Immunabwehr entwickeln häufig eine chronische HBV-Infektion. ◄

► Behandlung

Die Behandlung der akuten Hepatitis B beschränkt sich in den ersten Monaten nach der Infektion auf Linderung der Symptome, da die Erkrankung in etwa 90 % der Fälle spontan ausheilt.

Nach mehr als sechs Monaten spricht man von einem chronischen Verlauf. Hier können nun zwei Medikamentenklassen zum Einsatz kommen: Interferone, die das Immunsystem anregen, um effektiver gegen das Virus zu kämpfen, und Wirkstoffe, die das Virus bei der Vermehrung behindern. Das Therapieziel ist, den Verlauf abzumildern und das Risiko von Spätfolgen zu senken. Eine Heilung ist in der Regel nicht möglich. ◄

► Prognose

Im Verlauf einer chronischen Hepatitis B kann eine Leberzirrhose oder ein Leberzellkarzinom (Leberkrebs) entstehen. Das Risiko für die Entwicklung eines Leberzellkarzinoms ist gegenüber der Normalbevölkerung etwa um das 100-Fache erhöht. In Einzelfällen kann bei Hepatitis-B-Oberflächenantigen-Trägern ohne Krankheitszeichen eine Reaktivierung der Hepatitis-B-Virusvermehrung mit einem entzündlichen Schub eintreten. Besonders kritisch ist diese Situation für Menschen, die mit Immununterdrückern behandelt werden müssen.

Die lebensbedrohliche Form mit akutem Leberversagen bedarf einer intensivmedizinischen Betreuung mit der Möglichkeit, eine Lebertransplantation durchzuführen. ◄

5.7.2 Impfung

Es stehen verschiedene Totimpfstoffe gegen Hepatitis B zur Verfügung. Diese werden sowohl als Mono-Impfstoffe als auch in verschiedenen Kombinationen angeboten. Die momentan verfügbaren Impfstoffe sind in der folgenden Tabelle dargestellt.

Totimpfstoffe (Mono gegen)	Handelsname	Hersteller
Hepatitis B	Engerix-B Kinder	GSK
Hepatitis B	HBVAXPRO 5	MSD Vaccins
Hepatitis B	Engerix-B Erw.	GSK
Hepatitis B	HBVAXPRO 10	MSD Vaccins
Hepatitis B	HBVAXPRO 40	MSD Vaccins
Hepatitis B	Fendrix	GSK

5

Totimpfstoffe (Kombinationen gegen)	Handelsname	Hersteller
Hepatitis A + Hepatitis B	Twinrix Kinder	GSK
Hepatitis A + Hepatitis B	Twinrix	GSK
Diphtherie-Tetanus-Pertussis-Poliomyelitis-Hib-Hepatitis B	Infanrix hexa	GSK
Diphtherie-Tetanus-Pertussis-Poliomyelitis-Hib-Hepatitis B	Hexyon	Sanofi
Diphtherie-Tetanus-Pertussis-Poliomyelitis-Hib-Hepatitis B	Vaxelis	MSD Vaccins

▶ Zusammensetzung und Herstellung der Impfstoffe

Der Impfstoff gegen Hepatitis B besteht aus dem Hepatitis-B-Oberflächen-Antigen (HBsAg), das in der Virushülle enthalten ist. Dieses Antigen wird aus gentechnisch veränderten Hefezellen gewonnen. Der Impfstoff enthält das Antigen des genetischen Subtyps A2, der aber auch vor den anderen Genotypen schützt. Zur Verstärkung der Immunantwort werden die hochgereinigten Antigene an Aluminiumsalze wie Aluminiumhydroxid oder Aluminiumphosphat gebunden (adsorbiert).

Im Mono-Impfstoff sind die Antigenmengen zur Anwendung bei Kindern und Erwachsenen angepasst. Ein höher dosierter Impfstoff ist zur Anwendung bei Niereninsuffizienz und Dialysepatienten vorgesehen.

In verschiedenen Kombinationen kommt der Hepatitis-B-Impfstoff zur Anwendung:

- in Kombination mit Hepatitis-A-Impfstoff als Hepatitis-AB-Impfstoff oder
- in Kombination mit Impfstoffen gegen Diphtherie, Tetanus, Pertussis, Poliomyelitis und Hib als Sechsfachimpfstoff Diphtherie-Tetanus-Pertussis-Poliomyelitis-Hib-Hepatitis-B. ◄

▶ Anwendung

Der Hepatitis-B-Impfstoff wird durch eine Spritze in die Muskulatur (i.m.) verabreicht. Bei jungen Kindern mit noch gering ausgeprägter Armmuskulatur wird der vordere seitliche Oberschenkelmuskel bevorzugt. Im späteren Alter ist der Deltamuskel am Oberarm die empfohlene Impfregion. ◄

▶ Wirksamkeit

Nach Angaben der Hersteller bilden etwa 95 % der mit dem Drei-Dosen-Schema Geimpften schützende Antikörper. Diese Antikörper, „Anti-Oberflächen-Hepatitis-B" (AntiHBs), schützen vor einer Infektion und Erkrankung. Die übrigen 5 % sprechen auf die Impfung nicht an und werden als „Nicht-Antworter" oder „Non-Responder" bezeichnet. Hierfür sind genetische Gründe oder auch das Impfalter verantwortlich.

Das bei Säuglingen übliche Drei-Dosen-Schema erzielt höhere Schutzraten, die sich an der Höhe der gebildeten Antikörpermenge ablesen lassen. ◄

▶ Indikationen

Die Hepatitis-B-Impfung wird für Säuglinge ab dem zweiten vollendeten Monat bis zum 18. Lebensjahr als Standardimpfung empfohlen. Auch bei Personen mit einem erhöhten Infektionsrisiko jenseits dieses Alters ist die Schutzimpfung angezeigt. Das Gleiche gilt für chronisch Leberkranke und Menschen, die mit Immununterdrückern behandelt werden müssen.

Für chronisch mit Hepatitis B infizierte Frauen stellt die Entbindung eine besondere Situation dar. Die Neugeborenen erhalten unmittelbar nach der Geburt eine aktive Impfung gegen Hepatitis B sowie eine schnell wirkende passive Impfung mit Hepatitis-B-Antikörpern. ◀

▶ Kontraindikationen

Für die Hepatitis-B-Impfung bestehen Gegenanzeigen, wenn eine vorausgegangene Impfung mit dem Impfstoff zu einer Unverträglichkeitsreaktion geführt hat, eine bekannte Allergie gegen Impfstoffbestandteile besteht, oder bei einer akuten behandlungsbedürftigen Erkrankung mit hohem Fieber. ◀

▶ Nebenwirkungen

Die Nebenwirkungen der Hepatitis-B-Impfung unterscheiden sich kaum von denen anderer Totimpfstoffe. Wenn Impfstoffkombinationen zur Anwendung kommen, sind auch hier lokale Reaktionen häufig. Schmerzreaktionen, Schwellungen und Rötungen treten meistens innerhalb von ein bis drei Tagen nach der Impfung auf. Gelegentlich kommt es zu Fieber, Kopfschmerzen und einem allgemeinen Krankheitsgefühl. Diese Reaktionen sind kurzanhaltend und vorübergehend. ◀

▶ Impfschema und Impfalter

Die Standardgrundimmunisierung besteht aus einem Drei-Dosen-Schema: erste Impfung, im Abstand von vier Wochen die zweite Impfung, gefolgt von der dritten Impfung nach sechs Monaten.

Im Säuglings- und Kleinkindalter besteht die Grundimmunisierung gegen Hepatitis B auch aus drei Teilimpfungen: Die erste Impfung erfolgt nach Vollendung von zwei Lebensmonaten, dann mit acht Wochen Abstand die zweite im Alter von vier Monaten. Nach einer Pause von sechs Monaten wird die Grundimmunisierung mit der dritten Dosis im Alter von elf bis vierzehn Monaten abgeschlossen. Die Grundimmunisierung sollte spätestens mit 23 Lebensmonaten abgeschlossen sein. Die zur Verfügung stehende Impfstoffkombination ist in der folgenden Tabelle aufgeführt.

Impfung gegen	Alter in Monaten				
	2	3	4	11–14	15–23
Diphtherie-Tetanus-Pertussis-Poliomyelitis-Hib-Hepatitis-B	G1	*	G2	G3	N

G: Grundimmunisierung (1–4), N: Nachholimpfung, *Frühgeborene erhalten abweichend von dem Standardschema (2+1) eine zusätzliche Impfdosis im Alter von drei Monaten, das heißt, sie erhalten insgesamt vier Dosen (3+1) ◀

5.8 Pneumokokken

Pneumokokken kommen weltweit vor. Die durch sie ausgelöste Lungenentzündung stellt nach wie vor eine der Haupttodesursachen bei Kindern unter
fünf Jahren dar. Das Europäische Zentrum für die Prävention und die Kontrolle
von Krankheiten (ECDC) berichtet, dass von 29 Mitgliedsländern 23.886
Fälle einer Erkrankung über den Blutweg (invasiv) durch Pneumokokken im
Jahr 2017 gemeldet wurden [24]. Dabei kamen die meisten Erkrankungen bei
unter Zweijährigen und über 65-Jährigen vor. Es besteht keine Meldepflicht für
Pneumokokken-Erkrankungen an das RKI, sodass keine Häufigkeitsangaben für
Deutschland vorliegen.

5.8.1 Biologie und Erkrankung

▶ Erreger

Pneumokokken sind paarweise gelagerte runde Bakterien, die zur Gattung Strepto-
coccus pneumoniae gehören. Die Pneumokokken werden von einer Kapsel umgeben,
in die Polysaccharid eingelagert ist. Anhand der unterschiedlichen Eigenschaften der
Polysaccharide lassen sich die Pneumokokken in 93 Klassen einteilen und in Gruppen
mit gleichen antigenen Eigenschaften (Serotypen) zusammenfassen.
Pneumokokken finden sich auf der normalen Schleimhaut des Atemtraktes, besonders
bei jungen Kindern. Die Besiedelung nimmt mit zunehmendem Alter ab und hat im
Erwachsenenalter noch einen Anteil von etwa 10 % als Normalflora. ◄

▶ Übertragung und Infektion

Die Übertragung erfolgt von Mensch zu Mensch durch Tröpfcheninfektion, besonders
bei engem Kontakt. Eintrittspforte ist der Nasen-Rachen-Raum. Durch die Besiedelung der Schleimhautoberfläche kann es dann zu einer lokalen Infektion kommen,
zum Beispiel Mittelohrentzündung, Nasennebenhöhlenentzündung oder Lungenentzündung. Bei vorausgehenden Virusinfektionen wird oftmals der Weg zum Eindringen
in die Blutbahn (systemische Infektion) geebnet. So kann es zu schweren Entzündungen, wie Blutvergiftung, Lungenentzündung und eitriger Hirnhautentzündung
kommen. ◄

▶ Krankheitsbild

Nach der Besiedelung entstehen nach einer kurzen Ansteckungszeit (Inkubationszeit)
von ein bis drei Tagen die ersten Symptome einer Erkältungskrankheit. Je nach lokaler
oder systemischer Ausbreitung kommt es dann zu den schweren Verläufen einer Mittelohrentzündung oder Lungenentzündung. Die wichtigste Infektion stellt die Hirnhautentzündung (Meningitis) dar, die in etwa der Hälfte der Fälle bei Kleinkindern tödlich
verläuft. Die Säuglinge haben hohes Fieber, erbrechen, sind apathisch und unruhig,
verweigern die Nahrung oder erleiden Krampfanfälle. Kleinkinder zeigen darüber
hinaus die typische Nackensteifigkeit, Kopfschmerzen und nicht selten Bewusstlosigkeit. ◄

▶ **Behandlung**

Sowohl eine Lungenentzündung als auch eine Hirnhautentzündung stellen eine medizinische Notfallsituation dar, die einer Behandlung im Krankenhaus bedarf. Je nach Ausprägung sind intensivmedizinische Maßnahmen notwendig. Nach der Basislabordiagnostik, die in der Regel aus einer Blutentnahme und einer Rückenmarkspunktion besteht, muss schleunigst mit einem Antibiotikum über die Vene behandelt werden. ◄

▶ **Prognose**

Todesfälle innerhalb der ersten Stunden oder Tage kommen nicht selten vor. Bei gutem Ansprechen auf das Antibiotikum ist eine Heilung möglich. Dennoch kann es zu bleibenden neurologischen Schäden kommen, etwa Hirnschäden, Schäden am Hörorgan oder Schäden des Sehnervs. ◄

5.8.2 Impfung

Zur Verhinderung einer Pneumokokken-Infektion stehen verschiedene Totimpfstoffe zur Verfügung. Diese werden als Einzelimpfstoffe in verschiedenen Antigenkombinationen (Serogruppen) angeboten. Die momentan verfügbaren Impfstoffe sind in der folgenden Tabelle dargestellt.

Totimpfstoffe gegen/Konjugatimpfstoff	Handelsname	Hersteller
Pneumokokken 1, 3, 4, 5, 6A, 7F, 9V, 14, 18C, 19A, 19F, 23F	Prevenar 13	Pfizer
Pneumokokken 1, 4, 5, 6B, 7F, 9V, 14, 18C, 19F, 23F	Synflorix	GSK

Totimpfstoff gegen/Polysaccharidimpfstoff	Handelsname	Hersteller
Pneumokokken 1, 2, 3, 4, 5, 6B, 7F, 8, 9N, 9V, 10A, 11A, 12F, 14, 15B, 17F, 18C, 19F, 19A, 20, 22F, 23F, 33F	PNEUMOVAX 23	MSD Vaccins

Einschränkungen bestehen bei der Zulassung und Anwendung der Impfstoffe: Prevenar 13 ist zugelassen ab sechs Wochen ohne Altersgrenze, Synflorix ab sechs Wochen bis zum fünften Geburtstag und Pneumovax 23 ab zwei Jahre ohne Altersgrenze.

▶ **Zusammensetzung und Herstellung der Impfstoffe**

Man unterscheidet bei den Pneumokokken-Impfstoffen zwei verschiedene Impfstoffarten: Reiner Polysaccharidimpfstoff und Konjugatimpfstoff. Der reine Polysaccharidimpfstoff besteht aus den Kapselpolysacchariden der 23 am häufigsten vorkommenden Pneumokokken-Serotypen: 1, 2, 3, 4, 5, 6B, 7F, 8, 9N, 9V, 10A, 11A, 12F, 14, 15B, 17F, 18C, 19F, 19A, 20, 22F, 23F, 33F. Die Konjugatimpfstoffe enthalten zehn bzw. 13 Kapselpolysaccharide und sind an ein Protein gebunden (konjugiert), wodurch eine T-Zell-abhängige Immunantwort bereits im Säuglingsalter hervorgerufen werden kann. Der Zehnfach-Konjugatimpfstoff enthält die Serotypen 1, 4, 5, 6B, 7F, 9V, 14, 18C, 19F, 23F und der 13-fache die Serotypen 1, 3, 4, 5, 6A, 7F, 9V, 14, 18C, 19A, 19F, 23F. ◄

5

▶ Anwendung

Der Pneumokokkenimpfstoff wird durch eine Spritze in die Muskulatur (i.m.) verabreicht. Bei jungen Kindern mit noch gering ausgeprägter Armmuskulatur wird der vordere seitliche Oberschenkelmuskel bevorzugt. Im späteren Alter ist der Deltamuskel am Oberarm die empfohlene Impfregion. ◄

▶ Wirksamkeit

Die Antigene im Polysaccharidimpfstoff führen zu einer T-Zell-unabhängigen Immunantwort. In den ersten beiden Lebensjahren bedingt dieser Impfstoff zwar eine Antikörperproduktion, jedoch werden keine Gedächtniszellen stimuliert. Deshalb sind reine Polysaccharidimpfstoffe in den beiden ersten Lebensjahren nicht geeignet und aus immunologischen Gründen den Konjugatimpfstoffen unterlegen.

Die Konjugatimpfstoffe hingegen bedingen eine T-Zell-abhängige Immunantwort schon im frühen Säuglingsalter gegen die im Kindesalter häufigsten Serotypen.

Die Hersteller gehen von einer hohen Wirksamkeit aus, wobei es aber deutliche Unterschiede in der Wirksamkeit gegen bestimmte Serotypen gibt. In der Regel werden aber die schweren Infektionen vermieden, was sich in dem Rückgang zum Beispiel der ambulanten Behandlung bei Kindern mit Mittelohrentzündung nach Einführung der Impfprogramme weltweit zeigte. ◄

▶ Indikationen

Die Pneumokokken-Impfung ist eine Standardimpfung für alle Kinder von zwei bis 24 Monaten. Sie wird mit dem Konjugatimpfstoff durchgeführt. Primäres Impfziel ist es, die Erkrankungshäufigkeit und die daraus resultierenden Folgen wie Krankenhausbehandlung, Behinderungen und Todesfälle zu reduzieren.

Auch für Menschen ab 60 Jahren ist die Pneumokokkenimpfung als Standardimpfung empfohlen und wird mit dem reinen Polysaccharidimpfstoff durchgeführt.

Für bestimmte Personen wird die Impfung unabhängig vom Alter empfohlen: Menschen mit erhöhtem Risiko für schwere Pneumokokken-Erkrankungen wie Immunschwäche oder unter immununterdrückender Therapie, auch bei chronischen Krankheiten, wie zum Beispiel Asthma, chronisch-obstruktiven Lungenerkrankungen oder Diabetes mellitus, oder auch bei anatomischen Risiken, wie zum Beispiel bei Ableitung der Hirnflüssigkeit nach außen (Liquorfistel) oder bei einer Innenohrprothese (Cochlea-Implantat).

Eine besondere Indikation besteht bei Menschen, die beruflich eine Exposition gegenüber Metallrauch und metalloxidischem Schweißrauch haben, die beim Schweißen oder Trennen von Metallen entstehen. ◄

▶ Kontraindikationen

Für die Pneumokokken-Impfung bestehen Gegenanzeigen, wenn eine bekannte Allergie gegen Impfstoffbestandteile besteht oder bei einer akuten behandlungsbedürftigen Erkrankung mit hohem Fieber. ◀

▶ Nebenwirkungen

Die Nebenwirkungen der Pneumokokken-Impfung unterscheiden sich kaum von denen anderer Totimpfstoffe. Auch hier sind lokale Reaktionen häufig und es kommt zu einem verstärkten Druckschmerz an der Impfstelle, besonders nach Wiederholungsimpfung. Schmerzreaktionen, Schwellungen und Rötungen treten meistens innerhalb von ein bis drei Tagen nach der Impfung auf. Gelegentlich kommt es zu Fieber, Kopfschmerzen und einem allgemeinen Krankheitsgefühl. Diese Reaktionen sind kurzanhaltend und vorübergehend.

In Einzelfällen wurde von allergischen Reaktionen berichtet. Auch kurzzeitige Schockzustände, die sich rasch und folgenlos zurückbilden, sind möglich. ◀

▶ Impfschema und Impfalter

Im Säuglings- und Kleinkindalter besteht die Grundimmunisierung gegen Pneumokokken aus drei Teilimpfungen: Die erste Impfung erfolgt nach Vollendung von zwei Lebensmonaten, dann mit acht Wochen Abstand die zweite im Alter von vier Monaten. Nach einer Pause von sechs Monaten wird die Grundimmunisierung mit der dritten Dosis im Alter von elf bis 14 Monaten abgeschlossen. Frühgeborene erhalten abweichend von dem Standardschema eine zusätzliche Impfdosis im Alter von drei Monaten, das heißt, sie erhalten insgesamt vier Dosen. Die Grundimmunisierung sollte spätestens mit 23 Lebensmonaten abgeschlossen sein.

Bei verspätetem Impfbeginn nach dem sechsten Lebensmonat erfolgen die zwei Impfungen im Monatsabstand. Nach einer Pause von sechs Monaten wird die Grundimmunisierung mit der dritten Dosis im zweiten Lebensjahr abgeschlossen.

Kinder, die erst im zweiten Lebensjahr geimpft werden, erhalten zwei Dosen im Mindestabstand von zwei Monaten.

Für Kinder, die erst ab dem dritten bis fünften Lebensjahr geimpft werden, ist eine Dosis ausreichend.

Das Impfschema für die Standardvariante für Säuglinge und Frühgeborene ist in der folgenden Tabelle aufgeführt.

Impfung gegen Pneumokokken mit Konjugatimpfstoff	Alter in Monaten				
	2	3	4	11–14	15–23
Säuglinge	G1		G2	G3	N
Frühgeborene	G1	G2	G3	G4	N

G: Grundimmunisierung (1–4), N: Nachholimpfung

Gesunde Erwachsene ab 60 Lebensjahren erhalten eine einmalige Impfdosis mit dem reinen Polysaccharidimpfstoff (mit 23 Kapselantigenen) als Standardimpfung.

Für die Menschen mit besonderen Risiken für eine Pneumokokken-Infektion gibt es spezielle Impfschemen:

Menschen mit angeborenen oder erworbenen Immundefekten, oder die mit Immununterdrückern behandelt werden, werden zunächst mit dem 13-fach Konjugatimpfstoff geimpft. Dann folgt nach sechs bis zwölf Monaten eine zweite Impfung mit dem reinen Polysaccharidimpfstoff (23-fach). Der Polysaccharidimpfstoff kommt aber erst nach dem vollendeten zweiten Lebensjahr zum Einsatz. Wegen der begrenzten Dauer des Impfschutzes ist bei dieser Risikogruppe mit einem Mindestabstand von sechs Jahren eine Wiederholungsimpfung mit 23-fach Polysaccharidimpfstoff erforderlich.

Für Menschen mit sonstigen chronischen Krankheiten, wie zum Beispiel Herzerkrankungen, Lungenkrankheiten, Stoffwechselkrankheiten, neurologischen Krankheiten oder ähnlichen Krankheiten, gibt es altersabhängige Empfehlungen. Im Alter von zwei bis 15 Jahren erhalten diese eine Dosis des 13-fach-Konjugatimpfstoffs, gefolgt von einer zweiten Impfung, diesmal mit dem reinen Polysaccharidimpfstoff (23-fach) nach sechs bis zwölf Monaten. Alle Personen ab einem Alter von 16 Jahren erhalten eine Impfung mit dem 23-fach-Polysaccharidimpfstoff. Wegen der begrenzten Dauer des Impfschutzes ist auch bei dieser Risikogruppe mit einem Mindestabstand von sechs Jahren eine Wiederholungsimpfung mit 23-fach Polysaccharidimpfstoff erforderlich.

Für Menschen mit anatomischen oder fremdkörperbedingten Risiken für eine Pneumokokken-Meningitis gilt: Sie werden zunächst mit dem 13-fach-Konjugatimpfstoff geimpft. Dann folgt nach sechs bis zwölf Monaten eine zweite Impfung mit dem reinen Polysaccharidimpfstoff (23-fach). Der Polysaccharidimpfstoff kommt aber erst nach dem vollendeten zweiten Lebensjahr zum Einsatz. Wegen der begrenzten Dauer des Impfschutzes ist auch bei dieser Risikogruppe mit einem Mindestabstand von sechs Jahren eine Wiederholungsimpfung mit 23-fach-Polysaccharidimpfstoff erforderlich. ◀

5.9 Meningokokken

Infektionen durch Meningokokken kommen weltweit vor. Epidemien treten vor allem in dem sogenannten Meningitisgürtel in Afrika auf. Der Gürtel erstreckt sich unterhalb der Sahara bis zu den Äquatorialwäldern Zentralafrikas von Ost nach West, von Äthiopien über Sudan, Tschad, Nigeria, Ghana bis Burkina Faso und Senegal. Zum Ende der Trockenperiode von März bis April treten in diesen und benachbarten Ländern viele Infektionen in Form von Epidemien auf. Auch in Asien kommen gehäufte Ausbrüche vor, so von November bis Mai in Nordindien und Nepal. In Europa und den USA kommen Einzelerkrankungen und Häufungen vor allem im späten Winter und Frühjahr vor. Es scheint dabei die Lufttrockenheit eine Rolle zu spielen, da die Austrocknung der Schleimhäute eine Vorbereitung für Infektionen darstellt.

In Deutschland besteht für Erkrankungen an Meningokokken eine Meldepflicht. Daher sind Angaben zur Häufigkeit aus dem statistischen Jahrbuch des RKI zu entnehmen. Im Jahr 2018 wurden 295 an einer invasiven (über den Blutweg) Meningokokken-Infektion Erkrankte gemeldet [16]. Der starke Rückgang der Fallzahlen am Anfang des Jahrtausends hält auf einem niedrigen Niveau an, bedingt durch die Einführung einer Standardimpfung für alle Kinder. Im Jahr 2019 lagen bis zur 42. KW (Datenstand 06.11.2019) 216 Meldefälle vor [18].

5.9.1 Biologie und Erkrankung

▶ Erreger

Meningokokken sind Bakterien der Art Neisseria meningitidis. Sie sind rund bis semmelförmig und treten paarweise als „Diplokokken" zumeist innerhalb von Zellen auf. Die umgebende Kapsel trägt Polysaccharide. Die Polysaccharide machen eine Unterscheidung mittels Blutuntersuchung möglich. So werden die Meningokokken in 12 verschiedene Serogruppen eingeteilt: A, B, C, 29E, H, I, K, L, W135, X, Y und Z. In den allermeisten Fällen werden Infektionen auf dem Blutweg (invasiv) durch Erreger der Serogruppen A, B, C, W, X und Y verursacht.

Die Meningokokken besiedeln den Nasen-Rachen-Raum des Menschen und sind etwa bei 10 % der Bevölkerung nachweisbar. Diese symptomlosen Keimträger der krankmachenden Bakterien stellen die Infektionsquelle dar. ◀

▶ Übertragung und Infektion

Von der Infektionsquelle Mensch (gesunder Träger oder Erkrankter) erfolgt die Übertragung der Bakterien durch Tröpfcheninfektion der Mund- und Nasensekrete, zum Beispiel durch Anhusten, Niesen oder Küssen. Die Ansteckungszeit (Inkubationszeit) ist kurz und beträgt im Mittel etwa drei bis vier Tage. Die Bakterienkapsel weist Eigenschaften auf, um der Vernichtung durch Fresszellen (Phagozytose) zu widerstehen. So gelingt es ihr auch, die normale Schutzfunktion der Schleimhautoberfläche zu überwinden und über den Blutweg (invasiv) in den Körper einzudringen. Eine invasive Infektion liegt vor, wenn zum Beispiel im Blut, in der Hirnflüssigkeit oder normalerweise keimfreien (sterilen) Materialien, Bakterien nachgewiesen werden. Die invasive Meningokokken-Erkrankung ist vor allem eine Erkrankung der Kleinkinder unter fünf Jahren, kann aber in jedem Lebensalter auftreten. Die höchsten Erkrankungszahlen findet man jedoch in der Gruppe der Ein- und Zweijährigen und den 15- bis 19-Jährigen. Dabei stehen die Erreger der Serogruppe B mit etwa 60 % in Deutschland im Vordergrund, gefolgt von den Serogruppen C, W und Y. ◀

▶ Krankheitsbild

Nach einem kurzen Vorstadium mit allgemeinen Beschwerden im Nasen-Rachen-Raum kommt es bei den invasiven Infektionen durch Meningokokken zu einem schwersten Krankheitsgefühl mit Fieber, Schüttelfrost, Kopfschmerzen und Schwindel. In wenigen Stunden entwickeln Patienten ein lebensbedrohliches Krankheitsbild. Hauteinblutungen, zum Teil auch in kleinsten Größen, bis hin zu großflächigen Unterhautblutungen sind sehr typisch für die frühe Phase der Blutvergiftung (Sepsis), in der die Bakterien über den Blutweg bis hin zu den Hirnhäuten verstreut werden. Bei der Meningokokken-Meningitis kommen wegen des dadurch erhöhten Hirndrucks noch Erbrechen und neurologische Symptome bis hin zu

Krampfanfällen hinzu. Die Krankheitszeichen sind bei Säuglingen und Kleinkindern oft weniger deutlich ausgeprägt. Neben Fieber können Erbrechen, Reizbarkeit oder auch Schläfrigkeit, Krämpfe, Aufschreien sowie eine vorgewölbte oder harte Fontanelle auftreten.

Bei etwa einem Drittel der Erkrankungen kommt es durch die Blutvergiftung (Sepsis) zu sogenannten septischen Verläufen, die bei einigen als eine besonders schwere Form des Schocks unter dem Namen „Waterhouse-Friderichsen-Syndrom" auftreten kann. ◄

5

▶ **Behandlung**

Die Meningokokken-Meningitis ist eine lebensbedrohliche Krankheit und bedarf einer Behandlung auf der Intensivstation. Von entscheidender Bedeutung sind das frühzeitige Erkennen und die möglichst frühe Behandlung mit einem Antibiotikum. Als Mittel der Wahl kommt Penicillin zum Einsatz. Trotz rechtzeitiger Behandlung verläuft die Erkrankung dramatisch. ◄

▶ **Prognose**

Es kommt bei etwa jedem Fünften zu Komplikationen: Hirnnervenlähmungen, Halbseitenlähmungen, Krampfleiden, krankhafte Erweiterung der Hirnflüssigkeitsräume (Hydrozephalus), Einschränkung der geistigen Fähigkeiten, Lernschwierigkeiten, Schädigungen des Innenohrs und Taubheit. Bei den septischen Verläufen kommt es zu großflächigen Hautverlusten und Absterben von Fingern und Gliedmaßen, die zu notwendigen Amputationen führen können. Oft resultieren nachfolgend schwere Behinderungen. Nach Angaben des RKI liegt bei einer isolierten Meningokokken-Meningitis die Sterblichkeit in Deutschland bei ca. 1 %, bei einer Sepsis bei ca. 13 % und bei Sepsis mit Waterhouse-Friderichsen-Syndrom bei ca. 33 % [25]. ◄

5.9.2 Impfung

Zur Verhinderung einer Meningokokken-Infektion stehen verschiedene Totimpfstoffe zur Verfügung. Diese werden zum einen als Einzelimpfstoffe mit verschiedenen Antigenen (C oder B) und zum anderen als Antigenkombinationen (Serogruppen A, C, W135, Y) angeboten. Die momentan verfügbaren Impfstoffe sind in der folgenden Tabelle dargestellt.

Totimpfstoffe gegen/Konjugatimpfstoff	Handelsname	Hersteller
Meningokokken Serogruppe C	Menjugate	GSK
Meningokokken Serogruppe C	NeisVac-C	Pfizer
Meningokokken Serogruppen A, C, W135, Y	Menveo	GSK
Meningokokken Serogruppen A, C, W135, Y	Nimenrix	Pfizer

Totimpfstoff gegen/rekombinanter Proteinimpfstoff	Handelsname	Hersteller
Meningokokken Serogruppe B	Bexsero	GSK
Meningokokken Serogruppe B	Trumenba	Pfizer

▶ Zusammensetzung und Herstellung der Impfstoffe

Die Konjugatimpfstoffe gegen Meningokokken der Serogruppe C, Menjugate und NeisVac-C, unterscheiden sich in ihrer Zusammensetzung. Bei Menjugate wird aus dem Kapselpolysaccharid der Serogruppe C ein Oligosaccharid abgeleitet und an ein Trägereiweiß gebunden (konjugiert). Bei Menjugate ist es eine nicht-giftige Variante des Diphtherie-Bakteriums: Corynebacterium diphtheriae CRM197-Protein (CRM steht für Cross Reacting Material). Zur Wirkungsverstärkung wird noch Aluminiumhydroxid hinzugefügt. Bei NeisVac-C wird das unveränderte Kapselpolysaccharid der Serogruppe C, Stamm C11, an Tetanus-Toxoid gebunden (konjugiert). Zur Wirkungsverstärkung wird ebenfalls Aluminiumhydroxid hinzugefügt.

Die Konjugatimpfstoffe gegen die Meningokokken der Serogruppen A, C, W135 und Y, Menveo und Nimenrix, unterscheiden sich ebenfalls in ihrer Zusammensetzung. Bei Menveo wird aus den Kapselpolysacchariden der Serogruppen A, C, W135 und Y jeweils ein Oligosaccharid abgeleitet und an ein Trägereiweiß gebunden (konjugiert). Bei Menveo ist es wiederum eine nicht-giftige Variante des Diphtherie-Bakteriums: Corynebacterium diphtheriae CRM197-Protein. Der Impfstoff kommt ohne Adjuvans aus. Bei Nimenrix werden die unveränderten Kapselpolysaccharide der Serogruppen A, C, W135 und Y jeweils an ein Tetanus-Toxoid-Trägereiweiß gebunden (konjugiert). Auch dieser Impfstoff kommt ohne Adjuvans aus.

Die rekombinanten Proteinimpfstoffe gegen die Meningokokken der Serogruppe B, Bexsero und Trumenba, unterscheiden sich in ihrer Zusammensetzung. Bei Bexsero werden vier Komponenten zusammengesetzt („MenB-4C"): Es werden drei Oberflächenproteine der Serogruppe B, nämlich Fragmente des „Neisseria adhesin A"-Protein (NadA), das „Neisserial Heparin Binding Antigen" (NHBA) und das „Factor H Binding Protein" (fHbp) gentechnisch in Escherichia-coli-Zellen hergestellt. Die vierte Komponente ist eine Präparation der äußeren Membran der Meningokokken. Sie wird als *outer membrans vesicles* (OMV) bezeichnet. Die vier Antigene werden an Aluminiumhydroxid als Adjuvans gebunden. Bei Trumenba besteht der Impfstoff aus zwei Varianten des auf der Oberfläche der Meningokokken Serogruppe B vorkommenden Lipoproteine: Lipoprotein fHbp (Faktor-H-bindendes Protein) der Unterfamilie A und Lipoprotein fHbp (Faktor-H-bindendes Protein) der Unterfamilie B. Die Herstellung der Moleküle erfolgt in Escherichia-coli-Zellen mittels rekombinanter DNA-Technologie. Aluminiumphosphat wird als Adjuvans verwendet. ◄

▶ Anwendung

Meningokokken-Impfstoff wird durch eine Spritze in die Muskulatur (i.m.) verabreicht. Bei jungen Kindern mit noch gering ausgeprägter Armmuskulatur wird der vordere seitliche Oberschenkelmuskel bevorzugt. Im späteren Alter ist der Deltamuskel am Oberarm die empfohlene Impfregion. ◄

5

► Wirksamkeit

Durch die Bindung an ein Trägereiweiß haben die Konjugatimpfstoffe die Eigenschaft, eine T-Zell-abhängige Immunantwort zu bewirken. Es ist daher möglich, bereits sehr junge Säuglinge durch eine Impfung zu schützen.

Die Hersteller gehen insgesamt von einer hohen Wirksamkeit ihrer unterschiedlichen Impfstoffe aus. Bei den Konjugatimpfstoffen der Serogruppe C gibt es Untersuchungen, die über 95 % Wirksamkeit zeigen. Wenngleich über die Schutzdauer wenig bekannt ist, gingen in Ländern wie Großbritannien und Niederlande, die die generelle Impfung gegen Meningokokken C eingeführt haben, die Infektionen sehr deutlich auf ein Zehntel zurück. Für die anderen Impfstoffe gibt es noch keine Wirksamkeitsstudien. In der Regel werden aber die schweren Infektionen vermieden. ◄

► Indikationen

Nach Angaben der STIKO wird die monovalente Meningokokken-C-Konjugatimpfung in Deutschland seit Juli 2006 für alle Kinder ab dem Beginn des 2. Lebensjahres empfohlen. Versäumte Impfungen sollten spätestens bis zum 18. Geburtstag nachgeholt werden. Eine generelle Empfehlung für eine Schutzimpfung gegen Meningokokken der Serogruppe B gibt es noch nicht.

Bei Vorliegen eines erhöhten Risikos für invasive Meningokokken-Erkrankungen sollten Säuglinge, Kinder, Jugendliche und Erwachsene mit einem Meningokokken-ACWY-Konjugatimpfstoff sowie mit einem Meningokokken-B-Impfstoff geimpft werden [25]. Ein erhöhtes Risiko wird angenommen bei: Personen mit angeborenen oder erworbenen Immundefekten, bei fehlender Milz, Laborpersonal im Umgang mit Neisseria-meningitidis-haltigen Aerosolen, Haushaltskontaktpersonen eines Erkrankten, Reisende in Länder mit erhöhtem Auftreten von Meningokokken-Infektionen, Schüler und Studierende vor Langzeitaufenthalten in Ländern mit empfohlener allgemeiner Impfung für Jugendliche, Personen im Umfeld bestimmter Ausbrüche oder bei regional gehäuftem Auftreten auf Empfehlung der Gesundheitsämter. ◄

► Kontraindikationen

Für die Meningokokken-Impfung bestehen Gegenanzeigen, wenn eine bekannte Allergie gegen Impfstoffbestandteile besteht, oder bei einer akuten behandlungsbedürftigen Erkrankung mit hohem Fieber. ◄

► Nebenwirkungen

Die Nebenwirkungen der Meningokokken-Impfung unterscheiden sich kaum von denen anderer Totimpfstoffe. Lokale Reaktionen an der Impfstelle, Schmerzreaktionen, Schwellungen und Rötungen treten meistens innerhalb von ein bis drei Tagen nach der Impfung auf. Gelegentlich kommt es zu Fieber, Kopfschmerzen und einem allgemeinen Krankheitsgefühl. Diese Reaktionen sind kurzanhaltend und vorübergehend. ◄

▶ Impfschema und Impfalter

Im Säuglingsalter besteht die Grundimmunisierung gegen Meningokokken der Serogruppe C aus drei Teilimpfungen: Die erste Impfung erfolgt nach Vollendung von zwei Lebensmonaten, dann mit acht Wochen Mindestabstand die zweite im Alter von vier Monaten. Nach einer Pause von sechs Monaten wird die Grundimmunisierung mit der dritten Dosis im Alter von zwölf bis 23 Monaten abgeschlossen. Die Grundimmunisierung sollte spätestens mit 23 Lebensmonaten abgeschlossen sein.

Bei verspätetem Impfbeginn ab dem vierten Lebensmonat erfolgen nur zwei Impfungen. Eine im ersten Lebensjahr, nach einer Pause von mindestens sechs Monaten wird die Grundimmunisierung mit der zweiten Dosis im zweiten Lebensjahr abgeschlossen.

Ab dem ersten Lebensjahr ist die einmalige Impfung auch für Jugendliche und Erwachsene ausreichend. Daher empfiehlt die STIKO in Deutschland, abweichend von der Zulassung der Impfstoffanwendung und abweichend von den Impfempfehlungen anderer Länder, die Impfung gegen Meningokokken der Serogruppe C mit dem C-Konjugat-Impfstoff standardmäßig für alle Kinder ab zwölf Monate als einmalige Impfung. Die Impfung kann als einmalige Dosis bis zum 18. Geburtstag nachgeholt werden.

Das Impfschema für die nach den Fachinformationen zugelassenen Standardvarianten für Säuglinge und das Impfschema nach STIKO für Deutschland ist in der folgenden Tabelle aufgeführt.

Impfung gegen Meningokokken C		Alter in Monaten				Jahre
		2	3	4	12–23	2–17
	Säuglinge ab 2 LM	G1		G2	G3	N
	Säuglinge an 4 LM			G1	G2	N
STIKO/D:	Kinder ab 12 LM				G1	N

LM: Lebensmonate, G: Grundimmunisierung (1–3), N: Nachholimpfung, STIKO: Ständige Impfkommission, D: Empfehlung für Deutschland

Die Impfung gegen die in Mitteleuropa häufiger vorkommende Meningitis durch Meningokokken der Gruppe B wird zurzeit von der STIKO für Deutschland noch nicht allgemein empfohlen, da die vorliegenden Studiendaten dafür noch nicht ausreichen. Es wird aber darauf hingewiesen, dass eine Impfung „für Personen mit erhöhtem Erkrankungsrisiko nach individueller Nutzen-Risiko-Abwägung sinnvoll sein kann" [26].

Für Bexsero sind nach Fachinformationen bei Kindern im Alter von drei bis fünf Monaten zwei Impfstoffdosen im Mindestabstand von zwei Monaten notwendig. Wenn bereits im Alter von zwei Monaten mit der Impfserie begonnen wird, sind drei Dosen im Mindestabstand von einem Monat notwendig. Für alle anderen Altersgruppen sind ebenfalls zwei Impfdosen notwendig. Hier beträgt der Mindestabstand bis zum Alter von 23 Monaten zwei Monate und danach ein Monat. Bei Kindern, die in den ersten zwei Lebensjahren geimpft wurden, ist zusätzlich eine Auffrischungsimpfung erforderlich. Ob die Impfung Personen, die älter als 50 Jahre sind, wirksam schützt, ist noch unklar.

Für Trumenba sind bei Personen im Alter über zehn Jahren drei Dosen als Grundimmunisierung vorgesehen. Ein Zwei-Dosen-Schema ist möglich, wenn zwischen den beiden Impfungen ein Mindestabstand von sechs Monaten eingehalten wird. Der Impfstoff ist erst ab dem zehnten Geburtstag zur Anwendung zugelassen.

Für die beiden Impfstoffe gegen Meningokokken der Serogruppen A, C, W135, Y (Menveo, Nimenrix) gilt insbesondere die Indikation einer Reise in Gebiete mit einem erhöhten Auftreten von Meningokokken-Erkrankungen. Als Sonderindikation gilt eine Mekka-Wallfahrt. Saudi-Arabien verlangt von Pilgern und Besuchern eine Impfbescheinigung, die maximal drei Jahre und minimal zehn Tage vor dem Eintreffen im Land ausgestellt sein darf.

Der Meningokokken-Impfstoff Menveo kann bei Kindern ab zwei Jahren, bei Jugendlichen und Erwachsenen als Einzeldosis angewandt werden. Falls eine Auffrischungsimpfung nach mehr als fünf Jahren erforderlich sein sollte, ist von einer guten Immunantwort auszugehen.

Der Meningokokken-Impfstoff Nimenrix kann bei Kindern bereits ab sechs Wochen zur Anwendung kommen. Säuglinge im Alter von sechs Wochen bis unter sechs Monate erhalten zwei Impfungen im Abstand von zwei Monaten. Bei Kindern mit einem besonderen Risiko für Meningokokken-Infektionen kann eine Auffrischung im zweiten Lebensjahr sinnvoll sein. Säuglinge ab einem Alter von sechs Monaten, Kinder, Jugendliche und Erwachsene erhalten eine Einzeldosis. Nach derzeitiger Datenlage ist eine Auffrischungsimpfung nicht notwendig. ◄

5.10 Masern

Masern kommen auf der ganzen Welt vor. In den sogenannten Entwicklungsländern sind Masern besonders in Afrika und Asien noch immer ein großes Problem und führen jedes Jahr zum Tod zahlreicher Kinder. Aktuell wurde Anfang des Jahres 2019 aus Madagaskar berichtet, dass unter den über 1100 Todesfällen 70 % Kinder unter 14 Jahren waren. [27]. In den Industrienationen dagegen hat die Zahl der Masernerkrankungen seit Einführung der Impfung vor knapp 50 Jahren stark abgenommen. Viele Länder werden praktisch als masernfrei angesehen. Aber in Deutschland und vielen anderen europäischen Ländern treten immer wieder Masernfälle als kleinere oder auch größere Ausbrüche auf. Als Ursache wird angenommen, dass der Schutz in der Bevölkerung durch fehlende Impfungen nicht ausreicht. Dies erklärt auch, dass wegen der unzureichenden Immunität Jugendlicher und jüngerer Erwachsener besonders diese Altersgruppen zunehmend häufiger erkranken. Für das Jahr 2018 gibt das RKI 542 Masern-Fälle an und für 2019 wurden bis zum 26.09.2019 485 Masernerkrankungen erfasst [28].

5.10.1 **Biologie und Erkrankung**

▶ Erreger

Der Erreger der Masern ist das Morbilivirus. Es gehört zu den RNA-Viren aus der Familie der Paramyxoviren und trägt eine Hüllmembran. Das Masernvirus ist wie alle Paramyxoviren mehrgestaltig (pleomorph) und kugelig-rund (sphärisch); es hat einen Durchmesser von 100–250 nm. Das Masernvirus ist sehr empfindlich gegenüber äußeren Einflüssen, wie erhöhte Temperaturen, Licht, UV-Strahlen, fettlösenden Substanzen und Desinfektionsmitteln. Masernviren bilden nur einen Serotyp, werden aber in acht Stämme (A-H) mit insgesamt 24 Genotypen eingeteilt [29]. Die Einteilung in Genotypen, das heißt die Unterscheidung auf genetischer Ebene, ist hilfreich bei der Unterscheidung in Impf- oder Wildviren. Dies dient in erster Linie der Erkennung von Infektionsquellen, Übertragungsketten und Zirkulationswegen. ◀

▶ Übertragung und Infektion

Masern kommen nur beim Menschen vor. Daher bilden durch Masern infizierte und akut erkrankte Menschen das natürliche Erregerreservoir. Es besteht fort, solange eine ausreichende Zahl empfänglicher Individuen eine Zirkulation des Erregers ermöglicht. Masern werden durch Tröpfcheninfektion übertragen, das heißt durch das Einatmen infektiöser Tröpfchen beim Sprechen, Husten oder Niesen oder durch Kontakt mit infektiösen Sekreten aus der Nase oder dem Rachen. Eintrittspforten sind sowohl der Nasen-Rachen-Raum als auch die Augenbindehäute (Konjunktiven).

Masern ist eine der ansteckendsten Krankheiten überhaupt. Das Masernvirus führt bereits nach kurzer Kontaktzeit (Exposition) zu einer Infektion: Fast jeder Empfängliche, das heißt jeder Mensch, der nicht immun gegen Masern ist, steckt sich an. Die Kenngröße (Ansteckungs- oder Kontagionsindex) beträgt fast 1,0, das heißt, von 100 betroffenen Menschen stecken sich fast 100 an. Und von diesen 100 ungeschützt infizierten Menschen werden etwa 95 tatsächlich klinische Erscheinungen ausbilden. Das heißt, die Wahrscheinlichkeit zu erkranken (Manifestationsindex) ist ebenfalls nahe 100 %.

Die Infektiosität beginnt bereits während der späten Vorläuferphase etwa drei bis fünf Tage vor Beginn des Hautauschlags (Exanthem), hat ihren Höhepunkt mit Auftreten des Schnupfens und Hustens, und hält bis vier Tage nach Ausbruch des Exanthems an. Das heißt: Die Ansteckungsfähigkeit dauert etwa 14 Tage. ◀

▶ Krankheitsbild

Die Masernerkrankung entwickelt sich vom Zeitpunkt der Exposition innerhalb von acht bis zehn Tagen (Inkubationszeit) zu einer unspezifischen Vorläuferphase. Diese ist durch allgemeines Krankheitsgefühl, Appetitlosigkeit, erster Fieberanstieg, Konjunktivitis, Ausschlag am Gaumen (Enanthem) sowie Husten und Schnupfen gekennzeichnet. Am Ende der Vorläuferphase erscheinen die Koplik'schen Flecken: kleine, sandkorngroße weiße Flecken auf gerötetem Grund, die auf der Wangenschleimhaut zu finden sind. Sie sind typisch für Masern und erscheinen kurz vor dem Hautausschlag. Koplik'sche Flecken bleiben nur wenige Tage erkennbar und bilden sich mit Auftreten des großfleckigen Hautausschlags (Exanthem) zurück. Mit erneutem

Fieberanstieg beginnt das Exanthem im Gesicht und hinter den Ohren. Es breitet sich vom Zentrum über den Stamm auf die Arme und Beine aus und zeigt sich auch auf Handflächen und Fußsohlen. Es bleibt vier bis sieben Tage bestehen und klingt dann unter kleieartiger Schuppung ab. Zu diesem Zeitpunkt kommt es zum Temperaturabfall. Die Masernerkrankung hinterlässt eine lebenslange Immunität. ◄

► Behandlung

In der akuten Krankheitsphase sollen die erkrankten Personen Bettruhe einhalten und wegen der begleitenden Bindehautentzündung in abgedunkelten Zimmern untergebracht werden. Eine spezielle Therapie gegen das Masernvirus existiert nicht. Es werden daher nur die Symptome behandelt: Neben fiebersenkenden Medikamenten und Hustenmitteln kommen bei bakteriellen Mittelohrentzündungen oder Lungenentzündungen antibiotische Therapien in Frage. ◄

► Prognose

Die meisten Masern-Infektionen verlaufen problemlos, manchmal kommt es allerdings zu Komplikationen. Da Masern eine vorübergehende Immunschwäche von etwa sechs Wochen Dauer bedingen, besteht eine erhöhte Empfänglichkeit für bakterielle Zweitinfektionen (Superinfektion). So entwickeln Erkrankte eine Mittelohrentzündung (Otitis media), eine Lungenentzündung (Pneumonie), einen Durchfall (Diarrhoe) oder gar in 0,1 % eine Gehirnentzündung (Enzephalitis), die tödlich enden kann. Eine sehr seltene Spätkomplikation ist die subakute sklerosierende Panenzephalitis (SSPE), eine langsam fortschreitende Erkrankung des zentralen Nervensystems (ZNS). Diese tritt etwa sechs bis acht Jahre nach der Maserninfektion auf und führt meist innerhalb von sechs bis zwölf Monaten unter fortschreitendem Abbau mentaler und motorischer Funktionen zum Tode. Das RKI beschreibt ein deutlich höheres Risiko für Kinder unter fünf Jahren und schätzt bis zu 60 SSPE-Fälle auf 100.000 Masernerkrankungen [29]. ◄

5.10.2 Impfung

Zur aktiven Immunisierung gegen Masern stehen Lebendimpfstoffe zur Verfügung. Die Impfstoffe werden momentan in kombinierter Zusammensetzung angeboten. Dabei kommen Antigenkombinationen von Masern-Virus und Mumps-Virus und Röteln-Virus sowie auch zusätzlich in Kombination mit dem Varizellen-Virus zum Einsatz. Für den Reimport von monovalenten Masern-Impfstoffen nach Deutschland stehen nur sehr geringe Mengen zur Verfügung. Als Impfstoff der ersten Wahl gilt daher ein Kombinationsimpfstoff.

Lebendimpfstoffe (Kombinationen gegen)	Handelsname	Hersteller	In Deutschland zugelassen
Masern-Mumps-Röteln	Priorix	GSK	Ja
Masern-Mumps-Röteln	M-M-RVax-Pro	MSD Vaccins	Ja

Lebendimpfstoffe (Kombinationen gegen)	Handelsname	Hersteller	In Deutschland zugelassen
Masern-Mumps-Röteln-Varizellen	Priorix-Tetra	GSK	Ja
Masern-Mumps-Röteln-Varizellen	ProQuad	MSD Vaccins	Ja

Lebendimpfstoff (Mono gegen)	Handelsname	Hersteller	In Deutschland zugelassen
Masern	MEASLES Vaccine live	PaxVax Berna	Nein (Schweiz)

▶ Zusammensetzung und Herstellung der Impfstoffe

Die in Deutschland zugelassenen Lebendimpfstoffe werden aus abgeschwächten (attenuierten) Masernviren, die auf Hühnerembryozellen gezüchtet werden, hergestellt. Die Impfstoffviren sind vermehrungsfähig, haben aber ihre krankmachenden Eigenschaften im Herstellungsprozess eingebüßt. Die Impfstoffe enthalten verschiedene Impfstämme, entweder den Stamm Schwarz oder den Stamm Moraten (**More attenuated En**ders). Eine Impfstoffdosis enthält nach den Herstellerangaben mindestens 1000 infektiöse Einheiten sowie als Stabilisatoren Sorbitol, Polysorbat oder hydrolysierte Gelatine. Die Stabilisatoren halten die Impfantigene in ihrem Aufbau und ihrer Funktion stabil und tragen so zur richtigen Erkennung des Immunsystems bei. Da während der Produktion des Lebendimpfstoffs zur Vermeidung von bakteriellen Verunreinigungen Antibiotika zugesetzt werden, ist produktionsbedingt noch 0,03 mg Neomycin (eine Spur des Antibiotikums) enthalten. ◀

▶ Anwendung

Nach Herstellerangaben ist der Impfstoff sowohl während des Transports als auch bei der Aufbewahrung im Kühlschrank bei 2–8 °C zu lagern. Diese besondere Vorsichtsmaßnahme für die Aufbewahrung dient der sicheren Wirksamkeit. Zum Gebrauch des Impfstoffs wird dem Pulver in einer Durchstechflasche das Lösungsmittel in Form von 0,5 ml destilliertem Wasser in einer Fertigspritze hinzugefügt. Danach wird die Mischung gründlich geschüttelt, bis sich das Pulver vollständig gelöst hat. Die Farbe des gelösten Impfstoffs kann von pfirsichfarben bis fuchsienrosa variieren. Der gelöste Impfstoff soll umgehend verbraucht werden, indem zur Verabreichung eine neue Nadel verwendet wird. Zur Grundimmunisierung wird eine Dosis verabreicht. Dies geschieht entweder in einen Muskel (i.m.) oder unter die Haut (s.c.). ◀

▶ Wirksamkeit

Die Impfung mit dem Masern-Impfstoff löst eine Immunantwort aus. Die so gebildeten Immunglobuline der Klasse M (IgM) sind nach kurzer Zeit messbar vorhanden. Nach Angaben des RKI und der Hersteller beträgt die Effektivität einer Masern-Impfdosis unabhängig vom Impfalter und der geografischen Region im

Durchschnitt 91 %. Bei der zweimaligen Masern-Impfung zur Verhinderung einer Masern-Erkrankung wird die Impfeffektivität mit 92–99 % angegeben.

Selten kommt es zum Nicht-Ansprechen („Non-Responder") auf die Impfung. Hierfür können verschiedene Ursachen in Frage kommen: Vorhandensein mütterlicher Antikörper bei sehr jungen Säuglingen, genetische Ursachen oder schlicht unsachgemäße Lagerung des Impfstoffs durch zum Beispiel Unterbrechung der Kühlkette. ◄

► Indikationen

Die Masernimpfung wird für alle Kinder empfohlen. Wegen der weiter oben beschriebenen hohen Ansteckungsfähigkeit der Masernviren ist diese Impfung im späten Säuglingsalter, also im Alter von elf Monaten, zum eigenen Schutz notwendig. Die Erstimpfung kann aber bereits ab einem Alter von neun Monaten verabreicht werden, wenn das Kind in eine Gemeinschaftseinrichtung aufgenommen werden soll.

Auch für Personen in Gemeinschaftseinrichtungen für Kinder oder in medizinischen Einrichtungen sowie in der Betreuung Immundefizienter ist der Immunschutz gegen Masern erforderlich. Für bisher nicht geimpfte Erwachsene sind hier zwei Nachholimpfungen empfohlen. Dies betrifft alle Menschen, die nach 1970 geboren wurden, und die in der Kindheit nicht geimpft wurden oder deren Impfstatus unklar ist. Bei allen früheren Jahrgängen war noch kein Impfstoff verfügbar, sodass man einer erworbenen Immunität durch Wildvirus-Infektionen ausgehen kann. ◄

► Kontraindikationen

Lebendimpfstoffe, zu denen auch der Masernimpfstoff zählt, sind für bestimmte Personen nicht geeignet. Eine Kontraindikation besteht daher für Menschen mit Immundefekten oder Menschen, die mit Immununterdrückern (Immunsuppressiva) behandelt werden. Auch Schwangere dürfen nicht geimpft werden, um das theoretisch vorhandene Risiko einer Fruchtschädigung auszuschließen. Ferner dürfen Menschen mit einer nachgewiesenen Allergie gegen Hühnereiweiß oder Neomycin nicht geimpft werden, da im Herstellungsprozess beide Materialien verwendet werden und im Impfstoff in Spuren vorkommen.

Bei Personen, die an einer akuten, schweren, mit Fieber einhergehenden Erkrankung leiden, wird die Impfung auf einen späteren Zeitpunkt verschoben. Ein banaler Infekt, wie zum Beispiel eine Erkältung, stellt jedoch keine Kontraindikation für eine Impfung dar. ◄

► Nebenwirkungen

Der unter Medizinern geläufige Satz „Keine Wirkung ohne Nebenwirkung" trifft speziell auf die Masernimpfung zu. So zeigen etwa 5–15 % der Geimpften besonders nach der ersten Impfung einen masernähnlichen Ausschlag („Impfmasern") mit mäßigem Fieber, meistens in der zweiten Woche nach der Impfung. Es handelt sich dabei um eine milde, kurzfristige Reaktion, die aber nicht ansteckend ist.

Manche Kinder neigen zu Fieberkrämpfen. Diese werden in der Regel vom Kinderarzt mit Hinweisen zur medikamentösen Fiebersenkung und dem Temperaturmanagement für den siebten bis zwölften Tag nach der Masernimpfung versehen.

Eine sehr seltene Komplikation ist die Verminderung der Blutplättchen (Thrombo-zytopenie), die aber bei der natürlichen Infektion durch Masern-Wildviren sehr viel häufiger vorkommt.

Viele Eltern sind besorgt über die behaupteten Erkrankungen nach Masern-Impfung. Hier kann beruhigt werden: Weder für das Auftreten von Autismus, den entzünd-lichen Darmerkrankungen Morbus Crohn und Colitis ulcerosa, Gehirnentzündung bei Immungesunden oder Ähnlichem gibt es wissenschaftliche Beweise. ◄

▶ Impfschema und Impfalter

Im Alter von elf bis 14 Monaten wird die erste Masernimpfung zusammen mit den Impfungen gegen Mumps, Röteln und Varizellen empfohlen. Gefolgt wird diese Erstimpfung von einer Zweitimpfung in der Regel im zweiten Lebensjahr. Bei Lebendimpfstoffen ist zu beachten, dass ein Mindestabstand von einer Lebendimpfung zu einer weiteren Lebendimpfung von vier Wochen einzuhalten ist. Daher kann die Zweitimpfung nur unter Einhaltung des Mindestabstands durchgeführt werden. Diese Zweitimpfung wurde vor einiger Zeit eingeführt, da augenscheinlich manche Geimpfte auf die erste Impfung nicht oder auf einzelne Komponenten nicht angesprochen hatten. Mit der zweiten Impfung können so Impflücken geschlossen werden.

Für Erwachsene gilt: Eine einmalige Masern-Mumps-Röteln(MMR)-Standardimpfung soll weiterhin bei allen nach 1970 geborenen ungeimpften bzw. in der Kindheit nur ein-mal geimpften Personen oder unklarem Impfstatus nachgeholt werden.

Impfung gegen	Alter in Monaten		Alter in Jahren	
	11–14	15–23	2–17	Ab 18
Masern	G1	G2	N	S
Mumps, Röteln	G1	G2	N	
Varizellen	G1	G2	N	

G Grundimmunisierung, N Nachholimpfung, S Standardimpfung

Passive Immunisierung

Nach Kontakt zu Masern-Kranken sollte die passive Immunisierung mit Immun-globulinen bis zu sechs Tage nach Exposition bei kontraindizierter aktiver Impfung vor allem für ungeschützte Personen mit hohem Komplikationsrisiko, zum Beispiel für Säuglinge unter sechs Monaten, Patienten mit Immunschwäche und empfängliche Schwangere, erfolgen bzw. erwogen werden. Die Anwendung erfolgt außerhalb der Zulassung. Säuglinge im Alter von sechs bis acht Monaten können nach individueller Risiko-Nutzen-Abwägung alternativ zur ersten Impfung Immunglobuline erhalten. Nach einer Immunglobulingabe ist die MMR/Varizellen-Impfung für acht Monate nicht sicher wirksam [30]. ◄

5.11 Mumps

Mumps ist eine weltweit verbreitete Infektionskrankheit und tritt fortwährend auf. Früher wurde Mumps („Ziegenpeter") als typische Kinderkrankheit angesehen, da hauptsächlich Kinder zwischen zwei und 15 Jahren erkrankten. Nach Einführung der Impfung in den 1970er-Jahren verschob sich das Erkrankungsalter in höhere Altersgruppen.

In Deutschland besteht erst seit 2013 eine Meldepflicht für die Erkrankung. Daher sind Angaben zur Erkrankungshäufigkeit nur mit Einschränkungen zu verwenden. Dennoch zeigt die aktuelle Statistik des RKI mit 653 gemeldeten Fällen für das Jahr 2017, 534 für das Jahr 2018 und 360 für das Jahr 2019 (KW 36, Datenstand 25.09.2019), dass auch die langjährigen Häufigkeiten im Bereich von 0,6 Erkrankungsfällen pro 100.000 Einwohnern liegen und damit sehr weit unter den Zahlen vor Beginn der Impfungen.

5.11.1 Biologie und Erkrankung

▶ Erreger

Mumps wird durch das Mumps-Virus hervorgerufen. Es ist ein umhülltes Einzelstrang-RNA-Virus aus der Familie der Paramyxoviren. Die Größe beträgt durchschnittlich 150–300 nm und die Form ist kugelig-rund und knäuelartig. Es ist nur ein den Menschen krankmachender Typ (Serotyp) bekannt, der von der WHO in genetische Untergruppen (Genotypen) von A bis N eingeteilt wird. Danach können sich die verschiedenen Genotypen in ihren biologischen Eigenschaften unterscheiden. Sie sind auch geografisch unterschiedlich verbreitet. In Deutschland wurden Mumps-Erkrankungen in den letzten Jahren vor allem durch den Genotyp G verursacht. ◀

▶ Übertragung und Infektion

Die Mumpsviren werden in der Regel über die Luft durch Tröpfchen aus dem Nasen-Rachen-Raum und direkten Speichelkontakt von Mensch zu Mensch übertragen. Auch Schmierinfektionen durch mit Speichel verunreinigte Gegenstände sind möglich. Die Eintrittspforten sind die Nasen-Rachen-Schleimhäute und die Augenbindehäute (Konjunktiven). Die Ansteckungsfähigkeit ist viel geringer als die der Windpocken oder Masern und beginnt zwei Tage vor Erkrankungsbeginn bis vier Tage danach. Ein Infizierter kann sieben Tage vor Auftreten der Schwellung der Ohrspeicheldrüse (Parotis) bis neun Tage danach ansteckend sein. ◀

▶ Krankheitsbild

Die Mumps-Erkrankung (Parotitis epidemica) tritt nach einer Inkubationszeit von etwa 16–18 Tagen bei empfänglichen Menschen in jedem Lebensalter auf. Im letzten Drittel der Ansteckungszeit kommt es zu einem Vorläuferstadium, das mehrere Tage anhält. Es ist durch allgemeine Symptome wie Mattigkeit, Unlust, Schmerzen im

Kopf-, Hals-, Nacken- und Ohrenbereich und leichtem Fieber bis 38,0 °C gekennzeichnet. Die Krankheit beginnt dann mit einer meist einseitigen Schwellung der Ohrspeicheldrüse (Parotitis). Typisch sind die Schmerzhaftigkeit bei Druck oder Kaubewegungen und das begleitende hohe Fieber. Beidseitige Entzündungen der Ohrspeicheldrüsen sind in der Folge nicht selten. Das Fieber hält etwa drei bis vier Tage an, dann kommt es zu einer Entfieberung und Rückgang der Schwellung. Die Krankheit hinterlässt in der Regel eine lebenslange Immunität.◄

► Behandlung

Eine spezielle Therapie gegen das Mumpsvirus existiert nicht. Allenfalls kann mit fiebersenkenden Medikamenten eine Linderung der Symptome erreicht werden.◄

► Prognose

Bis zu 40 % der Infektionen mit dem Mumps-Virus verlaufen ohne Symptome oder nur mit allgemeinen Krankheitszeichen [17].
Komplikationen bei der Mumps-Erkrankung kommen vor. Die häufigste Komplikation ist mit bis zu 15 % die Hirnhautentzündung (aseptische Meningitis). Selten kommt es auch zu einer begleitenden Gehirnentzündung (Enzephalitis).
Mumps-Viren können im gesamten Körper auch andere Speicheldrüsen infizieren. So ist die Entzündung der Bauchspeicheldrüse von Erbrechen und Oberbauchschmerzen begleitet. Dies kommt in etwa 5 % aller Fälle vor. Ein ursächlicher Zusammenhang zum Auftreten der Zuckerkrankheit (Diabetes mellitus Typ I) ist bisher nicht bewiesen. Von Bedeutung ist, dass insgesamt Jungen häufiger erkranken als Mädchen. Bei einem Viertel der männlichen Patienten nach der Pubertät kommt es zu einer Hodenentzündung (Orchitis), die in der Folge eine Sterilität befürchten lässt.
Häufigster und wichtigster Dauerschaden ist aber die meist eine einseitige Innenohrschwerhörigkeit bis hin zur Ertaubung.◄

5.11.2 Impfung

Zur aktiven Immunisierung gegen Mumps stehen Lebendimpfstoffe zur Verfügung. Die Impfstoffe werden momentan in kombinierter Zusammensetzung angeboten. Dabei kommen Antigenkombinationen von Mumps-Virus und Masern-Virus und Röteln-Virus sowie auch zusätzlich in Kombination mit dem Varizellen-Virus zum Einsatz. Monovalente Mumps-Impfstoffe stehen nicht zur Verfügung. Als Impfstoff der ersten Wahl gilt daher ein Kombinationsimpfstoff.

Lebendimpfstoffe (Kombinationen gegen)	Handelsname	Hersteller
Masern-Mumps-Röteln	Priorix	GSK
Masern-Mumps-Röteln	M-M-RVax-Pro	MSD Vaccins
Masern-Mumps-Röteln-Varizellen	Priorix-Tetra	GSK
Masern-Mumps-Röteln-Varizellen	ProQuad	MSD Vaccins

5

Die in Deutschland zugelassenen Lebendimpfstoffe werden aus abgeschwächten (attenuierten) Mumps-Viren, die auf Hühnerembryozellen gezüchtet werden, hergestellt. Die Impfstoffviren sind vermehrungsfähig, haben aber ihre krankmachenden Eigenschaften im Herstellungsprozess eingebüßt. Die Impfstoffe enthalten verschiedene Impfstämme: In Europa wird überwiegend der Stamm Jeryl Lynn oder der davon abgeleitete Stamm RIT 4385 verwendet. Eine Impfstoffdosis enthält nach den Herstellerangaben deutlich mehr als 1000 infektiöse Einheiten sowie als Stabilisatoren Sorbitol, Polysorbat oder hydrolysierte Gelatine. Die Stabilisatoren halten die Impfantigene in ihrem Aufbau und ihrer Funktion stabil und tragen so zur richtigen Erkennung des Immunsystems bei. Da während der Produktion des Lebendimpfstoffs zur Vermeidung von bakteriellen Verunreinigungen Antibiotika zugesetzt werden, ist produktionsbedingt noch 0,03 mg Neomycin (eine Spur des Antibiotikums) enthalten. ◀

Nach Herstellerangaben ist der Impfstoff sowohl während des Transports als auch bei der Aufbewahrung im Kühlschrank bei 2–8 °C zu lagern. Diese besondere Vorsichtsmaßnahme für die Aufbewahrung dient der sicheren Wirksamkeit. Zum Gebrauch des Impfstoffs wird dem Pulver in einer Durchstechflasche das Lösungsmittel in Form von 0,5 ml destilliertem Wasser in einer Fertigspritze hinzugefügt. Danach wird die Mischung gründlich geschüttelt, bis sich das Pulver vollständig gelöst hat. Die Farbe des gelösten Impfstoffs kann von pfirsichfarben bis fuchsienrosa variieren. Der gelöste Impfstoff soll umgehend verbraucht werden, indem zur Verabreichung eine neue Nadel verwendet wird. Zur Grundimmunisierung wird eine Dosis verabreicht. Dies geschieht entweder in einen Muskel (i.m.) oder unter die Haut (s.c.). ◀

Die Impfung mit dem Mumps-Impfstoff löst eine Immunantwort aus. Die so gebildeten Immunglobuline der Klasse M (IgM) sind nach kurzer Zeit messbar vorhanden. Nach Angaben des RKI beträgt die Effektivität einer Mumps-Impfdosis etwa 78 % [31]. Nach der zweimaligen Mumps-Impfung zur Verhinderung einer Mumps-Erkrankung wird die Impfeffektivität mit 88 % angegeben. Die Hersteller geben in ihren Fachinformationen jeweils eine höhere Effektivität an.

Manche Beobachtungen, wie zum Beispiel Mumps-Ausbrüche in jüngster Zeit unter zweimalig geimpften Jugendlichen und Studenten in den USA und Deutschland, deuten darauf hin, dass der Langzeitschutz dieser Impfung weniger hoch als bei der Masern-Impfung zu sein scheint.

Selten kommt es auch zum Nicht-Ansprechen („Non-Responder") auf die Impfung. Hierfür können verschiedene Ursachen in Frage kommen: Vorhandensein mütterlicher Antikörper bei sehr jungen Säuglingen, genetische Ursachen oder schlicht unsachgemäße Lagerung des Impfstoffs durch zum Beispiel Unterbrechung der Kühlkette. ◀

▶ Indikationen

Die Mumpsimpfung wird für alle Kinder empfohlen. Aktuell besteht die Empfehlung, Kinder im späten Säuglingsalter, also im Alter ab elf Monate, bis zum 14. Monat das erste Mal gegen Mumps zu impfen. Die zweite Dosis soll dann im Alter von 15–23 Lebensmonaten gegeben werden.

Auch für Personen in Gemeinschaftseinrichtungen für Kinder oder in Gesundheitsdienstberufen in der Patientenversorgung oder in Ausbildungsberufen für junge Erwachsene ist der Immunschutz gegen Mumps erforderlich. Für bisher nicht geimpfte Erwachsene sind hier zwei Nachholimpfungen empfohlen. Dies betrifft alle Menschen, die nach 1970 geboren wurden, und die in der Kindheit nicht geimpft wurden oder deren Impfstatus unklar ist. Bei allen früheren Jahrgängen war noch kein Impfstoff verfügbar, sodass man einer erworbenen Immunität durch Wildvirusinfektionen, ähnlich wie bei Masern, ausgehen kann. ◀

▶ Kontraindikationen

Lebendimpfstoffe, zu denen auch der Mumpsimpfstoff zählt, sind für bestimmte Personen nicht geeignet. Eine Kontraindikation besteht daher für Menschen mit Immundefekten oder Menschen, die mit Immununterdrückern (Immunsuppressiva) behandelt werden. Auch Schwangere dürfen nicht geimpft werden, um das theoretisch vorhandene Risiko einer Fruchtschädigung auszuschließen. Ferner dürfen Menschen mit einer nachgewiesenen Allergie gegen Hühnereiweiß oder Neomycin nicht geimpft werden, da im Herstellungsprozess beide Materialien verwendet werden und im Impfstoff in Spuren vorkommen.

Bei Personen, die an einer akuten, schweren, mit Fieber einhergehenden Erkrankung leiden, wird die Impfung auf einen späteren Zeitpunkt verschoben. Ein banaler Infekt, wie zum Beispiel eine Erkältung, stellt jedoch keine Kontraindikation für eine Impfung dar. ◀

▶ Nebenwirkungen

Etwa 10–15 % der Geimpften reagieren nach der ersten Impfung mit mäßigem Fieber, meistens in der zweiten Woche nach der Impfung. Manche Kinder neigen zu Fieberkrämpfen [32]. Diese werden in der Regel vom Kinderarzt mit Hinweisen zur medikamentösen Fiebersenkung und dem Temperaturmanagement für den siebten bis 14. Tag nach der Masernimpfung versehen.

Eine einseitige Ohrspeicheldrüsenschwellung (Parotitis) tritt selten auf, ebenso wie eine Hodenschwellung. Alle Reaktionen sind von kurzer Dauer und hinterlassen keine Beeinträchtigung des Impflings. ◀

▶ Impfschema und Impfalter

Im Alter von elf bis 14 Monaten ist die erste Mumps-Impfung zusammen mit den Impfungen gegen Masern, Röteln und Varizellen empfohlen. Gefolgt wird diese Erstimpfung von einer Zweitimpfung in der Regel im zweiten Lebensjahr (15.–23. Lebensmonat). Bei Lebendimpfstoffen ist zu beachten, dass ein Mindestabstand von einer Lebendimpfung zu einer weiteren Lebendimpfung von vier Wochen einzuhalten ist. Daher kann die Zweitimpfung nur unter Einhaltung des Mindestabstands durchgeführt werden. Diese Zweitimpfung wurde vor einiger Zeit eingeführt, da augenscheinlich manche Geimpfte auf die erste Impfung nicht oder auf einzelne Komponenten nicht angesprochen hatten. Mit der zweiten Impfung können so Impflücken geschlossen werden.

Für Erwachsene gilt die berufliche Impfindikation: Die zweimalige MMR-Standardimpfung soll bei jenen nach 1970 geborenen ungeimpften Personen oder Personen mit unklarem Impfstatus nachgeholt werden, die in Gesundheitsdienstberufen in der unmittelbaren Patientenversorgung, in Gemeinschaftseinrichtungen oder Ausbildungsberufen für junge Erwachsene tätig sind.

Für die Impfung gegen Mumps gibt es keine Altersbeschränkung.

Impfung gegen	Alter in Monaten		Alter in Jahren	
	11–14	15–23	2–17	Ab 18
Masern	G1	G2	N	S
Mumps, Röteln	G1	G2	N	*
Varizellen	G1	G2	N	

G: Grundimmunisierung, N: Nachholimpfung, S: Standardimpfung *Im Erwachsenenalter gilt für Mumps nur eine berufliche Indikation
◄

5.12 Röteln

Röteln treten als Infektionskrankheit weltweit auf. Nach der Entdeckung der Ursache konnte der in den 1960er-Jahren entwickelte Impfstoff zunehmend weltweit eingesetzt werden. Hierdurch verschob sich das Erkrankungsalter der früher als typische Kinderkrankheit angesehenen Röteln ins höhere Alter. In einigen Ländern wurde eine Elimination bereits erreicht. Länder mit niedrigen Impfraten oder ohne Impfprogramme haben die meisten Erkrankten.

In Deutschland besteht erst seit 2013 eine Meldepflicht für die Erkrankung. Daher sind Angaben zur Erkrankungshäufigkeit nur mit Einschränkungen zu verwenden. Dennoch zeigt die aktuelle Statistik des RKI mit 14 gemeldeten Fällen für das Jahr 2017, 14 für das Jahr 2018 und 15 für das Jahr 2019 (KW 37, Datenstand 02.10.2019), dass die Häufigkeiten im Bereich von nur etwa 0,015 Erkrankungsfällen pro 100.000 Einwohnern liegen und damit sehr weit unter den Zahlen vor Beginn der Impfungen. Zwar kann von einer gewissen Anzahl nicht gemeldeter Erkrankungen ausgegangen werden, aber der positive Trend lässt hoffen, dass auch Deutschland bald frei von Röteln sein wird.

5.12.1 Biologie und Erkrankung

▶ Erreger

Der Erreger ist das Röteln-Virus. Es ist ein umhülltes Einzelstrang-RNA-Virus aus der Gattung Rubivirus und gehört zur Familie der Togaviren. Die Größe beträgt durchschnittlich 50–70 nm und die Form ist kugelig-rund mit Ausstülpungen. Es ist nur ein den Menschen krankmachender Typ (Serotyp) bekannt, der in 13 genetische Untergruppen (Genotypen) eingeteilt werden kann. Röteln-Viren sind nur wenig umweltresistent und hitzelabil.

Der einzig bekannte natürliche Wirt für das Röteln-Virus ist der Mensch. ◀

▶ Übertragung und Infektion

Die Übertragung des Röteln-Virus geschieht über die Luft (aerogen) durch Tröpfcheninfektion von Mensch zu Mensch. Die Eintrittspforte ist der Nasen-Rachen-Raum. Über die Schleimhäute gelangt das Virus zu den in der Nähe gelegenen Lymphknoten, dringt in die Blutbahn ein und vermehrt sich dort. Danach infiziert es lymphatisches Gewebe, die Haut, die Schleimhautoberfläche des Atem- und des Harn- sowie des Genitaltraktes, aber auch die Gelenkoberflächen.

Die Ansteckungsfähigkeit des Rötelnvirus ist insgesamt gering: Die Basisreproduktionszahl (R0), das heißt die Zahl, wie viele ansteckungsfähige Menschen durch eine bereits erkrankte Person in Durchschnitt infiziert werden, wird mit 3 bis 8 angegeben. Im Vergleich zu Masern mit 15 bis 18 Folgefällen ist sie niedrig. Die Infektion hinterlässt eine lebenslange Immunität.

Die Übertragung des Virus kann in der Schwangerschaft bei einer Ersterkrankung einer werdenden Mutter über die Plazenta zur Infektion des Ungeborenen führen. ◀

▶ Krankheitsbild

Die Zeit zwischen der Ansteckung und den ersten Krankheitszeichen (Inkubationszeit) ist bei Röteln relativ lang: Sie wird mit 14–21 Tagen angegeben. Der Verlauf der Erkrankung ist von Mensch zu Mensch sehr unterschiedlich und leicht mit anderen fieberhaften Infekten mit Hautausschlag zu verwechseln. Man geht davon aus, dass etwa die Hälfte der Infektionen ohne Symptome verläuft.

In der Regel besteht die Vorläuferphase von zwei Tagen aus Lymphknotenschwellungen im Nacken und hinter den Ohren, Kopfschmerzen, leichtem Fieber bis 38 °C, Augenentzündungen, Husten und Schnupfen. Dann kommt es zu einem kleinfleckigen Hautausschlag (Exanthem), der im Gesicht beginnt, sich über Körper und Arme sowie Beine ausbreitet und nach ein bis drei Tagen wieder verschwindet. Ansteckungsfähig bleibt man für bis zu 15 Tage nach Beginn des Ausschlags.

Ein besonderes Krankheitsbild ergibt sich, wenn eine werdende nicht-immune Schwangere das sich entwickelnde Kind über die Plazenta ansteckt. Die Schwere der Schäden ist abhängig von dem Zeitpunkt der Schwangerschaftswoche. In den ersten zwölf Schwangerschaftswochen ist die Gefahr des sogenannten konnatalen Röteln-Syndroms sehr hoch. ◀

5

▶ **Behandlung**

Eine spezielle Therapie gegen Röteln existiert nicht. Für die Behandlung von Fieber oder Gelenkbeschwerden stehen Medikamente zur Verfügung. ◀

▶ **Prognose**

Die Röteln-Erkrankung verläuft bei Kindern in der Regel leicht und ohne Komplikationen. Im Gegensatz zu Kindern haben erkrankte Erwachsene ausgeprägte Krankheitszeichen, wie zum Beispiel Gelenkschmerzen und Gelenkentzündungen.
Für nicht-immune Frauen, die sich in der Schwangerschaft anstecken, ergibt die Röteln-Infektion ein besonderes Risiko. Da sich in der Frühschwangerschaft die Organe ausbilden, können die Schäden besonders gravierend sein: Defekte am Herzen, Augenlinsentrübung und Innenohrtaubheit. Vielfach kann die sehr frühe Infektion im ersten bis vierten Schwangerschaftsmonat auch zum Spontanabort oder zur Frühgeburt führen. Die Gesamtsterblichkeit des angeborenen Röteln-Syndroms wird mit 20 % angegeben [33]. ◀

5.12.2 Impfung

Zur aktiven Immunisierung gegen Röteln stehen Lebendimpfstoffe zur Verfügung. Die Impfstoffe werden momentan in kombinierter Zusammensetzung angeboten. Dabei kommen Antigenkombinationen von Röteln-Virus und Masern-Virus und Mumps-Virus sowie auch zusätzliche Kombinationen mit dem Varizellen-Virus zum Einsatz. Monovalente Röteln-Impfstoffe stehen seit 2012 nicht mehr zur Verfügung. Als Impfstoff der ersten Wahl gilt daher ein Kombinationsimpfstoff.

Lebendimpfstoffe (Kombinationen gegen)	Handelsname	Hersteller
Masern-Mumps-Röteln	Priorix	GSK
Masern-Mumps-Röteln	M-M-RVax-Pro	MSD Vaccins
Masern-Mumps-Röteln-Varizellen	Priorix-Tetra	GSK
Masern-Mumps-Röteln-Varizellen	ProQuad	MSD Vaccins

▶ **Zusammensetzung und Herstellung der Impfstoffe**

Die in Deutschland zugelassenen Lebendimpfstoffe werden aus abgeschwächten (attenuierten) Röteln-Viren, die auf menschlichen Zellen gezüchtet werden, hergestellt. Die Impfstoffviren sind vermehrungsfähig, haben aber ihre krankmachenden Eigenschaften im Herstellungsprozess eingebüßt. Die Impfstoffe enthielten früher verschiedene Impfstämme. In Europa und den USA wird heute nur noch der Stamm Wistar RA27/3 verwendet. Eine Impfstoffdosis enthält nach den Herstellerangaben mehr als 1000 infektiöse Einheiten sowie als Stabilisatoren Sorbitol, Polysorbat oder hydrolysierte Gelatine. Die Stabilisatoren halten die Impfantigene in ihrem Aufbau und ihrer Funktion stabil und tragen so zur richtigen Erkennung des Immunsystems bei.

Da während der Produktion des Lebendimpfstoffs zur Vermeidung von bakteriellen Verunreinigungen Antibiotika zugesetzt werden, ist produktionsbedingt noch 0,03 mg Neomycin (eine Spur des Antibiotikums) enthalten. ◄

► Anwendung

Nach Herstellerangaben ist der Impfstoff sowohl während des Transports als auch bei der Aufbewahrung im Kühlschrank bei 2–8 °C zu lagern. Diese besondere Vorsichtsmaßnahme für die Aufbewahrung dient der sicheren Wirksamkeit. Zum Gebrauch des Impfstoffs wird dem Pulver in einer Durchstechflasche das Lösungsmittel in Form von 0,5 ml destilliertem Wasser in einer Fertigspritze hinzugefügt. Danach wird die Mischung gründlich geschüttelt, bis sich das Pulver vollständig gelöst hat. Die Farbe des gelösten Impfstoffs kann von pfirsichfarben bis fuchsienrosa variieren. Der gelöste Impfstoff soll umgehend verbraucht werden, indem zur Verabreichung eine neue Nadel verwendet wird. Zur Grundimmunisierung wird eine Dosis verabreicht. Dies geschieht entweder in einen Muskel (i.m.) oder unter die Haut (s.c.). ◄

► Wirksamkeit

Die Röteln-Impfung löst eine Immunantwort aus. Die so gebildeten spezifischen Immunglobuline der Klasse M (IgM) sind nach kurzer Zeit messbar vorhanden. Nach Angaben der Hersteller beträgt die Effektivität einer Rötelnimpfdosis etwa 97 %. Nach der zweimaligen Röteln-Impfung zur Verhinderung einer Röteln-Erkrankung wird die Impfeffektivität mit 99–100 % angegeben.

Über die Langzeitwirkung besteht keine Einigkeit. Manche Beobachtungen deuten aber darauf hin, dass der Langzeitschutz für 20 Jahre oder mehr bei der Mehrzahl der Geimpften bestehen bleibt.

Während es bei der Masern- oder Mumps-Impfung selten zum Nicht-Ansprechen („Non-Responder") auf die Impfung kommt, liegen bei der Röteln-Impfung bei fast allen (nahezu 100 %) Impflingen schützende Antikörper vor. Daher wird auch bei Schwangeren nach der Mutterschafts-Richtlinie vorrangig zur Immunitätsbestimmung die Impfbuchkontrolle genannt. Schutz vor Röteln-Embryopathie wird angenommen, wenn der Nachweis über zwei erfolgte Röteln-Impfungen dokumentiert vorliegt. ◄

► Indikationen

Die Röteln-Impfung wird für alle Kinder empfohlen. Aktuell besteht die Empfehlung, Kinder im späten Säuglingsalter, also im Alter ab elf Monate, bis zum 14. Monat das erste Mal gegen Röteln zu impfen. Die zweite Dosis soll dann im Alter von 15–23 Lebensmonate gegeben werden.

Für bisher nicht geimpfte Frauen im gebärfähigen Alter sind zwei Nachholimpfungen empfohlen.

Auch für Personen in Gemeinschaftseinrichtungen für Kinder oder in Einrichtungen der Kinderheilkunde, der Geburtshilfe und der Schwangerenbetreuung ist der Immunschutz gegen Röteln erforderlich. All diese Personen, die in der Kindheit nicht oder nur einmal geimpft wurden oder deren Impfstatus unklar ist, sollen entsprechend

5

eine einmalige Impfung erhalten. Hierdurch soll vermieden werden, dass eine eigene Infektion Schwangere oder die ungeborenen Kinder gefährdet. ◄

► Kontraindikationen

Lebendimpfstoffe, zu denen auch der Rötelnimpfstoff zählt, sind für bestimmte Personen nicht geeignet. Eine Kontraindikation besteht daher für Menschen mit Immundefekten oder Menschen, die mit Immununterdrückern (Immunsuppressiva) behandelt werden. Auch Schwangere dürfen nicht geimpft werden, um das theoretisch vorhandene Risiko einer Fruchtschädigung auszuschließen. Ferner dürfen Menschen mit einer nachgewiesenen Allergie gegen Hühnereiweiß oder Neomycin nicht geimpft werden, da im Herstellungsprozess beide Materialien verwendet werden und im Impfstoff in Spuren vorkommen.

Bei Personen, die an einer akuten, schweren, mit Fieber einhergehenden Erkrankung leiden, wird die Impfung auf einen späteren Zeitpunkt verschoben. Ein banaler Infekt, wie zum Beispiel eine Erkältung, stellt jedoch keine Kontraindikation für eine Impfung dar. ◄

► Nebenwirkungen

Nach der ersten Impfung kann es selten (bis zu 10 %) zu einem rötelnähnlichen Hautausschlag mit mäßigem Fieber kommen, meistens in der zweiten Woche nach der Impfung. Dies tritt bei Kindern seltener auf als bei Erwachsenen. Bei Erwachsenen (häufiger bei Frauen) kommt es in einem Viertel der Fälle zu Gelenkentzündungen. Sehr selten kommt es zu einer vorübergehenden Erniedrigung der Blutplättchen.

In der Regel sind alle Reaktionen von kurzer Dauer und hinterlassen keine Beeinträchtigung des Impflings. ◄

► Impfschema und Impfalter

Im Alter von elf bis14 Monaten ist die erste Röteln-Impfung zusammen mit den Impfungen gegen Masern, Mumps und Varizellen empfohlen. Gefolgt wird diese Erstimpfung von einer Zweitimpfung in der Regel im zweiten Lebensjahr (15.–23. Lebensmonat). Bei Lebendimpfstoffen ist zu beachten, dass ein Mindestabstand von einer Lebendimpfung zu einer weiteren Lebendimpfung von vier Wochen einzuhalten ist. Daher kann die Zweitimpfung nur unter Einhaltung des Mindestabstands durchgeführt werden. Diese Zweitimpfung wurde vor einiger Zeit eingeführt, da augenscheinlich manche Geimpfte auf die erste Impfung nicht oder auf einzelne Komponenten nicht angesprochen hatten. Mit der zweiten Impfung können so Impflücken geschlossen werden.

Für Erwachsene gilt die berufliche Impfindikation: Eine einmalige Rötelnimpfung als MMR-Standardimpfung soll bei jenen ungeimpften oder in der Kindheit nur einmal geimpften Personen oder Personen mit unklarem Impfstatus nachgeholt werden, die in Einrichtungen der Pädiatrie, der Geburtshilfe und der Schwangerenbetreuung sowie in Gemeinschaftseinrichtungen tätig sind.

Frauen im gebärfähigen Alter sollen insgesamt zwei Impfungen erhalten haben.

Für die Impfung gegen Röteln gibt es keine Altersbeschränkung.

Impfung gegen	Alter in Monaten		Alter in Jahren	
	11–14	15–23	2–17	Ab 18
Masern	G1	G2	N	S
Mumps, Röteln	G1	G2	N	*
Varizellen	G1	G2	N	

G: Grundimmunisierung, N: Nachholimpfung, S: Standardimpfung

*Im Erwachsenenalter gilt für Röteln eine berufliche Indikation: Männer und Frauen erhalten eine Impfung. Alle Frauen im gebärfähigen Alter, unabhängig vom Beruf, sollen zwei Impfungen erhalten haben ◄

5.13 Varizellen

Varizellen (Windpocken) sind weltweit verbreitet. Es besteht eine Krankheitshäufung im Winter und Frühjahr. Varizellen werden als typische Kinderkrankheit angesehen, da sie überwiegend im Kindesalter auftreten und eine hohe Durchseuchungsrate und Übertragungsfähigkeit haben. Nach Einführung der Impfung Anfang der 2000er-Jahre gingen die Erkrankungsfälle stark zurück.

In Deutschland besteht erst seit 2013 eine Meldepflicht für die Erkrankung. Daher sind Angaben zur Erkrankungshäufigkeit nur mit Einschränkungen zu verwenden. Dennoch zeigt die aktuelle Statistik des RKI mit 22.218 gemeldeten Fällen für das Jahr 2017, 20.361 für 2018 und 16.999 für 2019 (KW 37, Datenstand 02.10.2019), dass der Rückgang der gemeldeten Fälle mehr als 85 % beträgt, im Vergleich zu den geschätzten Erkrankungszahlen in der Vor-Impf-Ära.

5.13.1 Biologie und Erkrankung

▶ Erreger

Varizellen werden durch das Varicella-Zoster-Virus verursacht. Es gehört zu der Familie der humanen Herpesviren und wird als HHV-3 bezeichnet. Es trägt eine Hülle und besitzt eine Doppelstrang-DNA. Der Durchmesser beträgt 150–200 nm und die kugelige Form ist von 20 gleichseitigen Dreiecken umgeben.

Der einzig bekannte natürliche Wirt für das Varicella-Zoster-Virus ist der Mensch. ◄

▶ Übertragung und Infektion

Die Übertragung des Varicella-Zoster-Virus geschieht über die Luft (aerogen) über Tröpfchen aus dem Nasen-Rachen-Raum Erkrankter oder durch direkten Kontakt mit dem Bläscheninhalt oder Krusten als Schmierinfektion.

Die Eintrittspforten sind der obere Atemtrakt und die Augenbindehäute (Konjunktiven). Nach Vermehrung in den Schleimhäuten findet eine Ausschleusung in die Blutbahn statt. Nachdem innere Organe, wie Leber und Milz, zu einer weiteren

Vermehrung des Virus beitragen, kommt es zu einem Befall der Haut und der Schleimhäute.

Die Viruspartikel sind hochinfektiös und haben ein Ansteckungspotenzial von nahezu 100 %. Das heißt, die Kenngröße (Ansteckungs- oder Kontagionsindex) beträgt fast 1,0, was bedeutet, dass sich von 100 engen Kontaktpersonen fast 100 anstecken. Und von diesen 100 ungeschützten, infizierten Menschen werden etwa 90 tatsächlich klinische Erscheinungen ausbilden. Das heißt, die Wahrscheinlichkeit zu erkranken (Manifestationsindex), ist mit 90 % ebenfalls hoch.

Die Infektiosität beginnt bereits während der späten Vorläuferphase, etwa ein bis zwei Tage vor Beginn des Hautauschlags (Exanthem) und hält fünf bis sieben Tage nach Ausbruch des Exanthems mit Verkrustung der Hautveränderungen (Bläschen) an. Die Ansteckungsfähigkeit dauert also etwa 7 Tage.

Von weitergehender Bedeutung ist, dass die Varicella-Zoster-Viren bei der Infektion an sensible Nervenfasern gebunden werden. Sie gelangen schließlich in die Nervenknoten der peripheren Nerven oder auch Hirnnerven und verbleiben dort lebenslang. Die Zweiterkrankung wird als Gürtelrose (Herpes zoster) bezeichnet und wird in ▶ Abschn. 6.5 beschrieben. ◄

▶ Krankheitsbild

Die Zeit zwischen der Ansteckung und den ersten Krankheitszeichen (Inkubationszeit) ist bei Windpocken relativ lang. Sie wird in der Regel mit 14–16 Tagen angegeben, kann aber auch kürzer (acht Tage) oder länger (21 Tage) sein.

In der Regel besteht die Vorläuferphase für zwei Tage aus Unwohlsein, Kopf- und Gliederschmerzen. Unter Fieberanstieg bis 39 °C beginnt die Erkrankung mit einem juckenden Hautauschlag. Diese Symptome bleiben etwa für fünf Tage bestehen. In dieser Zeit entwickeln sich die Hauterscheinungen aus kleinen, stecknadelkopf- bis linsengroßen roten Flecken rasch zu Papeln, wasserklaren Bläschen und Krusten. Die unterschiedlichen Entwicklungsstadien bestehen wegen des Nachschubs an Hautauschlag nebeneinander und erinnern an das Bild eines Sternenhimmels. Die Bläschen treten zunächst am Stamm und Gesicht auf, greifen dann rasch auf andere Regionen über und befallen die Schleimhäute und die behaarte Kopfhaut.

Der Verlauf ist in der Regel gutartig und die Bläschen heilen ohne Narbenbildung ab. ◄

▶ Behandlung

Die Behandlung der Windpocken beschränkt sich auf Fiebersenkung und Stillung des Juckreizes, um Komplikationen zu verhindern. Bei Patienten mit einer Immunschwäche ist eine spezifische antivirale Behandlung möglich, um die Erkrankungsdauer zu reduzieren. ◄

▶ Prognose

Der Verlauf der Windpocken ist bei gesunden Kindern normalerweise gut. Durch den starken Juckreiz kann es aber zum Aufkratzen der Bläschen kommen und dadurch zur Infektion der Haut durch Bakterien (Sekundärinfektion), zum Beispiel durch

Staphylokokken oder Streptokokken. Anschließend kann das auch zur narbiger Abheilung führen.

Bei Erwachsenen kommt es in fast einem Fünftel der Ersterkrankungen zu einer Lungenentzündung durch das Varicella-Zoster-Virus.

Bei einer von 1000 Erkrankungen kommt es zu Mitreaktionen des zentralen Nervensystems (ZNS). Diese reichen von einer Reizung der Hirnhäute und Störung der Koordination von Bewegungsabläufen durch Beteiligung des Kleinhirns bis hin zu schwerwiegenden Komplikationen wie Meningitis, Enzephalitis oder Polyradikuloneuropathie (Guillain-Barré-Syndrom).

Eine Infektion der werdenden Mutter im ersten und zweiten Schwangerschaftsdrittel kann zum fetalen Varizellen-Syndrom führen. Dies kann zu Hautnarben, Skelettveränderungen, Augenmissbildungen und ZNS-Anomalien führen.

Wenn eine Mutter fünf Tage vor bis zwei Tage nach der Geburt an Windpocken erkrankt, erhält das Neugeborene keine schützenden Antikörper von der Mutter. Dadurch kann es bei Infektionen über die Plazenta zu schwerstverlaufenden Neugeborenen-Varizellen kommen. Diese enden nicht selten tödlich.

Am meisten gefährdet sind Patienten mit einer Beeinträchtigung des Immunsystems. Hierzu zählen zum Beispiel Menschen, die mit Immunsystemunterdrückern behandelt werden, eine Tumorerkrankung haben, mit HIV infiziert sind oder an einem angeborenen Immundefekt leiden. ◄

5.13.2 Impfung

Zur aktiven Immunisierung gegen Varizellen stehen Lebendimpfstoffe zur Verfügung. Die Impfstoffe werden als Einzelimpfstoffe (Mono) oder in kombinierter Zusammensetzung angeboten. In Kombination kommen Antigenkombinationen von Varizellen-Virus mit Masern-Virus, Mumps-Virus und Röteln-Virus zum Einsatz.

Lebendimpfstoffe (Mono gegen)	Handelsname	Hersteller
Varizellen	Varilrix	GSK
Varizellen	Varivax	MSD Vaccins

Lebendimpfstoffe (Kombinationen gegen)	Handelsname	Hersteller
Masern-Mumps-Röteln-Varizellen	Priorix-Tetra	GSK
Masern-Mumps-Röteln-Varizellen	ProQuad	MSD Vaccins

▶ Zusammensetzung und Herstellung der Impfstoffe

Die in Deutschland zugelassenen Lebendimpfstoffe werden aus abgeschwächten (attenuierten) Varicella-Zoster-Viren, die auf menschlichen Zellen gezüchtet werden, hergestellt. Die Impfstoffviren sind vermehrungsfähig, haben aber ihre krankmachenden Eigenschaften im Herstellungsprozess eingebüßt. In Europa und den

USA wird heute nur noch der Stamm OKA bzw. Oka/Merck verwendet. Eine Impfstoffdosis enthält nach den Herstellerangaben mehr als 1350 infektiöse Einheiten. Im Impfstoff Varilrix sind neben dem Stabilisator Sorbitol noch Humanalbumin, Aminosäuren und Lactose enthalten. Im Impfstoff Varivax ist Saccharose, hydrolysierte Gelatine, Natriumchlorid, Natriumglutamat, wasserfreies Natriumhydrogenphosphat, Kaliumdihydrogenphosphat und Kaliumchlorid enthalten. Die Stabilisatoren halten die Impfantigene in ihrem Aufbau und ihrer Funktion stabil und tragen so zur richtigen Erkennung durch das Immunsystems bei. Da während der Produktion des Lebendimpfstoffs zur Vermeidung von bakteriellen Verunreinigungen Antibiotika zugesetzt werden, ist produktionsbedingt noch 0,03 mg Neomycin (eine Spur des Antibiotikums) enthalten. ◄

▶ Anwendung

Nach Herstellerangaben ist der Impfstoff sowohl während des Transports als auch bei der Aufbewahrung im Kühlschrank bei 2–8 °C zu lagern. Diese besondere Vorsichtsmaßnahme für die Aufbewahrung dient der sicheren Wirksamkeit. Zum Gebrauch des Impfstoffs wird dem Pulver in einer Durchstechflasche das Lösungsmittel in Form von 0,5 ml destilliertem Wasser in einer Fertigspritze hinzugefügt. Danach wird die Mischung gründlich geschüttelt, bis sich das Pulver vollständig gelöst hat. Die Farbe des gelösten Impfstoffs kann je nach Hersteller von klar bis blassgelb (Varivax) und aprikosen- bis rosafarben (Varilrix) variieren. Der gelöste Impfstoff soll umgehend verbraucht werden, indem zur Verabreichung eine neue Nadel verwendet wird. Zur Grundimmunisierung wird eine Dosis verabreicht. Dies geschieht entweder in einen Muskel (i.m.) oder unter die Haut (s.c.). ◄

▶ Wirksamkeit

Die Impfung mit dem Varicella-Zoster-Impfstoff löst eine Immunantwort aus. Die so gebildeten spezifischen Immunglobuline der Klasse M (IgM) sind nach kurzer Zeit messbar vorhanden. Nach Angaben der Hersteller beträgt die Effektivität einer Varicella-Virus-Impfdosis etwa 97 % [34]. Nach der zweimaligen Varizellenimpfung zur Verhinderung einer Windpockenerkrankung wird die Impfeffektivität mit 99 % angegeben.
Der Langzeitschutz bleibt für 20 Jahre oder mehr bei der Mehrzahl der Geimpften bestehen. ◄

▶ Indikationen

Die Varicella-Zoster-Impfung wird für alle Kinder empfohlen. Aktuell besteht die Empfehlung, Kinder im späten Säuglingsalter, also im Alter ab elf Monate, bis zum 14. Monat das erste Mal gegen Varizellen zu impfen. Die zweite Dosis soll dann im Alter von 15–23 Lebensmonaten gegeben werden.
Des Weiteren sollen bisher nicht geimpfte oder seronegative (keine Antikörper im Blut vorhanden) Frauen mit Kinderwunsch zwei Impfungen erhalten.
Auch seronegativen Patienten vor einer geplanten immunsuppressiven Therapie oder Organtransplantation wird die zweimalige Impfung empfohlen.

Empfängliche Patienten mit schwerer Neurodermitis profitieren von der Impfempfehlung, genauso wie empfängliche Personen, die engen Kontakt zu den vor-
genannten Patientengruppen haben. Dabei bedeutet empfänglich zu sein, bisher keine
Impfung bekommen und keine Windpocken durchgemacht zu haben oder bei der Blutuntersuchung keine spezifischen schützenden Antikörper aufzuweisen.
Auch für Personen in Gemeinschaftseinrichtungen für Kinder oder in Einrichtungen
der Kinderheilkunde, der Geburtshilfe, der Schwangerenbetreuung, der Onkologie
und beim Betreuen von Immundefizienten ist der Immunschutz gegen Windpocken
erforderlich. Alle seronegativen Personen sollen zwei Impfungen erhalten. Hierdurch
soll eine durch das Personal übertragene Varizellen-Infektion vermieden werden. ◄

► Kontraindikationen

Lebendimpfstoffe, zu denen auch der Varizellen-Impfstoff zählt, sind für bestimmte
Personen nicht geeignet. Eine Kontraindikation besteht daher für Menschen mit
Immundefekten oder Menschen, die mit Immununterdrückern (Immunsuppressiva)
behandelt werden. Auch Schwangere dürfen nicht geimpft werden, um das theoretisch
vorhandene Risiko einer Fruchtschädigung auszuschließen. Ferner dürfen Menschen
mit einer nachgewiesenen Allergie gegen Hühnereiweiß oder Neomycin nicht geimpft
werden, da im Herstellungsprozess beide Materialien verwendet werden und im Impfstoff in Spuren vorkommen.
Bei Personen, die an einer akuten, schweren, mit Fieber einhergehenden Erkrankung
leiden, wird die Impfung auf einen späteren Zeitpunkt verschoben. Ein banaler Infekt,
wie zum Beispiel eine Erkältung, stellt jedoch keine Kontraindikation für eine Impfung
dar. ◄

► Nebenwirkungen

Nach der ersten Impfung kann es selten (bis zu 3 %) zu einem Windpocken-ähnlichen
Hautausschlag mit flüchtigem Fieber kommen, meistens ein bis vier Wochen nach der
Impfung. Schmerz, Rötung und Schwellung an der Impfstelle kommen häufig (bis zu
10 %) vor. In der Regel sind alle Reaktionen von kurzer Dauer und hinterlassen keine
Beeinträchtigung des Impflings. ◄

► Impfschema und Impfalter

Im Alter von elf bis 14 Monaten ist die erste Varicella-Zoster-Virus-Impfung
zusammen mit den Impfungen gegen Masern, Mumps und Röteln empfohlen. Die
erste Dosis der Impfung gegen Varizellen (Mono-Dosis) wird in der Regel simultan mit
der ersten Dosis gegen Masern-Mumps-Röteln (MMR) verabreicht oder frühestens
vier Wochen nach dieser. Der Grund für diese Empfehlung ist das leicht erhöhte Risiko
von Fieberkrämpfen fünf bis zwölf Tage nach der Gabe des Kombinationsimpfstoffes
gegen Masern-Mumps-Röteln-Varizellen (MMR-V) im Vergleich zur gleichzeitigen
Impfung mit Varizellen-Einzelimpfstoff und MMR-Impfstoff. Gefolgt wird diese Erstimpfung von einer Zweitimpfung in der Regel im zweiten Lebensjahr (15.–23. Lebensmonat). Diese kann als MMR-V-Impfung erfolgen, da sich keine Unterschiede bei der
Fieberentwicklung zeigten.

Bei Lebendimpfstoffen ist zu beachten, dass ein Mindestabstand von einer Lebendimpfung zu einer weiteren Lebendimpfung von vier Wochen einzuhalten ist. Daher kann die Zweitimpfung nur unter Einhaltung des Mindestabstands durchgeführt werden. Diese Zweitimpfung wurde vor einiger Zeit eingeführt, da augenscheinlich manche Geimpfte auf die erste Impfung nicht oder auf einzelne Komponenten nicht angesprochen hatten. Mit der zweiten Impfung können so Impflücken geschlossen werden.

Für Erwachsene gilt die berufliche Impfindikation: Eine zweimalige Varizellen-Impfung soll bei seronegativem Personal im Gesundheitsdienst oder bei Neueinstellungen in Gemeinschaftseinrichtungen für das Vorschulalter erfolgen.

Seronegative Frauen mit Kinderwunsch sollen insgesamt zwei Impfungen erhalten haben.

Gefährdete Patienten erhalten ebenfalls eine zweimalige Impfung.

Für die Impfung gegen Varizellen gibt es keine Altersbeschränkung, allerdings liegen keine Wirksamkeitsdaten nach dem 65. Lebensjahr vor.

Impfung gegen	Alter in Monaten		Alter in Jahren	
	11–14	15–23	2–17	Ab 18
Varizellen	G1	G2	N	*

G: Grundimmunisierung, N: Nachholimpfung
*Im Erwachsenenalter gilt für Varizellen eine berufliche Indikation: Zweimalige Impfung für seronegatives Personal im Gesundheitsdienst oder bei Neueinstellungen in Einrichtungen für das Vorschulalter sowie für gefährdete Patienten

Eine passive Immunisierung mit Immunglobulin kann nach der Exposition bei Menschen ohne Antikörper gegen Varizellen eingesetzt werden. Das therapeutische Zeitfenster ist allerdings auf maximal 96 h nach der Ansteckung beschränkt, das heißt, bevor die Virusausbreitung über den Blutweg beginnt. Die Anwendung kommt nur bei Menschen in Frage, für die eine besondere Gefährdung durch eine Windpockenerkrankung besteht. ◄

5.14 Humane Papillomviren (HPV)

Papillomviren kommen auf der ganzen Welt vor. Neben den im Tierreich bei Säugetieren und Vögeln vorkommenden Papillomviren gibt es die ausschließlich auf den Menschen beschränkten humanen Papillomviren (HPV). Infektionen mit HPV treten weltweit bei Frauen und Männern auf. Es wird davon ausgegangen, dass jeder Mensch im Laufe seines Lebens infiziert wird [35].

In Deutschland besteht keine Meldepflicht für HPV-Infektionen. Daher gibt es hierzu keine regelmäßigen Häufigkeitsdaten, aber es gibt Schätzungen zur HPV-bedingten Krankheitslast sowie Angaben zu HPV-bedingten Tumoren aus den Krebsregistern. Laut RKI erkranken in Deutschland jedes Jahr etwa

6250 Frauen und ca. 1600 Männer an HPV-bedingten bösartigen Tumoren (Karzinomen) im Bereich des Gebärmutterhalses (Zervix), der inneren Scheide (Vagina), der äußeren Scheide (Vulva) bzw. des männlichen Gliedes (Penis) sowie im Bereich von After (Anus) und Rachen (Oropharynx) [36].

5.14.1 Biologie und Erkrankung

▶ Erreger

Unbehüllte, doppelsträngige DNA-Viren aus der Familie der Papillomviren lösen die Infektionen aus. Die DNA wird von einer Kapsel umgeben, die aus zwei verschiedenen Eiweißen (Proteinen) besteht: Kapselprotein L1 und L2. Beide sind immunologisch bedeutsam. Mittlerweile sind über 200 verschiedene HP-Viren identifiziert. Die Feinunterteilung hat ergeben, dass die Viren aus der Gattung Alpha Haut und Schleimhaut infizieren können. Die WHO stuft derzeit folgende zwölf Hochrisikotypen als sicher krebsauslösend ein: 16, 18, 31, 33, 35, 39, 45, 51, 52, 56, 58 und 59 [37]. Unter den Niedrigrisikotypen spielen die Typen 6 und 11 für die Entstehung von Genitalwarzen eine entscheidende Rolle. ◀

▶ Übertragung und Infektion

Man geht davon aus, dass HPV-Infektionen durch direkten Kontakt von Mensch zu Mensch, vor allem durch sexuellen Kontakt übertragen werden. Dabei dringen die Viren durch kleinste Verletzungen der Haut oder Schleimhaut ein. Es erfolgt dann eine Infektion der oberflächlichen Hautzellen und schließlich eine Vermehrung in den Basalzellen der Haut. Die Übertragungswege sind abhängig von den Sexualpraktiken: Vaginalinfektionen, Analinfektionen, Mundhöhleninfektionen oder Racheninfektionen sind möglich. Trotz der Benutzung von Kondomen beim Geschlechtsverkehr kann es durch sehr engen Körperkontakt zu Übertragungen kommen. Auch sind Schmierinfektionen möglich sowie Übertragungen während der Geburt auf das Neugeborene.

Die Dauer der Ansteckungsfähigkeit ist wahrscheinlich während der gesamten akuten Phase und der Zeit, in der Zellveränderungen stattfinden, gegeben. ◀

▶ Krankheitsbild

Zur Inkubationszeit für die Niedrigrisiko-HPV-Typen gibt das RKI an, dass die geschätzte Dauer zwischen HPV-Infektion und Ausbildung von Genitalwarzen meist zwei bis drei Monate beträgt. Die Zeitspanne kann aber auch zwei Wochen bis acht Monate betragen.

Die Inkubationszeit bei anhaltender Infektion mit Hochrisiko-HPV-Typen wird auf drei bis sechs Jahre für die hochgradig tumorverdächtigen Veränderungen der Zellen des Gebärmutterhalses und für die tiefeindringenden Zellveränderungen im Sinne eines bösartigen Tumors (Karzinoms) auf zehn bis 30 Jahre geschätzt.

Für Entwicklung eines entsprechenden Tumors durch Hochrisiko-HPV-Typen bei Männern liegen keine Daten vor.

Die meisten Infektionen durch HPV verlaufen ohne Symptome. Bei den Infektionen mit den Hochrisiko-HPV-Typen handelt es sich meist um vorübergehende Infektionen, die nach ein bis zwei Jahren nicht mehr nachweisbar sind. Man schätzt, dass etwa in 10 % der Fälle anhaltende (persistierende) Infektionen zu Symptomen führen. Treten Symptome auf, so unterscheiden sich diese je nach Infektionstyp.

Die Infektion mit einem Niedrigrisiko-HPV-Typ (zum Beispiel Typen 6 und 11) kann zu störenden Warzen am Genitale (Condylomata acuminata, Feig- oder Feuchtwarzen) führen. Diese zunächst einzeln wachsenden Warzen können sich weiter vergrößern und von Juckreiz begleitet sein.

Anhaltende Infektionen mit Hochrisiko-HPV-Typen lösen Zellveränderungen ohne weitergehende Symptome aus. Zellveränderungen an der Gebärmutter werden in der Regel erst durch die strukturierten Krebsfrüherkennungsuntersuchungen (Zervixkarzinom-Screening) erkannt. Das Zervixkarzinom (Gebärmutterhalskrebs) stellt den häufigsten durch HPV hervorgerufenen Tumor dar, der weltweit der viert-häufigste Tumor bei Frauen ist.

Früherkennungsprogramme für andere Tumoren oder Tumorlokalisationen existieren in Deutschland nicht. ◄

▶ Behandlung

Für die Behandlung der Genitalwarzen stehen verschiedene Methoden zur Verfügung: Selbstbehandlung durch äußerliche Anwendung von Cremes, Salben oder Lösungen, Abtragung von Gewebe durch elektrischen Strom, durch Ausschabung (Kürettage), Kältetherapie, Lasertherapie oder Operation.

Entscheidend für die Behandlung von Infektionen mit Hochrisikotypen ist die frühe Erkennung von Vorstufen eines potenziellen Krebses im Bereich der Geschlechtsorgane und des Enddarms. So können zum Beispiel Krebsvorstufen an der Gebärmutter durch eine kegelförmige Gewebeentnahme (Konisation) am Gebärmuttermund behandelt werden. Andere Behandlungen von HPV-bedingten bösartigen Tumoren hängen von der jeweiligen Tumorlokalisation und dem Schweregrad ab [38, 39]. Diese können chirurgische, Strahlen- und/oder Chemotherapie beinhalten. ◄

▶ Prognose

Von den 4500 Frauen, die jedes Jahr neu an einem Gebärmutterhalskrebs erkranken, versterben etwa 1500. In diesem Größenverhältnis dürften auch die Todesfälle bei den Männern liegen, die als Neuerkrankungen 750 Karzinome der Mundhöhle bzw. des Rachens und 600 Anal- und mindestens 250 Peniskarzinome pro Jahr aufweisen. ◄

5.14.2 Impfung

Es ist unbestritten, dass die Entwicklung einer Schutzimpfung gegen HPV zu Anfang des Jahrtausends eine der segensreichsten Fortschritte im Bereich der Vorbeugung von Infektionskrankheiten war. Gegen eine HPV-Infektion stehen effektive Impfstoffe zur Verfügung.

Es werden im Moment zwei verschiedene Impfstoffe angeboten.

Totimpfstoffe gegen	Handelsname	Hersteller
HPV, zweivalent (HPV-Typen 16, 18)	Cervarix	GSK
HPV, neunvalent (HPV-Typen 6, 11, 16, 18, 31, 33, 45, 52, 58)	Gardasil 9	MSD Vaccins

▶ Zusammensetzung und Herstellung der Impfstoffe

Eine neuartige Entwicklung der Impfstoffherstellung wurde genutzt, um Virus-ähnliche Partikel, sogenannte *virus-like particles* (VLP), als Impfstoff herzustellen. Beide Impfstoffe bestehen aus dem Hauptkapsidprotein L1 der Papillomviren. Diese L1-Proteine bilden spontan runde Partikel, die dem Virus ähneln, jedoch ohne die entsprechende Erbinformation zu beinhalten. Sie stellen somit leere Virushüllen dar und haben kein krankmachendes Potenzial.

Der Impfstoff Cervarix enthält L1-VLP der HPV-Typen 16 und 18 sowie das Adjuvans AS04 (3-O-desacyl-4'-monophosphoryl-lipid A [MPL][3]) und wasserhaltiges Aluminiumhydroxid mit 500 μg Aluminium[3]+.

Der Impfstoff Gardasil 9 enthält L1-VLP der HPV-Typen 6, 11, 16, 18, 31, 33, 45, 52 und 58 sowie als Adjuvanz zur Verstärkung der Immunantwort amorphes Aluminiumhydroxyphosphatsulfat mit 500 μg Aluminium. ◄

▶ Anwendung

Nach Herstellerangaben ist der Impfstoff im Kühlschrank bei 2–8 °C zu lagern. Diese besondere Vorsichtsmaßnahme für die Aufbewahrung dient der sicheren Wirksamkeit. Der Impfstoff liegt entweder als Injektionssuspension oder als Fertigspritze vor. Nach dem Schütteln liegt die Injektionssuspension oder die Suspension in der Fertigspritze als weiße, trübe Flüssigkeit vor. Die gebrauchsfertige Impfstoffdosis soll umgehend verbraucht werden. Die Impfung erfolgt in einen Muskel (i.m.), zweckmäßigerweise in den Deltamuskel des Oberarms. ◄

▶ Wirksamkeit

Mittlerweile liegen zahlreiche Wirksamkeitsstudien, gerade auch nach der Zulassungsphase, vor. Beide Impfstoffe sind als vergleichbar hocheffektiv anzusehen. Zu beachten ist jedoch, dass der Impfstoff Cervarix keine Wirkung gegen die Niedrigrisiko-HPV-Typen 6 und 11 hat. Wahrscheinlich besteht also keine Schutzwirkung vor Genitalwarzen.

Cervarix und Gardasil 9 schützen fast 100 % gegen die in den Impfstoffen enthalten Hauptvertreter Typ 16 und 18, die krebsauslösend sind. Weiterer Schutz besteht gegen die übrigen Hochrisiko-HPV-Typen, die nur in Gardasil 9 enthalten sind. Bei Cervarix scheint zumindest ein gewisser Kreuzschutz gegen die Typen 31 und 45 zu bestehen, die den Hauptvertretern 16 und 18 in ihrer genetischen Ausstattung sehr ähnlich sind.

Die Wirksamkeit der Impfung besteht über Jahre hinaus. Bisher zeigte sich in Studien, dass selbst zwölf Jahre nach der Impfung noch keine Abnahme des Impfschutzes bestand. Zur Notwendigkeit einer Auffrischung ist noch nichts bekannt. ◄

5

▶ Indikationen

Die STIKO empfiehlt die Impfung gegen HPV für Mädchen und Jungen im Alter von neun bis 14 Jahren. Impfungen können bis zum Alter von 17 Jahren nachgeholt werden. ◀

▶ Kontraindikationen

Es gibt bei Totimpfstoffen, so auch bei HPV-Impfstoffen, in der Regel kaum Gegenanzeigen. Eine Kontraindikation besteht bei bekannten Überempfindlichkeiten gegen den Impfstoff oder Bestandteile der Impfstoffzusammensetzung. Schwangere sollen nicht geimpft werden. Die Stillzeit stellt kein unmittelbares Hindernis dar.
Bei Personen, die an einer akuten, schweren, mit Fieber einhergehenden Erkrankung leiden, wird die Impfung auf einen späteren Zeitpunkt verschoben. Ein banaler Infekt, wie zum Beispiel eine Erkältung, stellt jedoch keine Kontraindikation für eine Impfung dar. ◀

▶ Nebenwirkungen

Die Verträglichkeit beider Impfstoffe ist gut. Lokale Reaktionen an der Einstichstelle, wie Schmerzen, Rötung, Druckgefühl und Schwellung, kommen sehr häufig vor, das heißt, mehr als eine Person von zehn Geimpften hatte Beschwerden. Die Mehrzahl der Reaktionen verläuft mild oder mäßig und ist nicht langanhaltend.
Schwere Nebenwirkungen bis hin zu Todesfällen sind im Zusammenhang mit der Impfung aufgetreten. In der Nachbearbeitung konnte aber kein ursächlicher Zusammenhang mit der Impfung erwiesen werden [40, 41]. ◀

▶ Impfschema und Impfalter

Im Alter von neun bis 14 Jahren besteht die Grundimmunisierung aus zwei Impfungen (G1 und G2) mit einem Mindestabstand von fünf Monaten.

Impfung gegen	Alter in Jahren	
	9–14	
HPV	G1	G2

Für den Impfstoff Cervarix gilt bei Alter zum Zeitpunkt der Erstimpfung neun bis 14 Jahre:

Regulärer Abstand zwischen G1 und G2 (mindestens 5 Monate bis 13 Monate)

Monate nach der Erstimpfung

0	1	2	3	4	5	6	7	8	9	10	11	12	13
↑					↑								
G1					G2								

Wird der reguläre Abstand von fünf Monaten nicht eingehalten, gilt Folgendes:

Abstand zwischen G1 und G2 ist kleiner als 5 Monate, dann G3 erforderlich													
Monate nach der Erstimpfung													
0	1	2		3	4	5	6	7	8	9	10	11	12	13
↑		↑					↑						
G1		G2					G3						

Für den Impfstoff Gardasil 9 gilt bei Alter zum Zeitpunkt der Erstimpfung neun bis 14 Jahre:

Regulärer Abstand zwischen G1 und G2 (mindestens 5 Monate bis 13 Monate)													
Monate nach der Erstimpfung													
0	1	2	3	4	5	6	7	8	9	10	11	12	13
↑					↑								
G1					G2								

Abstand zwischen G1 und G2 ist kleiner als 5 Monate, dann G3 erforderlich													
Monate nach der Erstimpfung													
0	1	2	3	4	5	6	7	8	9	10	11	12	13
↑		↑				↑							
G1		G2				G3							

Ist das bevorzugte Impfalter überschritten, das heißt die erste Impfung findet erst ab 15 Jahren statt, besteht die Grundimmunisierung aus drei Impfungen. Je nach Impfstoff unterscheidet sich dann der Mindestabstand der Folgeimpfungen.

Impfung gegen	**Alter in Jahren**		
	15–17		
HPV	G1	G2	G3

Für den Impfstoff Cervarix gilt bei Alter zum Zeitpunkt der Erstimpfung 15 bis 17 Jahre:

Reguläres Schema ist 0 (G1), 1 (G2) und 6 Monate (G3)												
Monate nach der Impfung												
0	1	2	3	4	5	6	7	8	9	10	11	12
↑	↑					↑						
G1	G2					G3						

5

Flexibles Impfschema: G2 kann 1–2, 5 Monate und G3 5–12 Monate nach der ersten Dosis erfolgen

Monate nach der Impfung

0	1	2	3	4	5	6	7	8	9	10	11	12
↑	↑				↑							
G1	G2				G3							

Für den Impfstoff Gardasil 9 gilt bei Alter zum Zeitpunkt der Erstimpfung 15 bis 17 Jahre:

Reguläres Schema ist 0 (G1), 2 (G2) und 6 Monate (G3)

Monate nach der Erstimpfung

0	1	2	3	4	5	6	7	8	9	10	11	12
↑		↑				↑						
G1		G2				G3						

Abweichendes Schema ist 0 (G1), 1 (G2) und 4–12 Monate (G3)

Monate nach der Erstimpfung

0	1	2	3	4	5	6	7	8	9	10	11	12
↑	↑			↑								
G1	G2			G3								

Die Impfung sollte sinnvollerweise vor Aufnahme erster sexueller Kontakte erfolgen. Hintergrund ist, dass ein Schutz gegen einen im Impfstoff enthaltenen HPV-Typen nicht mehr erreicht werden kann, nachdem es bereits zu einer anhaltenden Infektion gekommen sein sollte. Die Impfung wirkt demnach nicht als Behandlung.

Wenngleich die STIKO als Impfziel der HPV-Impfung von Mädchen und Jungen die Verringerung der Krankheitslast durch HPV-bedingte Tumoren beschreibt, spricht sie keine Empfehlung für Impfungen im Erwachsenenalter aus. Dennoch können Frauen und Männer, die 18 Jahre oder älter sind, im Einzelfall abhängig von der individuellen Lebensführung ebenfalls noch von einer HPV-Impfung profitieren. Hier muss eine Bewertung der Risikofaktoren für eine HPV-Infektion, wie hohe Anzahl von Sexualpartnern, homosexuelle Sexualkontakte, praktizierter Oral- oder Analverkehr, aber auch Immunschwäche (zum Beispiel HIV-Kranke) oder Therapie mit Immununterdrückern, für eine Entscheidung zur Impfung im Erwachsenenalter vorgenommen werden. Zugelassen sind der Impfstoff Cervarix bis zum Alter von 25 Jahren und der Impfstoff Gardasil 9 bis zum Alter von 26 Jahren. In den Zulassungsstudien war aber eine Wirksamkeit bis zum Alter von 45 bzw. 55 Jahren nachgewiesen, wenn auch mit einer reduzierten Antikörperantwort. Es ist allerdings noch unklar, ob dies auch einem reduzierten Schutz gleichzusetzen ist. ◄

5.15 Tuberkulose

Nach Angaben der WHO gehörte die Tuberkulose im Jahr 2018 zu den Top 10 der Todesursachen weltweit. Es werden etwa 10 Mio. neue Krankheitsfälle und etwa 1,5 Mio. Sterbefälle aufgrund von Tuberkulose verzeichnet. Die Tuberkulose ist weltweit sehr unterschiedlich verbreitet. Allein acht Länder meldeten zwei Drittel der neu aufgetretenen Erkrankungsfälle: Indien, China, Indonesien, die Philippinen, Pakistan, Nigeria, Bangladesch und Südafrika. In den Ländern mit relativ hohem Einkommensniveau treten weniger als zehn neue Erkrankungsfälle pro 100.000 Einwohner im Jahr auf [42].

Die Meldezahl für Deutschland lag im Jahr 2018 mit 5429 Erkrankungsfällen auf hohem Niveau weitgehend unverändert zu den Vorjahren. 2019 lagen bis zur 42. KW (Datenstand 06.11.2019) 3889 Meldefälle vor [18].

5.15.1 Impfung

Der einzige Impfstoff gegen Tuberkulose, der bisher weltweit lizensiert ist, hat den schönen Namen Bacille Calmette-Guérin (BCG). Der Name leitet sich von den beiden Impfstoffentwicklern am Institut Pasteur in Lille und Paris ab: Albert Calmette und Camille Guérin.

Die BCG-Impfung wird von der STIKO für Deutschland seit 1998 nicht mehr empfohlen. Dies entspricht den Empfehlungen der WHO, die vorgeschlagen hat, in Populationen, deren Infektionsrisiko für Tuberkulose unter 0,1 % liegt, keine generelle BCG-Impfung durchzuführen. Hintergrund hierfür ist die fragliche Wirksamkeit und das ungünstige Nebenwirkungsprofil. In einigen europäischen Ländern und auch weltweit wird die BCG-Impfung noch eingesetzt.

Neue Impfstoffe, die insbesondere bei latent, das heißt nicht-aktiv, an Tuberkulose Erkrankten die Krankheit verhindern sollen, sind in der klinischen Erprobung. Dazu gehören MIP/Immunvac, Vaccae und VPM1002, die die klinische Erprobungsphase III durchlaufen. Phase-III-Studien sind klinische Studien, bei denen das Arzneimittel an einem größeren Patientenkollektiv erprobt wird, um zu sehen, ob sich die Wirksamkeit und die Unbedenklichkeit auch bei vielen unterschiedlichen Patienten bestätigen lassen.

Literatur

1. Robert Koch-Institut (2020) Aktuelle Statistik meldepflichtiger Infektionskrankheiten, Deutschland. Epid Bull 1:13 (02.01.2020)
2. International Committee on Taxonomy of Viruses (2018) Master Species List 2018a v1. MSL including all taxa updates since the 2017 release. Fall 2018 (MSL#33)
3. Robert Koch-Institut (2002) RKI-Ratgeber Tetanus. Epid Bull 27:219–221. ► https://www.rki.de/DE/Content/Infekt/EpidBull/Archiv/2002/Ausgabenlinks/27_02.pdf?__blob=publicationFile. Zugegriffen: 27. Nov. 2018
4. World Health Organization (1999) The World Health Report 1999. World Health Organization, Geneva

5. Ständige Impfkommission (2019) Empfehlungen der Ständigen Impfkommission (STIKO) am Robert Koch-Institut. Epid Bull 34:313–364. ► https://doi.org/10.25646/6233.3

6. World Health Organization (2019) Global Health Observatory data repository. Diphtheria – Reported cases by WHO region. ► apps.who.int/gho/data/view.main.1520_41. Zugegriffen:10. Sept. 2019

7. Robert Koch-Institut (2019) Infektionsepidemiologisches Jahrbuch meldepflichtiger Krankheiten für 2018. RKI, Berlin

8. Yeung KHT, Duclos P, Anthony E et al (2017) An update of the global burden of pertussis in children younger than 5 years: A modelling study. Lancet Infect Dis 17:974–980. ► https://doi.org/10.1016/s1473-3099(17)30390-0

9. Robert Koch-Institut (2019) Aktuelle Statistik meldepflichtiger Infektionskrankheiten, Deutschland. Epid Bull 42:445 (17.10.2019)

10. Carbonetti NH (2010) Pertussis toxin and adenylate cyclase toxin: key virulence factors of Bordetella pertussis and cell biology tools. Future Microbiol 5:455–469. ► https://doi.org/10.2217/fmb.09.133

11. Zhang L et al (2014) Acellular vaccines for preventing whooping cough in Children. Cochrane Database of Systematic Reviews (9). Art. No.: CD001478. doi: ► https://doi.org/10.1002/14651858.CD001478.pub6

12. Ständige Impfkommission beim RKI (2019) Überprüfung der Impfempfehlung für eine einmalige Pertussis(ap)-Impfung im Erwachsenenalter. Epid Bull 15:125–127. ► https://doi.org/10.25646/6045.2

13. Paul JR (1971) A history of poliomyelitis. Yale University Press, New Haven, S 16–18 (englisch). ISBN 0-300-01324-8

14. World Health Organization (2019) The global polio eradication initiative. Polio endgame Strategy 2019–2013. ► http://polioeradication.org/wp-content/uploads/2019/06/english-polio-endgame-strategy.pdf

15. Diedrich S, Böttcher S (2019) Weltpoliotag 2019: Hohes Risiko der internationalen Verbreitung von Polioviren. Epid Bull 43:447–452. ► https://doi.org/10.25646/6328

16. Robert Koch-Institut (2019) Infektionsepidemiologisches Jahrbuch meldepflichtiger Krankheiten für 2018, Berlin. ► https://www.rki.de/DE/Content/Infekt/Jahrbuch/Jahrbuch_2018.pdf?__blob=publicationFile

17. Deutsche Gesellschaft für Pädiatrische Infektiologie e.V. (Hrsg) (2003) Handbuch Infektionen bei Kindern und Jugendlichen, 4. Aufl. Futuramed, München. ISBN 3-923599-90-0

18. Robert Koch-Institut (2019) Aktuelle Statistik meldepflichtiger Infektionskrankheiten, Deutschland. Epid Bull 45:482 (07.11.2019)

19. Pfeiffer R (1893) Die Aetiologie der Influenza. Zeitschrift für Hygiene und Infektionskrankheiten 13(1):357–386

20. Robert Koch-Institut (2005) Hinweise zu Impfungen für Patienten mit Immundefizienz. Epid Bull 39:353–364

21. Ständige Impfkommission (2019) Empfehlungen der Ständigen Impfkommission (STIKO) am Robert Koch-Institut. Epid Bull 34:313–364. ► https://doi.org/10.25646/6233.5

22. World Health Organization (2015) Guidelines for the prevention, care and treatment of persons with chronic hepatitis B infection. March 2015. ► https://apps.who.int/iris/bitstream/handle/10665/154590/9789241549059_eng.pdf;jsessionid=36121A1B7AA032679376EED2CE936627?sequence=1

23. Poethko-Muller C, Zimmermann R, Hamouda O et al (2013) Die Seroverbreitung der Hepatitis A, B und C in Deutschland. Ergebnisse der Studie zur Gesundheit Erwachsener in Deutschland (DEGS1). Bundesgesundheitsblatt-Gesundheitsforschung-Gesundheitsschutz 56(5–6):707–715

24. European Centre for Disease Prevention and Control (2019) Invasive pneumococcal disease. In: ECDC (Hrsg) Annual epidemiological report for 2017. ECDC, Stockholm

25. Robert Koch-Institut (2014) RKI-Ratgeber Meningokokken-Erkrankungen. Epid Bull 8:65–71. ► https://www.rki.de/DE/Content/Infekt/EpidBull/Archiv/2014/Ausgaben/08_14-pdf?_blob=publicationFile

26. AG Meningokokken B der Ständigen Impfkommission (2018) Aktualisierte Stellungnahme der STIKO am RKI zum Stand der Bewertung einer Impfung gegen Meningokokken der Serogruppe B. Epid Bull 3:35–44. ► https://doi.org/10.17886/EpiBull-2018-003.2 (Zugegriffen: 20. Dez. 2017)

27. WHO (2019) Weekly bulletin on outbreaks and other emergencies. 10. März 2019. ► https://apps.who.int/iris/bitstream/handle/10665/311210/OEW10-0410032019.pdf. Zugegriffen: 29. Aug. 2019

28. RKI (2019) Epidemiologisches Bulletin 39. ► https://www.rki.de/DE/Content/Infekt/EpidBul/Archiv/2019/Ausgaben/39_19.pdf. Zugegriffen: 29. Aug. 2019

29. RKI (2019). Epidemiologisches Bulletin 20. 19. Apr. 2014. ► https://www.rki.de/DE/Content/Infekt/EpidBul/Archiv/2014/Ausgaben/20_14.pdf. Zugegriffen: 29. Aug. 2019

30. RKI (2019) Epidemiologisches Bulletin 2. 12. Jan. 2017. ► https://www.rki.de/DE/Content/Infekt/EpidBul/Archiv/2017/Ausgaben/02_17.pdf. Zugegriffen: 29. Aug. 2019

31. Robert Koch-Institut (2019) RKI-Ratgeber Mumps. Epid Bull 38:397–403. ► https://doi.org/10.25646/6271 (Zugegriffen: 3. Okt. 2019)

32. Vestergaard M et al (2004) MMR vaccination and febrile seizures: evaluation of susceptible subgroups and long-term prognosis. JAMA 292(3):351–357

33. Robert Koch-Institut (2018) RKI-Ratgeber Röteln. Epid Bull 40:429–437. ► https://doi.org/10.17886/EpiBull-2018-049

34. Centers for Disease Control and Prevention (2019) CDC Pink Book: Varicella Zoster Virus. ► https://www.cdc.gov/vaccines/pubs/pinkbook/downloads/varicella.pdf. Zugegriffen: 6. Okt. 2019

35. Robert Koch-Institut (2018) RKI-Ratgeber Humane Papillomviren. Epid Bull 27:255–259. ► https://doi.org/10.17886/EpiBull-2018-033

36. Zentrum für Krebsregisterdaten (2018) Krebs in Deutschland für 2013/2014. Epid Bull 27:255–259

37. WHO-IARC (2017) IARC Monographs: List of classifications by cancer site 2017. International Agency for Research on Cancer, Lyon

38. AWMF (2014) S3 Leitlinie „Diagnostik, Therapie und Nachsorge der Patientin mit Zervixkarzinom". AWMF-Registernummer: 032/033OL. ► https://www.awmf.org/uploads/tx_szleitlinien/032-033OLl_S3_Zervixkarzinom_2014-10.pdf

39. Gross GE, Werner RN, Becker JC et al (2018) S2k Leitlinie „HPV-assoziierte Läsionen der der äußeren Genitalregion und des Anus – Genitalwarzen und Krebsvorstufen der Vulva, des Penis und der peri- und intraanalen Haut". AWMF-Registernummer: 082–008

40. Volz-Zang C, Rocha F (2015) Kein Hinweis auf Zusammenhang zwischen HPV-Impfung und zwei seltenen Syndromen. Bulletin zur Arzneimittelsicherheit 4:7–15

41. WHO (2017) Safety update of HPV vaccines. WER 92:13–20. ► https://apps.who.int/iris/bitstream/handle/10665/253062/WER9202.pdf

42. World Health Organization (2019) Global tuberculosis report 2019. Genf 2019. ► https://www.who.int/tb/publications/factsheet_global.pdf?ua=1

Indikations- und Reiseimpfungen

Inhaltsverzeichnis

© Springer-Verlag GmbH Deutschland, ein Teil von Springer Nature 2020
C. Groffik, *Impfen. Eine Entscheidungshilfe für Eltern,*
https://doi.org/10.1007/978-3-662-60580-6_6

Die in ▶ Kap. 5 beschriebenen Impfungen vor allem für Kinder und Jugendliche stellen die Standardimpfungen dar. Standardimpfungen für Erwachsene sind dort ebenfalls erwähnt. Zwei Ausnahmen bestehen – eine Ausnahme bildet die Schutzimpfung gegen Influenza: Sie ist eine Standardimpfung für Erwachsene über 60 Jahre und eine Indikationsimpfung für die anderen Altersgruppen. Die andere Ausnahme ist die Schutzimpfung gegen Gürtelrose, die Impfung gegen das Herpes-Zoster-Virus: Diese ist eine neu eingeführte Impfung, die ebenfalls eine Standardimpfung für Erwachse über 60 Jahre und eine Indikationsimpfung ab 50 Jahre unter besonderen Voraussetzungen ist. Diese beiden Impfungen und weitere Impfungen für alle Altersgruppen werden in diesem Kapitel als Indikations- oder Reiseimpfung beschrieben. Diese kommen in der Regel nur zur Anwendung, wenn ein besonderer Schutz erforderlich ist.

6.1 Cholera

Seit dem 19. Jahrhundert werden Cholera-Erkrankungen systematisch erfasst. Die WHO spricht von der mittlerweile siebten Pandemie, die seit 1961 anhält [1]. Cholera tritt häufig in Ländern auf, in denen die Versorgung mit Trinkwasser nicht den hygienischen Anforderungen entspricht, das heißt Trinkwasser- und Abwassersysteme nicht voneinander getrennt sind. Dadurch kann das lebensnotwendige Trinkwasser durch Krankheitskeime belastet sein. Verunreinigungen mit Cholera-Erregern führen dann zu akuten Durchfällen. Die Cholera-Erreger finden sich vor allem in Fäkalien sowie in Fluss- und Meerwasser, in die Fäkalien eingeleitet werden. Fische und andere Nahrungsmittel aus Flüssen und Meeren, die mit Cholera-Erregern belastet sind, stellen eine weitere Infektionsquelle dar. In Ländern mit einem hohen Hygienestandard sorgen Wasserwerke und insbesondere Kläranlagen für hygienisch einwandfreies Trinkwasser und verhindern damit Cholerafälle.

Weltweit geht die WHO jährlich von etwa 2,9 Mio. an Cholera erkrankten Menschen aus. Die Todesfälle werden mit 95.000 angegeben [1].

In Deutschland besteht eine Meldepflicht für Cholera. Von 2001 bis 2016 berichtete das RKI von bis zu 6 übermittelten Cholera-Fällen jährlich, die alle importiert waren [2]. Übertragungen innerhalb Deutschlands sind seit 2001 nicht bekannt. Im Jahr 2018 waren keine Fälle übermittelt worden [3].

6.1.1 Biologie und Erkrankung

▶ Erreger

Cholera wird durch ein Bakterium aus der Gattung der Vibrionen verursacht und als Vibrio cholerae bezeichnet. Die Bakterienart hat zahlreiche Stämme, die aber nicht alle krankmachend (pathogen) sind. Aus den über 150 Varianten lassen sich die beiden pathogenen Hauptauslöser von Cholera identifizieren und klassifizieren. Dabei werden sie nach ihren Oberflächenantigenen unterschieden. Mit Hilfe des sogenannten

Kauffmann-White-Schemas, ein Klassifizierungssystem für Enterobakterien, werden die antigenen Eigenschaften mit „O" bezeichnet, das O stand ursprünglich für „ohne Hauch", das heißt, die Bakterien schwärmen nicht auf einer Agarplatte aus. Daneben gibt es noch die Bezeichnungen „H" („mit Hauch") und „Vi" (ursprünglich „Virulenz", jetzt Spezialfall für Kapselantigen). Die Haupterreger sind Vibrio cholerae Serogruppe O1, mit dem klassischen Biotyp und dem Biotyp El Tor (nach dem Ort der ersten Isolierung auf der Sinai-Halbinsel bezeichnet), und Vibrio cholerae Serogruppe O139 (Synonym Bengal, bezeichnet nach dem ersten Fundort im Golf von Bengalen). Das von den Bakterien gebildete Gift wird als Cholera-Toxin bezeichnet und löst die Krankheitszeichen der Cholera aus. ◄

6

▶ Übertragung und Infektion

Die Übertragung der Bakterien erfolgt hauptsächlich über fäkalienverunreinigtes Trinkwasser und mit Erregern verunreinigte Nahrungsmittel (roher Fisch, Meeresfrüchte usw.) in den Magen-Darm-Trakt. Das von den Bakterien im Verdauungstrakt ausgeschiedene Cholera-Toxin verändert in der Darmwand die Aktivität verschiedener Membrankanäle. Dieser Mechanismus bewirkt einen starken Verlust von Natrium- und Chloridionen in den Darm, dem passiv Wasser folgt. Die Folge ist ein Elektrolytmangel und Austrocknung des Körpers. ◄

▶ Krankheitsbild

Nicht in allen Fällen führt eine Infektion zum Ausbruch der Krankheit, da der Magensaft eine zu überwindende Barriere darstellt. Treten aber nach einer Ansteckungszeit (Inkubationszeit) von etwa zwei bis drei Tagen die ersten Symptome auf, so wird von einem Erkrankungsfall gesprochen. Das Cholera-Toxin bewirkt einen starken, reiswasserähnlichen Durchfall. Der Wasserverlust ist so enorm, dass die beginnende Austrocknung eine Untertemperatur bewirkt. Es kommt zu Erbrechen und allgemeinen Körperreaktionen mit Benommenheit, Verwirrtheit bis hin zum Koma und Schock (Volumenmangelschock). ◄

▶ Behandlung

Die wichtigste Behandlungsmaßnahme ist der ausreichende Ersatz von Flüssigkeit, Zucker und Salzen. Dieser Ersatz erfolgt am besten intravenös, weil so der entzündete Magen-Darm-Trakt umgangen wird. In Ländern der Dritten Welt wird aber auch der orale Flüssigkeitsersatz (WHO-Trinklösung) einfach und erfolgreich praktiziert: Die WHO empfiehlt eine oral zu verabreichende Salz- und Glukoselösung in Wasser. ◄
In manchen Fällen kann eine Behandlung mit Antibiotika unterstützend wirken. ◄

▶ Prognose

Die schwere Durchfallerkrankung kann unbehandelt wegen des ausgeprägten Flüssigkeitsverlusts schnell lebensbedrohlich werden. Leichte Fälle und behandelte Erkrankungen heilen ohne Folgeschäden aus. ◄

6.1.2 Impfung

Die Vermeidung einer Cholera-Infektion auf Reisen in Ländern mit Cholera ist durch einfache Hygienemaßnahmen möglich. Impfungen sind daher nur bei extremen Bedingungen notwendig, wie Hilfseinsätzen in Regionen, in denen zum Beispiel durch Naturkatastrophen die Wasserversorgung zusammengebrochen ist. Gelegentlich kann auch eine Impfung auf Verlangen eines Ziel- oder Transitlandes erforderlich werden.

Momentan steht ein Totimpfstoff als zuzubereitende Trinklösung zur Verfügung.

Totimpfstoff gegen	Handelsname	Hersteller
Choleravibrionen verschiedener O1-Stämme	Dukoral	Valneva Sweden AB

▶ Zusammensetzung und Herstellung des Impfstoffes

Der inaktivierte Cholera-Impfstoff besteht aus insgesamt mehr als 100 Mrd. Keimen, die sich aus verschiedenen Stämmen zusammensetzen: Der Typ Vibrio cholerae O1 Inaba (klassischer Biotyp) wird durch Hitze inaktiviert; der Typ Vibrio cholerae O1 El Tor-Biotyp wird durch Formalin inaktiviert; der Typ Vibrio cholerae O1 Ogawa (klassischer Biotyp) wird durch Hitze inaktiviert; der Typ Vibrio cholerae O1 Inaba (klassischer Biotyp) wird durch Formalin inaktiviert; 1 mg rekombinante Cholera-Toxin-B-Untereinheit (rCTB) wird in Vibrio cholerae O1 Inaba, klassischer Biotyp Stamm 213, hergestellt. Hinzu kommen noch eine Pufferlösung und ein Brausegranulat.◄

▶ Anwendung

Der Impfstoff ist zum Einnehmen vorgesehen. Vor der Einnahme muss das Fläschchen zu 3 ml (Impfstoff in Lösung mit Natriumhydrogenphosphat, Dinatriumphosphatdihydrat und Natriumchlorid) leicht geschüttelt werden. Das Brausegranulat (Pufferlösung aus Bikarbonat, Saccharin, Ascorbinsäure, Himbeeraroma und Natriumcitrat) wird in einem Glas kaltes Wasser (etwa 150 ml) aufgelöst. Dann wird die Impfstoffsuspension zu der wässrigen Pufferlösung hinzugefügt und gemischt, bis eine farblose, leicht opaleszierende Lösung zum Einnehmen entsteht. Die hergestellte Impfstoff-Pufferlösung-Suspension muss innerhalb von zwei Stunden getrunken werden. Dabei ist zu beachten, dass eine Stunde vor und nach der Impfung auf den Verzehr von Nahrungsmitteln und Getränken verzichtet werden sollte. Auch die Einnahme von anderen Arzneimitteln sollte eine Stunde vor und eine Stunde nach der Einnahme von Dukoral vermieden werden.◄

▶ Wirksamkeit

Nach Angaben des Herstellers hat der Impfstoff Dukoral eine hohe Wirksamkeit. Diese wird etwa im ersten Jahr der Impfung mit 76 % bei Erwachsenen und Kindern über sechs Jahren angegeben. Die Schutzwirksamkeit verringert sich im zweiten Jahr auf rund 60 %.◄

6

▶ Indikationen

Dukoral ist zur aktiven Immunisierung gegen die durch Vibrio cholerae Serogruppe O1 verursachten Erkrankungen bei Erwachsenen und Kindern ab zwei Jahren, die in endemische (ständiges Vorkommen in begrenztem Gebiet) oder epidemische (zeitlich und räumlich begrenzte starke Zunahme des Vorkommens) Gebiete reisen wollen, angezeigt.

Die Anwendung von Dukoral erfolgt auf der Grundlage der offiziellen Empfehlungen und der Einschätzung des Risikos einer Erkrankung in unterschiedlichen geografischen Regionen. Die unterschiedlichen Reisebedingungen müssen genauso berücksichtigt werden wie die Gewährleistung einer medizinischen Grundversorgung auf der Reiseroute. Da manche Länder, in denen es akut zu Ausbrüchen von Cholera gekommen ist, bei der Einreise eine Bescheinigung über eine nicht länger als sechs Monate zurückliegende Cholera-Schutzimpfung verlangen, sollte beachtet werden, dass die Impfbestätigung im Internationalen Impfausweis eingetragen wird und mit dem amtlichen Siegel der Impfstelle versehen wird. ◀

▶ Kontraindikationen

Es gibt bei Totimpfstoffen, so auch bei dem Cholera-Impfstoff, in der Regel kaum Gegenanzeigen. Eine Kontraindikation besteht aber bei bekannten Überempfindlichkeiten gegen den Impfstoff oder Bestandteile der Impfstoffzusammensetzung, wie zum Beispiel Formaldehyd. Schwangere oder Stillende können nach Abwägen von Nutzen und Risiken geimpft werden. Bei Menschen, die immununterdrückend behandelt werden, kann der Impferfolg geringer ausfallen.

Bei Personen, die an einer akuten, schweren, mit Fieber einhergehenden Erkrankung leiden oder die eine akute Magen-Darm-Erkrankung haben, wird die Impfung auf einen späteren Zeitpunkt verschoben. Ein banaler Infekt, wie zum Beispiel eine Erkältung, stellt jedoch keine Kontraindikation für eine Impfung dar. ◀

▶ Nebenwirkungen

Die Verträglichkeit des Impfstoffs ist gut. Beobachtete Nebenwirkungen betrafen Magen-Darm-Beschwerden, leichte Übelkeit, Erbrechen, leichte Durchfälle und sehr selten allergische Reaktionen auf die Inhaltsstoffe. ◀

▶ Impfschema und Impfalter

Die Grundimmunisierung gegen Cholera besteht bei Erwachsenen und Kindern ab sechs Jahren aus zwei Dosen im Abstand von mindestens einer Woche. Wenn zwischen den Dosengaben mehr als sechs Wochen liegen, muss die Grundimmunisierung von vorn begonnen werden.

Bei Kindern von zwei bis sechs Jahren besteht die Grundimmunisierung aus drei Dosen, die im Abstand von mindestens einer Woche gegeben werden.

Die Grundimmunisierung sollte mindestens eine Woche vor einer möglichen Gefährdung abgeschlossen sein.

Wenn Auffrischimpfungen erforderlich sein sollten, besteht die Empfehlung für Erwachsene und Kinder ab sechs Jahren eine einmalige Dosis im Zeitraum von maximal zwei Jahren nach der Grundimmunisierung zu verabreichen. Bei Kindern von zwei bis sechs Jahren ist dieser Zeitraum auf sechs Monate nach der Grundimmunisierung verkürzt. Wenn die letzte Impfung mehr als zwei Jahre oder bei Kindern im Alter von zwei bis unter sechs Jahren mehr als sechs Monate zurückliegt, sollte die Grundimmunisierung insgesamt wiederholt werden.◄

6.2 Frühsommer-Meningoenzephalitis (FSME)

Die Frühsommer-Meningoenzephalitis (FSME) kommt lokal gehäuft (endemisch) in zahlreichen Regionen Europas vor. FSME-Endemiegebiete finden sich in Mitteleuropa in Deutschland, Österreich, der Schweiz, Polen, der Tschechischen und der Slowakischen Republik. In Nordeuropa kommt FSME in den baltischen Ländern, Süd-, Mittelschweden, an der Südküste Norwegens und Finnlands, in Teilen Dänemarks (auf der Insel Bornholm) und im europäischen Teil Russlands vor. In Südosteuropa ist FSME in Ungarn, Kroatien, Slowenien, Serbien, Bosnien-Herzegowina und Albanien zu finden. Geringe Bedeutung haben in Frankreich das Elsass, in Italien das Trentino und Griechenland.

Das RKI gibt jährlich eine aktualisierte Karte der FSME-Risikogebiete Deutschlands heraus. Danach liegen wesentliche Endemiegebiete in Bayern und Baden-Württemberg, in Südhessen, im südöstlichen Thüringen und in Sachsen. Einzelne Risikogebiete befinden sich zudem in Mittelhessen (Landkreis Marburg-Biedenkopf), im Saarland (Landkreis Saar-Pfalz-Kreis) und in Rheinland-Pfalz (Landkreis Birkenfeld). 2019 wurde als erster Kreis in Niedersachsen der Landkreis Emsland zum Risikogebiet erklärt und ist damit das nördlichste deutsche Risikogebiet. Weiterhin kommen vier neue Risikogebiete hinzu, welche alle an bekannte Risikogebiete grenzen: ein Kreis in Sachsen (Landkreis Sächsische Schweiz-Osterzgebirge) sowie drei Kreise in Bayern (Landkreis Garmisch-Partenkirchen, Landkreis Landsberg am Lech, Stadtkreis Kaufbeuren). Somit sind aktuell in Deutschland 161 Kreise als FSME-Risikogebiete definiert [4].

In Deutschland besteht für Erkrankungen an FSME eine Meldepflicht. Daher sind Angaben zur Häufigkeit aus dem statistischen Jahrbuch des RKI zu entnehmen. Im Jahr 2018 wurden 583 FSME-Erkrankungen gemeldet [3]. Dies entsprach einer Zunahme um 20 % gegenüber dem Vorjahr. Allerdings schwankt die jährliche Fallzahl stark seit der Ersterfassung 2001 zwischen einem Minimum von 195 im Jahr 2012 und einem Maximum von 583 im Jahr 2018. 2019 lagen bis zur 44. KW (Datenstand 20.11.2019) 406 Meldefälle vor [5].

6.2.1 Biologie und Erkrankung

▶ Erreger

Der Erreger der FSME ist ein Virus aus der Familie der Flaviviridae. Zur gleichen Gattung gehören noch andere Erreger, die ebenfalls Entzündungen des zentralen Nervensystems hervorrufen.

Es werden insgesamt drei Subtypen des FSME-Virus unterschieden, die in unterschiedlichen Regionen vorkommen. Der östliche Subtyp wird wissenschaftlich auf englisch als *Far-Eastern tick-borne encephalitis virus* (Far-Eastern TBEV) bezeichnet und kommt hauptsächlich in Russland, östlich des Urals und in Teilen von China, Japan und Korea vor. Überträger ist die Taigazecke (Ixodes persulcatus). Der westliche Subtyp wird als *Western tick-borne encephalitis virus* (WTBEV) bezeichnet und kommt in Zentral-, Ost- und Nordeuropa vor. Überträger ist eine Schildzecke, der gemeine Holzbock (Ixodes ricinus). Der dritte Subtyp ist der sibirische Subtyp, der als *Siberian tick-borne encephalitis virus* (STBEV) bezeichnet wird. Er kommt in Westsibirien und Sibirien vor. Überträger ist ebenfalls die Taigazecke (Ixodes persulcatus).

Die Kapsel aller drei Subtypen enthalten drei Struktureiweiße: Oberflächenprotein E, Kernprotein C und Membranprotein. Das jeweilige Oberflächenprotein E (Glykoprotein E) ermöglicht eine Unterscheidung zwischen dem europäischen, dem sibirischen und dem fernöstlichen Subtyp. ◀

▶ Übertragung und Infektion

Zecken sind die Hauptüberträger des FSME-Virus. Das Virus selbst zirkuliert in Naturherden zwischen Kleinsäugern (meistens Mäusen) und Zecken. Die Kleinsäuger erkranken selbst nicht, dienen aber der Virusvermehrung und als Virusreservoir. Die Übertragung beim Menschen selbst erfolgt durch Zeckenstich. Der Mensch ist hier ein zufälliger Wirt, das heißt ein Fehlwirt, in dem sich die Zecke nicht weiterentwickeln kann. Das FSME-Virus befindet sich in der Speicheldrüse der Zecken und wird unmittelbar nach dem schmerzlosen Stich übertragen. Das Oberflächenprotein Glykoprotein E in der Viruskapsel spielt eine zentrale Rolle in der Biologie der Infektion und ist für die Bindung und das Eindringen in die Zielzelle verantwortlich. Am Einstichort vermehrt es sich und gelangt schließlich über das Lymphsystem ins Blut. Auf dem Blutweg kommt es bei einem Teil der Infizierten nach Überwinden der Blut-Hirnwasser-Schranke zum Befall des zentralen Nervensystems.

Außer Menschen können auch zum Beispiel auch Ziegen oder Kühe erkranken. Über virusinfizierte Rohmilch von Ziegen, Schafen oder Kühen kann ebenfalls eine Infektion möglich sein. ◀

▶ Krankheitsbild

Zeckenstiche kommen häufig vor, aber nicht jeder Stich führt zu einer Infektion. Von den tatsächlich Infizierten wird der Großteil (etwa 70–95 %) keine Krankheitszeichen haben oder nur die erste Krankheitsphase (etwa 30 %) durchlaufen. Nach einer Ansteckungszeit (Inkubationszeit) von gewöhnlich sieben bis 14 Tagen kommt es zu grippeähnlichen Symptomen. Für etwa eine Woche tritt Fieber auf, begleitet von

Kopfschmerzen, Gliederschmerzen, Erbrechen und Schwindelgefühl. Danach endet die erste Krankheitsphase für die meisten Infizierten.

Die zweite Krankheitsphase durchlaufen etwa 10 % der Infizierten. Die zweite Phase beginnt nach einer symptomfreien Pause von einem Tag bis zu 20 Tagen erneut und plötzlich mit hohem Fieber und Zeichen einer neurologischen Erkrankung. Dabei kommt es am häufigsten zu einer Hirnhautentzündung (Meningitis), gelegentlich tritt eine Hirnhaut- und Gehirnentzündung (Meningoenzephalitis) auf, oder es kommt zu einer Beteiligung des Rückenmarks (Myelitis). Kinder haben mildere Krankheitsverläufe. Bei Erwachsenen verläuft die Erkrankung mit zunehmendem Alter schwerer. Bei etwa 1 % der Erkrankten kommt es zu bleibenden Schäden. ◄

▶ Behandlung

Die Behandlung der Virusinfektion besteht aus Linderung der Krankheitszeichen. Eine gegen das Virus gerichtete medikamentöse Behandlung (antivirale Therapie) ist nicht verfügbar. ◄

▶ Prognose

Je nach Schwere des Verlaufs kommt es zu einer langen Erholungsphase mit langanhaltenden Kopfschmerzen und gelegentlich auch Anfallsleiden. Es kommt jedoch auch bei schweren Verläufen zur völligen Heilung. Dennoch treten bleibende neurologische Schäden bei bis zu 10 % der Patienten auf. Bei einem Prozent der Erkrankten mit Beteiligung des zentralen Nervensystems führt die Erkrankung zum Tod. ◄

6.2.2 Prävention und Impfung

Die Vermeidung eines Zeckenstichs bei Aufenthalt in der Natur ist durch entsprechende Kleidung und die Anwendung von Zecken-abwehrenden Schutzmitteln (Repellents) möglich. Da es trotz aller Vorsichtsmaßnahmen zum Befall von Zecken an allen denkbaren Körperstellen kommen kann, ist das sorgfältige Absuchen des Körpers nach dem Aufenthalt in der Natur notwendig. Eine aufgefundene Zecke muss umgehend entfernt werden. Um eine Entzündung zu vermeiden, müssen alle Zeckenteile komplett aus der Haut entfernt werden. Dazu bedient man sich einer Pinzette oder einem Instrument zur Entfernung der Zecke (Zeckenkarte, spezielle Pinzette oder ähnlichem). Die Zecke wird langsam und gerade aus der Haut gezogen. Eine Reizung des Tieres muss vermieden werden. Nach Entfernung der Zecke desinfiziert man die Wunde sorgfältig. Eine Überprüfung des Impfstatus gegen Tetanus ist nach jedem Zeckenstich sinnvoll.

Einen wirksamen Schutz vor der Infektion durch FSME-Viren stellt die aktive Immunisierung dar.

In Deutschland stehen im Moment Totimpfstoffe gegen Frühsommer-Meningoenzephalitis von zwei Herstellern zur Verfügung. Die im Volksmund gebräuchliche vereinfachte Bezeichnung „Zeckenschutzimpfung" ist irreführend, da die Impfung nicht vor anderen durch Zecken übertragene Krankheiten, wie zum Beispiel die Lyme-Borreliose, schützt.

Totimpfstoff gegen	Handelsname	Hersteller
Frühsommer-Meningoenzephalitis	Encepur Kinder	GSK
Frühsommer-Meningoenzephalitis	Encepur Erwachsene	GSK
Frühsommer-Meningoenzephalitis	FSME-IMMUN 0,25 ml Junior	Pfizer
Frühsommer-Meningoenzephalitis	FSME-IMMUN Erwachsene	Pfizer

6

▶ Zusammensetzung und Herstellung der Impfstoffe

Zur Herstellung des FSME-Impfstoffs werden FSME-Viren auf Hühnerembryonalzellen gezüchtet. Ein Hersteller (GSK) verwendet das FSME-Virus vom Stamm K23, der andere (Pfizer) das FSME-Virus vom Stamm Neudörfl. Die Inaktivierung erfolgt durch Formalin. Nach Reinigung und Konzentration liegt das Virusantigen durch einen Wirkungsverstärker (Adjuvans) an Aluminiumhydroxid gebunden vor. Zur Stabilisierung wird noch Humanalbumin bzw. Saccharose hinzugefügt. Aus dem Herstellungsprozess sind noch Antibiotika (Chlortetracyclin, Gentamicin und Neomycin) in Spuren enthalten. ◄

▶ Anwendung

Nach Herstellerangaben ist der Impfstoff im Kühlschrank bei 2–8 °C zu lagern. Diese besondere Vorsichtsmaßnahme für die Aufbewahrung dient der sicheren Wirksamkeit. Der Impfstoff liegt als Fertigspritze vor. Vor dem Gebrauch ist die Impfstoffsuspension gut zu schütteln. Das Aussehen der Flüssigkeit ist weißlich, durchsichtig bis trüb. Die gebrauchsfertige Impfstoffdosis soll umgehend verbraucht werden. Die Impfung erfolgt in einen Muskel (i.m.), zweckmäßigerweise in den Deltamuskel des Oberarms, oder in Einzelfällen auch unter die Haut (s.c.). ◄

▶ Wirksamkeit

Nach Angaben der Hersteller beträgt die Schutzrate nahezu 100 % bezogen auf den Zeitpunkt nach der dritten Grundimpfung. Aber bereits nach der zweiten Impfstoffdosis ist nach 14 Tagen schon ein frühestmöglicher Schutz zu erwarten. Beide Impfstoffe schützen sowohl vor dem zentraleuropäischen FSME-Virus-Subtyp als auch vor den fernöstlichen und sibirischen FSME-Virus-Subtypen. ◄

▶ Indikationen

Für Deutschland empfiehlt das RKI die Impfung allen Personen, die in FSME-Risikogebieten in Kontakt mit Zecken kommen könnten, mit einem für Erwachsene bzw. Kinder zugelassenem Impfstoff nach Angaben in den Fachinformationen. Ferner allen Personen, die durch FSME beruflich gefährdet sind (Laborpersonal sowie in Risikogebieten zum Beispiel Forstbeschäftigte und in der Landwirtschaft Tätige). Als Reiseimpfung wird die Impfung allen Personen empfohlen, die in FSME-Gebieten außerhalb Deutschlands mit Zecken in Kontakt kommen könnten [6]. ◄

▶ Kontraindikationen

Es bestehen Gegenanzeigen zur Anwendung des Impfstoffs gegen FSME bei bekannter Überempfindlichkeit gegen den Wirkstoff oder andere Bestandteile des Impfstoffs oder Rückstände aus der Herstellung wie Formaldehyd, Chlortetracyclin, Gentamicin, Neomycin, Ei und Hühnereiweiß. Eine Hühnereiweißallergie stellt keine absolute Kontraindikation dar; formal stellt aber eine frühere Schockreaktion auf Hühnereiweiß eine Gegenanzeige dar. Schwangere oder Stillende können nach sorgfältigem Abwägen von Nutzen und Risiken geimpft werden. Bei Menschen, die immununterdrückend behandelt werden, kann der Impferfolg geringer ausfallen.

Bei Personen, die an einer akuten, schweren, mit Fieber einhergehenden Erkrankung leiden, wird die Impfung auf einen späteren Zeitpunkt verschoben. Ein banaler Infekt, wie zum Beispiel eine Erkältung, stellt jedoch keine Kontraindikation für eine Impfung dar. ◀

▶ Nebenwirkungen

Die Nebenwirkungen der FSME-Impfung unterscheiden sich kaum von denen anderer Totimpfstoffe. Lokale Reaktionen treten etwas häufiger auf. Schmerzreaktionen, Schwellungen und Rötungen treten meistens innerhalb von ein bis drei Tagen nach der Impfung auf. Gelegentlich kommt es zu Fieber, häufiger bei jungen Kindern nach der ersten Impfstoffgabe, Kopfschmerzen und einem allgemeinen Krankheitsgefühl. Diese Reaktionen sind kurzanhaltend und vorübergehend.

In Einzelfällen kam es nach der Impfung bei Kindern zu Krankheiten des Nervensystems (Neuritis, Polyneuritis, Guillain-Barré-Syndrom, Enzephalitis). Wegen der Seltenheit und des unbewiesenen Zusammenhangs mit der Impfung wird eher von einem zufälligen Auftreten ausgegangen. ◀

▶ Impfschema und Impfalter

Die Grundimmunisierung besteht aus drei Impfungen und baut einen langjährigen Schutz auf. Vier Wochen bis drei Monate nach der ersten Impfung erfolgt eine zweite Impfung. Die Grundimmunisierung wird mit einer dritten Impfung nach fünf bis zwölf bzw. neun bis zwölf Monaten abgeschlossen. Es kann von dem Standardimpfschema abgewichen werden, wenn ein akuter Schutzbedarf besteht. Das Schnellschema unterscheidet sich in den zeitlichen Vorgaben der beiden Hersteller. Encepur von GSK kann am Tag 0, dann am Tag 7 nach der ersten Dosis, und schließlich am Tag 21 nach der ersten Dosis verabreicht werden. FSME-Immun von Pfizer hat als Schema vorgegeben: erste Dosis am Tag 0, zweite Dosis 14 Tage nach der ersten Impfung, gefolgt von der dritten Dosis fünf bis zwölf Monate nach der zweiten Impfung. Die Impfschemen unterscheiden sich nicht in der Anwendung für Kinder und Erwachsene, wohl aber in der Menge der Dosis und dem Anwendungsalter.

Die Dosis Encepur Kinder besteht mit einem Volumen von 0,25 ml aus der Hälfte der Erwachsenendosis und kann ab dem ersten vollendeten Lebensjahr bis zum vollendeten elften Lebensjahr angewendet werden.

Die Dosis FSME-IMMUN 0,25 ml Junior besteht ebenfalls mit einem Volumen von 0,25 ml aus der Hälfte der Erwachsenendosis und kann bei Kindern und Jugendlichen im Alter von ein bis 15 Jahren angewendet werden.

Auffrischimpfungen sind jeweils zum Erhalt des Schutzes erforderlich. Dabei erfolgt die erste Auffrischung drei Jahre nach der Grundimmunisierung. Alle weiteren Auffrischungen haben einen Fünf-Jahres-Abstand. Dies gilt für Encepur bis zum 49. Lebensjahr. Danach erfolgen Auffrischungen mit Encepur alle drei Jahre. Bei der Verwendung von FSME-Immun gelten die Fünf-Jahres-Abstände bis zum 60. Lebensjahr. Danach erfolgen Auffrischungen mit FSME-Immun alle drei Jahre. ◄

6.3 Gelbfieber

6

Gelbfieber kommt in tropischen und subtropischen Gebieten in Afrika und Südamerika fortwährend gehäuft (endemisch) vor. Die Endemiegebiete in 43 Ländern Afrikas liegen südlich der Sahara, insbesondere von West- bis Zentralafrika. In Südamerika sind 13 Länder als Endemiegebiete eingestuft; zu den Ländern mit dem höchsten Risiko gehören Brasilien, Bolivien, Kolumbien, Ecuador und Peru [7]. Erstaunlicherweise ist Gelbfieber noch nie in den tropischen Gebieten Asiens aufgetreten, obwohl die Überträgermücke Aedes aegypti auch in Südostasien weit verbreitet ist.

Es wird davon ausgegangen, dass jährlich etwa 200.000 Menschen an Gelbfieber erkranken und etwa 10 % daran sterben [8]. Im Jahr 2016 kam es zu großen Gelbfieberausbrüchen in Angola und in der Demokratischen Republik Kongo, die Aufsehen durch die Knappheit an Impfstoff gegen Gelbfieber erregten [9].

6.3.1 Biologie und Erkrankung

▶ Erreger

Der Erreger des Gelbfiebers ist das Gelbfieber-Virus. Es gehört zu der Familie der Flaviviridae und dort zu der Gattung Flavivirus (von lat. flavus, „gelb"). Das Gelbfieber-Virus ist ein umhülltes RNA-Virus, auf dessen Membranhülle die Struktureiweiße Protein E und Protein M eingelagert sind. Insbesondere das Oberflächenprotein E wirkt als Antigen. Es sorgt für die Anheftung des Erregers im Blut an die Zielzellen wie Monozyten, Makrophagen und dendritische Zellen. Nach der Anheftung erfolgt die Aufnahme in die Zellen und die Virusvermehrung. ◄

▶ Übertragung und Infektion

Das Gelbfieber-Virus wird von infizierten Stechmücken übertragen. Typische Stechmückenarten kommen in den tropischen und subtropischen Regionen auf der Welt vor, zum Teil auch schon in Europa. Vor allem die Stechmückenart Aedes aegypti (Ägyptische Tigermücke) ist der hauptsächliche Überträger auf den Menschen oder andere Primaten, neben Aedes africanus und Stechmücken der Gattungen Haemoggogus und Sabethes.

Die Mücken infizieren sich beim Saugen durch das Blut eines Menschen oder Tieres, das mit Viren infiziert ist. Nach der Infektion der Mücke findet eine Virusvermehrung in der Mücke statt. Nach einigen Tagen findet sich das Virus insbesondere in den Speicheldrüsen. Beim nächsten Stich kann der Erreger auf weitere Wirte übertragen werden. Das durch den Stich übertragene Virus vermehrt sich zunächst an der Einstichstelle, wird dann zu den Lymphknoten weitertransportiert und schließlich ins Blut. Bei den Infektionen unterscheidet man drei verschiedenartige Infektionszyklen, in denen das Virus auf Menschen oder andere Primaten übertragen wird. Sowohl die beteiligte Überträgermücke als auch das räumliche Vorkommen spielen hier eine entscheidende Rolle für den Erhalt des Erregers und das Reservoir. Das urbane Gelbfieber („Stadt-Gelbfieber") kommt in Wohngebieten vor, in denen sich ständig Menschen befinden, die von Gelbfieber-Virus befallen sind (menschliches Erregerreservoir). Durch das gleichzeitige Vorkommen der Mückenart Aedes aegypti ist eine dauernde Zirkulation zwischen Mensch und Mücke möglich. Ein weiterer Infektionszyklus ist das nur in Afrika vorkommende intermediäre Gelbfieber, das auch als Savannengelbfieber bezeichnet wird. In den dschungelnahen Gebieten wird es von verschiedenen Mückenarten der Gattung Aedes von Affen auf Menschen und von Mensch zu Mensch weitergegeben. Der Mensch spielt hier eine gewisse Rolle in der Aufrechterhaltung des Erregerreservoirs. Schließlich existiert noch ein dritter Infektionszyklus: das sylvatische (lat. silva, Wald) oder Dschungelgelbfieber. Bei dieser Form bilden die Halbaffen und Affen das Erregerreservoir zusammen mit den übertragenden Stechmückenarten. Nur gelegentlich kommt es dabei zu einer Infektion von Menschen, wenn diese in deren gewöhnlichen Lebensraum eindringen. ◄

► Krankheitsbild

Nach einer Inkubationszeit (Ansteckungszeit) von drei bis sechs Tagen beginnt die Erkrankung in der Regel mit akutem hohen Fieber. Hinzu kommen Schüttelfrost, Muskelschmerzen (Myalgien), Kopfschmerzen, Erbrechen, Nasenbluten und verlangsamtem Herzschlag (Bradykardie). Nach wenigen Tagen kann mit einer Entfieberung die Genesung beginnen. Bei mehr als 10 % der Erkrankten kommt es aber anschließend zu einer zweiten Krankheitsphase, der „giftigen" oder toxischen Phase. Das schwere Krankheitsbild zeigt unter stark ansteigendem Fieber und sinkendem Puls Blutungen in der Haut und anderen Organen. Durch die Beteiligung der Leber kommt es zu einer Gelbsucht (Ikterus). Die Schocksymptomatik besteht auch aus einer gestörten Nierenfunktion. ◄

► Behandlung

Die Behandlung von Gelbfieber besteht aus Linderung der Krankheitszeichen. Eine gegen das Virus gerichtete medikamentöse Behandlung (antivirale Therapie) ist nicht verfügbar. Aufgrund der Schwere der Erkrankung ist in der Regel eine intensivmedizinische Versorgung notwendig. ◄

▶ Prognose

Der Verlauf kann sehr unterschiedlich sein: Immerhin kommt es bei mehr als der Hälfte der Infizierten zu Verläufen ohne Symptome oder zu Erkrankungen mit relativ milden Krankheitszeichen, besonders bei Kindern. Dennoch verstirbt etwa die Hälfte der Patienten in der toxischen Phase. Ein Überstehen der Krankheit führt zu einer lebenslangen Immunität. ◄

6.3.2 Impfung

Für die Verhinderung einer Infektion mit dem Gelbfieber-Virus steht ein sicherer Lebendimpfstoff zur Verfügung. Der Impfstoff stellt einen Antikörper gegen das Gelbfieber-Virus dar. Dabei wirkt er gegen bestimmte Oberflächenanteile des Glykoprotein E des Virus und blockiert dessen Funktionen. So wird schließlich das Virus neutralisiert.

Lebend-Impfstoff gegen	Handelsname	Hersteller
Gelbfieber-Virus	STAMARIL	Sanofi

▶ Zusammensetzung und Herstellung des Impfstoffes

In Europa kommt der Stamm 17D-204 des Gelbfieber-Virus zum Einsatz. Zur Herstellung des Impfstoffs wird der Stamm in Hühnerembryonen gezüchtet. Danach wird er gereinigt und von krankmachenden Erregern befreit. Schließlich wird der lebende, attenuierte (frei von Krankheitserregern) Impfstoff gefriergetrocknet. Eine Dosis zu 0,5 ml enthält mindestens 1000 Internationale Einheiten des Virus. ◄

▶ Anwendung

Nach Herstellerangaben ist der Impfstoff STAMARIL bei der Aufbewahrung im Kühlschrank bei 2–8 °C lichtgeschützt zu lagern. Diese besondere Vorsichtsmaßnahme für die Aufbewahrung dient der sicheren Wirksamkeit. Zum Gebrauch des Impfstoffs wird der gesamte Inhalt des Lösungsmittels in einer Spritze dem Antigenpulver in einer Durchstechflasche hinzugefügt. Danach wird die Mischung vorsichtig geschüttelt, bis sich das Pulver vollständig gelöst hat. Die Farbe des gelösten Impfstoffs als Suspension ist beige bis rosa-beige und mehr oder weniger opaleszent. Der Impfstoff soll umgehend verbraucht werden, indem er aus dem Fläschchen vollständig in die Spritze aufgezogen wird. Zur Verabreichung wird eine neue Nadel verwendet. Vor dem Gebrauch soll der Impfstoff gründlich geschüttelt werden. Ein Kontakt mit Desinfektionsmitteln muss vermieden werden, da diese das Virus deaktivieren könnten. Zur Erstimmunisierung wird eine Dosis verabreicht. Dies geschieht vorzugsweise unter die Haut (s.c.) am Oberarm. Eine Impfung direkt in einen Muskel (i.m.), vorzugsweise in den Deltamuskel des Oberarms, ist möglich.
Die Anwendung des Gelbfieber-Impfstoffs ist nur in staatlich anerkannten und von der WHO zertifizierten Gelbfieber-Impfstellen möglich. Dort wird auch das Internationale Impfzertifikat im Internationalen Impfausweis dokumentiert. ◄

▶ Wirksamkeit

Nach Angaben des Herstellers wurde in klinischen Studien gezeigt, dass bei erwachsenen Impflingen 28 Tage nach der Impfung neutralisierende Antikörper zwischen 93 und 100 % erreicht wurden. Bei einer Studie an wenigen Kleinkindern im Alter von zwölf und 13 Monaten wurden fast 100 % wirksame neutralisierende Antikörper 28 Tage nach der Impfung gemessen.

Neueste Untersuchungen haben ergeben, dass die einmalige Impfung einen lebenslangen Schutz vor einer Gelbfieber-Infektion bewirkt. ◀

▶ Indikationen

Die Indikation zur aktiven Immunisierung gegen Gelbfieber besteht für Personen, die in Endemiegebiete reisen, diese passieren oder dort leben, in Länder reisen, die bei der Einreise in das Land ein Internationales Impfzertifikat verlangen (möglicherweise abhängig davon, welche Länder vorher bereist wurden), und mit möglicherweise infektiösem Material arbeiten (zum Beispiel Laborpersonal) [10]. ◀

▶ Kontraindikationen

Lebendimpfstoffe, zu denen auch der Gelbfieber-Impfstoff zählt, sind für bestimmte Personen nicht geeignet. Eine Kontraindikation besteht daher für Menschen mit Immundefekten oder Menschen, die mit Immununterdrückern (Immunsuppressiva) behandelt werden. Auch Schwangere dürfen nicht geimpft werden, um das theoretisch vorhandene Risiko einer Fruchtschädigung auszuschließen. Dennoch kann STAMARIL an Schwangere bei eindeutiger Indikation und nur nach sorgfältiger Abwägung des Nutzens und des Risikos verabreicht werden. Ferner dürfen Menschen mit einer nachgewiesenen Allergie gegen Hühnereiweiß oder Eier nicht geimpft werden, da im Herstellungsprozess eiweißhaltige Materialien verwendet werden und im Impfstoff in Spuren vorkommen. Auch frühere Überempfindlichkeitsreaktionen gegen den Gelbfieber-Impfstoff sind ein Ausschlusskriterium. Ebenso stellen ein Impfalter unter sechs Monaten, eine Fehlfunktion der Thymusdrüse (ein für das Immunsystem wichtiges Organ), eine HIV-Infektion oder mäßige oder schwere fieberhafte Erkrankungen oder akute Erkrankungen eine Kontraindikation für eine Impfung dar. ◀

▶ Nebenwirkungen

Die Impfung gegen Gelbfieber wird im Allgemeinen gut vertragen. In den ersten Tagen nach der Impfung kann es zu Rötung, Schmerzhaftigkeit und Schwellung an der Impfstelle kommen. Wie bei allen Lebendimpfstoffen kann eine fieberhafte Reaktion meistens innerhalb einer Woche auftreten, die eine gute, wirksame Immunreaktion darstellt. Alle auftretenden Reaktionen sind vorübergehend und klingen rasch und folgenlos ab.

Allerdings wurden auch Komplikationen der Impfung beschrieben. In erster Linie sind hier die allergischen Reaktionen auf das Hühnereiweiß zu erwähnen. Wegen der durch die Impfung verursachten Gehirnentzündung bei Säuglingen unter sechs Monaten, darf die Impfung jetzt nicht mehr vor diesem Alter angewendet werden. Selten wurden neurologische Komplikationen als YEL-AND beschrieben. Diese *yellow fever vaccine-associated neurologic disease* konnte in einigen Fällen in Kausalzusammenhang mit der Impfung gebracht werden. Ebenso wurde ein als „Multiples Organversagen mit Fieber" (YEL-AVD, *yellow fever vaccine-associated viscerotropic disease*) zehn Tage nach der Impfung beobachtet. Die Fälle ähneln echten Erkrankungen an Gelbfieber. Als Risikofaktoren stellten sich Erstimpfung im höheren Alter (über 60 Jahre) und Thymuserkrankungen oder die Entfernung der Thymusdrüse heraus. Daher ist die Indikation zur Impfung unter der Berücksichtigung der Notwendigkeit eines Schutzes und des möglichen Risikos bei Säuglingen und älteren Menschen streng zu stellen. ◄

▶ Impfschema und Impfalter

Das Impfschema besteht bei der Erstimpfung aus einer Dosis. Kinder ab neun Monate und Erwachsene bis zum Alter von 60 Jahren können geimpft werden. Alle Impflinge erhalten in jedem Alter die gleiche Menge an Impfstoff.

Da bei Personen ab 60 Jahren ein potenziell höheres Risiko für schwere und möglicherweise tödlich verlaufende Erkrankungen besteht, sollten diese Personen nur geimpft werden, wenn ein stark erhöhtes und unvermeidbares Risiko einer Gelbfieber-Infektion vorliegt.

Zur Einhaltung geltender Impfvorschriften und zur offiziellen Anerkennung müssen Gelbfieber-Impfstoffe von einer von der Weltgesundheitsorganisation (WHO) anerkannten Gelbfieber-Impfstelle verabreicht werden. Die Impfung muss in einen Internationalen Impfausweis eingetragen werden. Der Gültigkeitszeitraum des Impfzertifikats beginnt – entsprechend den Empfehlungen der Internationalen Gesundheitsvorschriften (IGV) – zehn Tage nach der Erstimpfung und sofort nach einer Wiederimpfung.

Eine Wiederimpfung ist in aller Regel nicht notwendig [11]. Die Wiederimpfung mit einer Dosis von 0,5 ml kann bei manchen Personen mit einer unzureichenden Immunantwort auf die Erstimpfung erforderlich sein [12]. Eine Wiederimpfung kann zudem – abhängig von den offiziellen Impfempfehlungen einzelner Länder – notwendig sein, um in diese Länder einreisen zu können. ◄

6.4 Hepatitis A

Die akute Hepatitis A kommt weltweit vor. Sie wurde früher als infektiöse (Hepatitis infectiosa) oder epidemische (Hepatitis epidemica) Hepatitis bezeichnet. Da Infektionen aber sporadisch, endemisch und epidemisch auftreten, hat man diese ungenauen Bezeichnungen verlassen. Das Auftreten von Hepatitis A ist eng verbunden mit den vorherrschenden hygienischen Verhältnissen in den Regionen der Welt. Die industriell entwickelten Länder in Europa und Nordamerika zeigen in der zweiten Hälfte des 20. Jahrhunderts einen deutlichen Rückgang der Erkrankungszahlen. In den Entwicklungsländern machen nahezu alle Menschen die Infektion bereits im Kindes- und Jugendalter durch [13]. Es liegen keine Zahlen für die weltweite Krankheitslast durch Hepatitis A vor. Aber die WHO hat für 2016 geschätzt, dass es 7134 Todesfälle aufgrund von

Hepatitis A gab [14]. Da in Deutschland eine Meldepflicht für Erkrankungen an Hepatitis A existiert, gibt es seit 2001 jährliche Angaben zur Erkrankungshäufigkeit. Im Jahr 2018 wurden 1043 Hepatitis-A-Erkrankungen übermittelt, das ist die zweithöchste Anzahl seit 2009 [3]. Angaben zum wahrscheinlichen Infektionsland wurden für 72 % der gemeldeten Erkrankungen ermittelt: Davon wurden 298 Erkrankungen (39 %) wahrscheinlich im Ausland erworben. Die drei am häufigsten genannten nicht-deutschen Infektionsländer waren Marokko, Ägypten und Spanien [15]. 2019 lagen bis zur 45. KW (Datenstand 27.11.2019) 783 Meldefälle vor [16].

6.4.1 Biologie und Erkrankung

▶ **Erreger**

Der Erreger der Hepatitis A, einer akuten Leberentzündung, ist das Hepatitis-A-Virus. Es ist ein kleines einsträngiges RNA-Virus ohne Hüllmembran aus der Familie der Picornaviren und der Gattung Hepatovirus. An der Oberfläche des Virus finden sich die Struktureiweiße (Virusproteine) VP1, VP2 und VP3. Die Virusproteine 1 und 3 bilden die Zielstruktur für neutralisierende Antikörper. Der Mensch stellt den einzigen relevanten Hauptwirt und das Erregerreservoir dar. Der Erreger wird durch den Darm ausgeschieden. ◀

▶ **Übertragung und Infektion**

Das Hepatitis-A-Virus wird zumeist durch Schmierinfektion von verunreinigten Lebensmitteln (zum Beispiel Muscheln, Austern, mit Fäkalien gedüngtem Gemüse und Salate), Gegenständen, Trinkwasser oder von Mensch zu Mensch übertragen. Der Übertragungsweg wird „fäkal-oral" genannt. Ein hohes Übertragungsrisiko besteht auch bei entsprechenden Sexualkontakten [17]. Man kann davon ausgehen, dass das Virus sich im Magen-Darm-Trakt vermehrt, wobei die Hauptvermehrung in der Leber stattfindet. ◀

▶ **Krankheitsbild**

Das Krankheitsbild der Hepatitis A hat die typischen Symptome einer Leberentzündung. Nach einer langen Inkubationszeit (Ansteckungszeit) von zwei bis sechs Wochen kommt es zu einem Vorerkrankungsstadium mit Abgeschlagenheit, allgemeinem Krankheitsgefühl, Appetitlosigkeit, gelegentlich Fieber, Gelenkbeschwerden und Schmerzen im rechten Oberbauch. Der klassische Verlauf zeigt anschließend eine Gelbfärbung (Ikterus) der Haut und der Augenbindehautgewebe, eine Dunkelfärbung des Urins und Entfärbung des Stuhl sowie Hautjucken. Das sind die Zeichen einer Schädigung der Leberzellen. Es kommt zu einer Leber- und Milzvergrößerung. Nach weiteren zwei bis sechs Wochen klingen die Beschwerden ab und die Erkrankung heilt folgenlos aus. Bei jungen Kindern treten diese klassischen Verläufe selten auf. Allerdings nimmt die Zahl schwerer Verläufe mit dem Alter zu. Eine überstandene Infektion hinterlässt eine lebenslange Immunität. ◀

► Behandlung

Die Behandlung der im Vergleich zu anderen Leberentzündungen harmlos verlaufenden Hepatitis-A-Infektion besteht im Wesentlichen aus körperlicher Schonung und Entlastung der Leberfunktionen durch eine entsprechende kohlenhydratreiche und fettarme Kost sowie einer absoluten Vermeidung von Alkohol. Eine ursächliche Behandlung existiert nicht. ◄

► Prognose

Zahlreiche Hepatitis-A-Infektionen verlaufen insbesondere im Kleinkindesalter ohne wesentliche Krankheitszeichen. Zwar kommen im Erwachsenenalter auch schwere Verlaufsformen oder verzögerte, langanhaltende Verläufe vor, aber die allermeisten Infektionen an Hepatitis A heilen folgenlos aus. Unter den im Jahr 2018 gemeldeten 1043 Fällen waren aber auch sechs Todesfälle – betroffen waren Frauen und Männer im Alter von 50 bis 93 Jahren [3]. ◄

6.4.2 Impfung

In Deutschland stehen verschiedene Totimpfstoffe gegen Hepatitis A zur Verfügung. Diese werden sowohl als Mono-Impfstoffe als auch in verschiedenen Kombinationen angeboten. Die momentan verfügbaren Impfstoffe sind in der folgenden Tabelle dargestellt.

Totimpfstoffe (Mono gegen)	Handelsname	Hersteller
Hepatitis A	Havrix 720 Kinder	GSK
Hepatitis A	VAQTA Kinder 25 E	MSD Vaccins
Hepatitis A	Havrix 1440	GSK
Hepatitis A	VAQTA 50 E	MSD Vaccins
Hepatitis A	Avaxim	Sanofi

Totimpfstoffe (Kombinationen gegen)	Handelsname	Hersteller
Hepatitis A + Hepatitis B	Twinrix Kinder	GSK
Hepatitis A + Hepatitis B	Twinrix	GSK
Hepatitis A + Typhus	Viatim	Sanofi

► Zusammensetzung und Herstellung der Impfstoffe

Der Impfstoff gegen Hepatitis A ist ein Totimpfstoff. In der Herstellung werden isolierte Hepatitis-A-Virusstämme verwendet, die in mehreren Zellkulturen von ihren krankmachenden Eigenschaften befreit (attenuiert) und zum Wachstum auf menschlichen Zellen vorbereitet werden. In diesen Zellen wird das Virus zunächst gezüchtet, schließlich durch Aufbrechen der Zellen freigesetzt, geerntet und von Verunreinigungen befreit. Es erfolgt dann eine Inaktivierung durch

Formalin. Als Wirkungsverstärker (Adjuvans) wird noch Aluminiumhydroxid oder Aluminiumhydroxyphosphat-Sulfat hinzugefügt. ◀

▶ Anwendung

Nach Herstellerangaben ist der Impfstoff gegen Hepatitis A bei der Aufbewahrung im Kühlschrank bei 2–8 °C lichtgeschützt zu lagern. Diese besondere Vorsichtsmaßnahme für die Aufbewahrung dient der sicheren Wirksamkeit. Ein Einfrieren des Impfstoffs ist nicht zulässig, da Einfrieren die Wirksamkeit des Impfstoffs zerstört. Die verschiedenen Impfstoffe gegen Hepatitis A liegen in unterschiedlichen Handelsformen vor: Suspensionen in einer Fertigspritze mit und ohne Kanüle sowie Suspensionen in einer Durchstechflasche oder als Doppelkammerspritze. Vor Gebrauch wird der Impfstoff gut geschüttelt, um eine homogene Durchmischung zu erreichen. Die Farbe des Impfstoffs als Suspension ist weißlich-trübe (VAQTA, ViATIM, AVAXIM) oder milchigweiß (Havrix). Der Impfstoff soll umgehend verbraucht werden. Die Verabreichung einer Dosis geschieht vorzugsweise direkt in einen Muskel (i.m.), vorzugsweise in den Deltamuskel des Oberarms. Eine Impfung unter die Haut (s.c.) ist möglich. ◀

▶ Wirksamkeit

Bereits vier Wochen nach der ersten Impfung mit einem Hepatitis-A-Impfstoff (Mono-Impfstoff) können schützende Antikörper nachgewiesen werden. Diese gute Immunität des Impfstoffs wird durch eine zweite Impfung verstärkt und führt zu einem langanhaltenden Schutz. Aktuelle Berechnungen gehen von einem Langzeitschutz von mindestens 25 Jahren für fast 100 % der Geimpften aus. ◀

▶ Indikationen

Eine Indikation für eine Impfung gegen Hepatitis A besteht in erster Linie für Reisende in Gebiete mit hohem Vorkommen von Hepatitis A. Neben den meisten tropischen und subtropischen Gebieten gehören der gesamte Mittelmeerraum und Osteuropa dazu. In Anbetracht der langen Inkubationszeit kann die Impfung auch noch kurz vor einer Reise in ein Endemiegebiet und sogar kurz nach einer Exposition sinnvoll sein.

Weitere Indikationen bestehen laut RKI [13] für Personen mit einem Sexualverhalten mit hoher Infektionsgefährdung (zum Beispiel Männer, die Sex mit Männern haben), Personen mit Bluterkrankheit (substitutionspflichtiger Hämophilie), Personen in psychiatrischen Einrichtungen oder vergleichbaren Fürsorgeeinrichtungen für Menschen mit Hirnschädigungen oder Verhaltensstörungen sowie Personen, die an einer chronischen Leberkrankheit einschließlich chronischer Krankheiten mit Leberbeteiligung leiden und keine Antikörper gegen das Hepatitis-A-Virus besitzen.

Ein berufliches Risiko kann eine Impfindikation begründen, zum Beispiel als Ergebnis einer Gefährdungsbeurteilung nach der Biostoffverordnung oder aus hygienischer Indikation. Hier kann eine Impfung empfohlen werden für:

- Hepatitis-A-gefährdetes Fach- und Pflegepersonal sowie Küchen- und Reinigungskräfte im Gesundheitsdienst, zum Beispiel in der Kinderheilkunde und der Infektionsmedizin,

— Hepatitis-A-gefährdetes Personal in Laboratorien (zum Beispiel bei Stuhlunter-
  suchungen),
— Personal in Gemeinschaftseinrichtungen für Kinder,
— Personal in psychiatrischen Einrichtungen oder vergleichbaren Fürsorgeein-
  richtungen für Menschen mit Hirnschädigungen oder Verhaltensstörungen und
— Kanalisations- und Klärwerksarbeiter mit direktem Kontakt zu Abwasser. ◄

► Kontraindikationen

Es gibt bei Totimpfstoffen, so auch bei Impfstoffen gegen Hepatitis A, in der Regel
kaum Gegenanzeigen. Eine Kontraindikation besteht aber bei bekannten Überempfindlichkeiten gegen den Impfstoff oder Bestandteile der Impfstoffzusammensetzung wie Neomycin.

Bei Personen, die an einer akuten, schweren, mit Fieber einhergehenden Erkrankung
leiden, wird die Impfung auf einen späteren Zeitpunkt verschoben. Ein banaler Infekt,
wie zum Beispiel eine Erkältung, stellt jedoch keine Kontraindikation für eine Impfung
dar. ◄

► Nebenwirkungen

Die Impfung gegen Hepatitis A wird sehr gut vertragen. Nur wenige Impflinge haben
lokale Reaktionen an der Impfstelle, wie Schmerzreaktionen, Schwellungen und
Rötungen meistens innerhalb von ein bis drei Tagen nach der Impfung. Bei etwa jedem
zehnten Impfling kommt es zu Fieber, Kopfschmerzen und einem allgemeinen Krankheitsgefühl. Diese Reaktionen sind kurzanhaltend und vorübergehend. In Einzelfällen
wurden echte Komplikationen wie allergische Hautrektionen oder Verringerung der
Thrombozytenzahl beobachtet. ◄

► Impfschema und Impfalter

In Abhängigkeit vom verwendeten Impfstoff gehören zwei oder drei Dosen zu einer
vollständigen Grundimmunisierung.

Handelsname	Zulassung ab	Anwendung bis	Impfschema	Zeitpunkt
Havrix 720 Kinder	1 Jahr	15 Jahre	2 Dosen	0, 6–12 Monate
VAQTA Kinder 25 E	1 Jahr	17 Jahre	2 Dosen	0, 6–18 Monate
Havrix 1440	16 Jahren	Ohne Altersgrenze	2 Dosen	0, 6–12 Monate
VAQTA 50 E	18 Jahren	Ohne Altersgrenze	2 Dosen	0, 6–18 Monate
Twinrix Kinder	1 Jahr	16 Jahre	3 Dosen	0, 1, 6–12 Monate
Twinrix	17 Jahren	Ohne Altersgrenze	3 Dosen	0, 1, 6–12 Monate
ViATIM	16 Jahren	Ohne Altersgrenze	1 Dosis[a]	0; 6–12 Monate[a]
AVAXIM	16 Jahren	Ohne Altersgrenze	2 Dosen	0; 6–12 Monate

[a]Die zweite Impfung erfolgt mit einem Mono-Impfstoff

Kinder bis zu einem Alter von 15 bis 17 Jahren erhalten eine um die Hälfte reduzierte Dosis (0,5 ml) des Impfstoffs gegen Hepatitis A. Erwachsene erhalten die für ihr Alter zugelassenen Impfstoffe in einer Dosis zu 1,0 ml.

Der Zeitpunkt der Impfungen ist im Schema dargestellt. Zu beachten ist, dass in der Kombination von Hepatitis-A- und Hepatitis-B-Impfstoffen ein Drei-Dosen-Schema besteht. Da der Kombinationsimpfstoff nur halb soviel Hepatitis-A-Impfstoff wie der Einzelimpfstoff enthält, ist erst nach der Verabreichung von zwei Dosen ein erster Schutz zu erwarten.

Der Kombinationsimpfstoff ViATIM (Hepatitis-A plus Typhus) benötigt zu einem langandauernden Impfschutz gegen Hepatitis A eine zweite Dosis, die mit einem Einzel-(Mono-)Impfstoff erfolgt. ◄

6.5 Herpes Zoster

Der Herpes zoster wird in der Umgangssprache als „Gürtelrose" bezeichnet. Diese Bezeichnung entstand, weil sich der rötliche Ausschlag bei besonders ausgeprägten typischen Erscheinungsformen von der Wirbelsäule ausgehend halbseitig oder gürtelförmig um den Körper schlingt. Es wird geschätzt, dass in Deutschland mehr als 300.000 Personen jährlich an einem Herpes Zoster erkranken [18]. Dabei scheint die Erkrankung altersabhängig zu sein und ab einem Alter von 50 Jahren steigt das Erkrankungsrisiko stetig an. Die Neuerkrankungsrate ist dabei bei Frauen in jeder Altersgruppe höher als bei Männern [19]. Da es im Gegensatz zu Varizellen keine Meldepflicht in Deutschland für Herpes-Zoster-Erkrankungen gibt, liegen keine regelmäßigen Häufigkeitsangaben vor.

6.5.1 Biologie und Erkrankung

▶ Erreger

Herpes Zoster wird durch Varicella-Zoster-Viren verursacht, die nach einer Windpocken-Erstinfektion an den sensiblen Nervenendigungen im Körper verbliebenen sind und Jahre später nun reaktiviert werden (siehe auch ▶ Abschn. 5.13). Das Virus gehört zu der Familie der humanen Herpesviren und wird als HHV-3 bezeichnet. Der einzig bekannte natürliche Wirt für das Varicella-Zoster-Virus ist der Mensch. ◄

▶ Übertragung und Infektion

Herpes Zoster kann bei direktem Kontakt zu virushaltigem Bläschensekret oder auch verkrusteten Bläschen übertragen werden. Allerdings erkranken Menschen, die noch keine Windpocken durchgemacht haben oder nicht geimpft sind, nicht an Herpes Zoster, sondern entwickeln Windpocken. Die Ansteckungsfähigkeit ist aber sehr begrenzt und nicht mit der hohen Übertragungsfähigkeit der Windpocken als Tröpfcheninfektion vergleichbar.

Insofern ist das Auftreten einer Herpes-Zoster-Erkrankung keine Neuerkrankung oder Infektion, sondern eine Reaktivierung der im Körper vorhandenen Varicella-Zoster-Viren.

Herpes Zoster kann auch bei Personen auftreten, die mit einem Lebendimpfstoff gegen Varizellen geimpft wurden. ◄

► Krankheitsbild

Oft geht der Erkrankung an Herpes Zoster ein Frühstadium von drei bis fünf Tagen Dauer voraus. In den meisten Fällen kommen Allgemeinsymptome wie leichtes Fieber, Müdigkeit und Abgeschlagenheit vor. Selten treten Beschwerden wie Brennen, Missempfindungen und Schmerzen auf der Haut auf. Bei der Reaktivierung des latenten Virus entzündet sich das Nervengewebe. Die nun auftretenden Symptome sind teils starke Schmerzen in dem Hautbereich, der durch den betroffenen Nervenstrang versorgt wird. Im befallenen Nervensegment entwickeln sich schubweise auftretende, schmerzhafte kleine erhabene Stellen mit Rötung der Haut. Danach entwickeln sich gruppiert stehende bis zu reiskorngroße prall gespannte Bläschen, die eine wasserklare Flüssigkeit enthalten. In Folge verschmelzen die Bläschen, trüben ein und trocknen in ein bis zwei Wochen als gelb-braune Borke ein. Bei abwehrgeschwächte Patienten können die Hautveränderungen monatelang bestehen. ◄

► Behandlung

Bei Patienten mit intaktem Immunsystem steht die sorgfältige Hautpflege im Vordergrund der Behandlung. Die Heilung der erkrankten Hautstellen und die Linderung der Schmerzen kann mit antiviralen Medikamenten in Tablettenform unterstützt werden. Abwehrgeschwächte Menschen erhalten die Medikation über die Vene. ◄

► Prognose

Bei Kindern verläuft die Erkrankung in der Regel gut. Bei Erwachsenen können nach Abheilen des Herpes zoster über eine lange Zeit neurologisch bedingte Schmerzen auftreten. Die Ursache dieser postherpetische Neuralgie (PHN) ist bisher nicht ausreichend geklärt. Es werden Schädigungen der Nerven vermutet.

Besonders bei Menschen mit geschwächtem Immunsystem kann es zu einer Beteiligung des zentralen Nervensystems kommen. Auch ist ein isolierter Befall der Nerven möglich, die dann als Zoster ophthalmicus (Gesichtsnerv, Nervus facialis), Zoster oticus (Gehörgangsnerven. Nervus cochlearis und Nervus vestibularis), Zoster maxillaris (Oberkiefer versorgender Ast des Nervus trigeminus) oder Zoster genitalis (Nerven im Genitalbereich) bezeichnet werden. ◄

6.5.2 Impfung

Es sind zwei Impfstoffe in Deutschland zur Verhinderung der Erkrankung an Herpes Zoster und zum Schutz vor postherpetischer Neuralgie (PHN) zugelassen.

Totimpfstoff gegen	Handelsname	Hersteller
Herpes-Zoster-Virus	Shingrix	GSK

Lebendimpfstoff gegen	Handelsname	Hersteller
Herpes-Zoster-Virus	Zostavax	MSD

▶ Zusammensetzung und Herstellung der Impfstoffe

Der Totimpfstoff Shingrix enthält als wirksame Komponente ein Oberflächeneiweiß des Varizella-Zoster-Virus (VZV), das als VZV-spezifisches Antigen (Glykoprotein E, gE) mit einem Adjuvanssystem (AS01B) entwickelt wurde. Das Glykoprotein E wird in Eierstockszellen des chinesischen Hamsters (CHO-Zellen) mittels rekombinanter DNA-Technologie hergestellt. Das Adjuvans enthält Pflanzenextrakt aus Quillaja saponaria Molina, Fraktion 21 (QS-21) und Monophosphoryl-Lipid A (MPL) aus Salmonella minnesota. Weitere Bestandteile des Glykoprotein E in Pulverform sind Saccharose, Polysorbat 80, Natriumdihydrogenphospat-Dihydrat und Kaliummonohydrogenphoshat. Die Bestandteile des Adjuvans verstärken die zelluläre und humorale Antwort, sodass der Impfstoff auch bei Personen, bei denen das Immunsystem beeinträchtigt ist, eine starke zellvermittelte Immunantwort hervorruft.

Der Lebendimpfstoff Zostavax enthält ebenso wie der Windpocken-Impfstoff (siehe ▶ Abschn. 5.13.2) abgeschwächte (attenuierte) Varicella-Zoster-Viren aus dem Stamm Oka/Merck, die auf menschlichen Zellen gezüchtet werden. Im Impfstoff sind aber etwa 14-mal mehr sogenannte plaquebildende (infektiöse) Einheiten (PBE) enthalten als im Windpocken-Impfstoff (19.400 zu 1350). Zusätzliche Bestandteile im Impfstoff sind: Saccharose, hydrolysierte Gelatine, Natriumchlorid, Kaliumdihydrogenphosphat, Kaliumchlorid, Natrium-L-Glutamat-Monohydrat, Dinatriumhydrogenphosphat, Natriumhydroxid (zur pH-Einstellung) und Harnstoff. Der Impfstoff enthält weder ein Adjuvans noch Thiomersal oder Konservierungsstoffe. ◀

▶ Anwendung

Nach Herstellerangaben ist der Impfstoff Shingrix bei der Aufbewahrung im Kühlschrank bei 2–8 °C zu lagern. Diese besondere Vorsichtsmaßnahme für die Aufbewahrung dient der sicheren Wirksamkeit. Zum Gebrauch des Impfstoffs wird mit einer Spritze der gesamte Inhalt der Adjuvanssuspension entnommen und dem Antigenpulver in einer Durchstechflasche hinzugefügt. Danach wird die Mischung vorsichtig geschüttelt, bis sich das Pulver vollständig gelöst hat. Die Farbe des gelösten Impfstoffs ist opaleszent, farblos bis blass-bräunlich. Der gelöste Impfstoff soll umgehend verbraucht werden, indem zur Verabreichung eine neue Nadel verwendet wird. Zur Grundimmunisierung werden zwei Dosen im Abstand von mindestens zwei Monaten verabreicht. Dies geschieht ausschließlich in einen Muskel (i.m.) vorzugsweise in den Deltamuskel des Oberarms.

Nach Herstellerangaben ist der Impfstoff Zostavax sowohl während des Transports als auch bei der Aufbewahrung im Kühlschrank bei 2–8 °C zu lagern. Diese besondere Vorsichtsmaßnahme für die Aufbewahrung dient der sicheren Wirksamkeit. Zum

Gebrauch des Impfstoffs wird dem Pulver in einer Durchstechflasche das Lösungsmittel in Form von 0,5 ml destilliertem Wasser in einer Fertigspritze hinzugefügt.
Danach wird die Mischung vorsichtig geschwenkt bis sich das Pulver vollständig gelöst
und gemischt hat. Die Farbe des gelösten Impfstoffs ist leicht trüb bis durchscheinend,
cremefarbig bis blass-gelb. Der gelöste Impfstoff soll umgehend verbraucht werden,
indem zur Verabreichung eine neue Nadel verwendet wird. Zur Grundimmunisierung
wird eine Dosis verabreicht. Dies geschieht entweder in einen Muskel (i.m.) oder unter
die Haut (s.c.). ◄

► Wirksamkeit

Die STIKO hat im September 2017 eine wissenschaftliche Begründung gegen den Einsatz des Herpes-Zoster-Lebendimpfstoff als Standardimpfung abgegeben. Zwar sei seit
2006 ein attenuierter Lebendimpfstoff (Zostavax) gegen Herpes Zoster und die postherpetische Neuralgie für Personen ab 50 Jahre zugelassen und seit September 2013
in Deutschland verfügbar. Die Schlussfolgerung zur Wirksamkeit und Effektivität der
Herpes-Zoster-Impfung hat aber ergeben, dass sich die Wirkung stetig bis zum 80.
Lebensjahr auf knapp 20 % reduziert [20].

Im Dezember 2018 hat die STIKO wegen der besseren Wirksamkeit und Einsetzbar-
keit auch bei Menschen, die ein geschwächtes Immunsystem haben oder mit Immununterdrückern behandelt werden, eine Empfehlung zur allgemeinen Anwendung des
Herpes-Zoster-Totimpfstoffs Shingrix abgegeben. Ausschlaggebend waren die Schluss-
folgerungen zur Wirksamkeit und Effektivität des Herpes-Zoster-Totimpfstoffs:
Die Wirksamkeit über alle Altersgruppen ab 50 Jahre liegt bei 92 %. Der Schutz
vor Herpes Zoster nimmt zwar mit zunehmenden Alter leicht ab, lag aber bei über
70-Jährigen noch bei 90 %. Damit wird mit dem Totimpfstoff im Gegensatz zu dem
Lebendimpfstoff auch in den Altersgruppen mit dem höchsten Risiko für einen Herpes
Zoster noch eine hohe Schutzwirkung erreicht [21]. ◄

► Indikationen

Für die Standardimpfung ab 60 Jahren besteht das primäre Impfziel in der
Reduzierung des Auftretens von Herpes-Zoster-Erkrankungen und der Folge-
erkrankungen wie Postherpetischer Neuralgie.

Als Indikationsimpfung ist die Impfung bereits ab dem zugelassenen Impfalter
von 50 Jahren empfohlen. Zu der Personengruppe gehören zum Beispiel Personen
mit angeborener oder erworbener Immundefizienz oder Immununterdrückung,
HIV-Erkrankte, Patienten mit rheumatoider Arthritis, systemischem Lupus erythema-
todes, chronisch-entzündlichen Darmerkrankungen, chronisch-obstruktiven Lungenerkrankungen, Asthma bronchiale, chronischer Niereninsuffizienz oder Diabetes
mellitus. ◄

► Kontraindikationen

Lebendimpfstoffe, zu denen auch der Impfstoff Zostavax zählt, sind für bestimmte
Personen nicht geeignet. Eine Kontraindikation besteht daher für Menschen mit
Immundefekten oder Menschen, die mit Immununterdrückern (Immunsuppressiva)

behandelt werden. Auch Schwangere dürfen nicht geimpft werden, um das theoretisch vorhandene Risiko einer Fruchtschädigung auszuschließen. Auch Menschen mit einer akuten Tuberkulose dürfen nicht geimpft werden. Ferner dürfen Menschen mit einer nachgewiesenen Allergie gegen Neomycin nicht geimpft werden, da es im Herstellungsprozess verwendet wird und im Impfstoff in Spuren vorkommen kann.

Bei Personen, die an einer akuten, schweren, mit Fieber einhergehenden Erkrankung leiden, wird die Impfung auf einen späteren Zeitpunkt verschoben. Ein banaler Infekt, wie zum Beispiel eine Erkältung, stellt jedoch keine Kontraindikation für eine Impfung dar.

Nach Fachinformation des Herstellers GlaxoSmithKline ist eine Immunsuppression unterschiedlicher Entstehung keine Kontraindikation für die Anwendung des Herpes-Zoster-subunit-Totimpfstoffs Shingrix. Für die Anwendung des Impfstoffes unter immunsuppressiver Therapie bestehen keine Sicherheitsbedenken. Bei Menschen unter immunsuppressiver Therapie kann die Immunantwort gegen das Impfantigen jedoch eingeschränkt sein [22]. ◄

▶ **Nebenwirkungen**

Am häufigsten kommen lokale Reaktionen an der Impfstelle vor, wie Rötung, Schwellung und Schmerzen. Kopfschmerzen wurden auch häufig angegeben. Die bei der Anwendung von Shingrix angegebenen Schmerzen traten bei über der Hälfte der Geimpften auf. Dennoch sind in der Regel alle Reaktionen von kurzer Dauer und hinterlassen keine Beeinträchtigung des Impflings. ◄

▶ **Impfschema und Impfalter**

Die STIKO empfiehlt seit Dezember 2018 die Impfung mit dem adjuvantierten Herpes-Zoster-Subunit-Impfstoff Shingrix allen Personen ab einem Alter von 60 Jahren [21].

Die Grundimmunisierung besteht aus zwei Dosen zu je 0,5 ml einer ersten Startdosis gefolgt von einer zweiten Dosis zwei Monate später. Die Impfserie sollte innerhalb von sechs Monaten abgeschlossen sein. Zur Notwendigkeit von Auffrischungsimpfungen liegen keine Daten vor.

Das Impfschema kann auch ab dem 50. Lebensjahr für Personen mit einer Indikation angewendet werden. Es liegen aber keine Daten für eine frühere Anwendung vor, auch nicht bei Kindern oder Jugendlichen. ◄

6.6 Influenza

Infektionen durch Influenza-(Grippe-)Viren kommen bei Menschen und Tieren weltweit vor. Dabei lassen sich wellenartige Erkrankungszeiten in gemäßigten Klimazonen der nördlichen Halbkugel in den Wintermonaten von Krankheitshäufungen in den Sommermonaten in den gemäßigten Klimazonen der südlichen Halbkugel unterscheiden. In den tropischen Klimazonen der Welt treten Infektionen durch die Influenza-Viren konstant mit einem oder zwei Höhepunkten das ganze Jahr über auf.

Besondere Bedeutung haben Influenza-Epidemien, die länder- und kontinent-übergreifend zu ungezählten Erkrankungen und Todesfällen bei Menschen führen. Diese über die ganze Welt verbreiteten „Pandemien" waren in der Vergangenheit in größeren zeitlichen Abständen aufgetreten: die Spanische Grippe (1918), die Asiatische Grippe (1957), die Hongkong-Grippe (1968), die Russische Grippe (1977), die Mexikanische „Schweine"-Grippe (2009), auch als „Neue Influenza" bezeichnet. Durch das Auftreten von Influenza bei Vögeln und den ersten menschlichen Infektionen mit „Vogelgrippe" 1997 durch das als A(H5N1) bezeichnete Virus, kam die Angst vor einer neuen bevorstehenden Pandemie auf. In der Bevölkerung wächst die Sorge vor der Vogelgrippe, da mittlerweile bis September 2019 die Hälfte der Erkrankten (etwa 455 von 861) verstarben [23].

Die WHO schätzt, dass jährlich weltweit etwa 1 Mrd. Menschen an Influenza erkranken, darunter etwa 3–5 Mio. schwere Verlaufsformen und bis zu 650.000 Todesfälle [24]. Im Infektionsepidemiologischen Jahrbuch 2018 gibt das RKI für Deutschland an, dass 274.242 Influenza-Fälle übermittelt wurden, die die Referenzdefinition erfüllten [3]. Dabei wird von einer erheblichen Untererfassung ausgegangen, da nicht alle Erkrankungsfälle gemeldet werden und nicht immer eine Labordiagnostik durchgeführt wird. 2019 lagen bis zur 43. KW (Datenstand 13.11.2019) 140.411 Meldefälle vor [25].

6.6.1 Biologie und Erkrankung

▶ Erreger

Die für den Menschen bedeutsamen Erreger der saisonalen Influenza, die auch als „echte Grippe" bezeichnet wird, sind die Influenzaviren der Typen A, B und C, wobei der Typ A auch bei Säugetieren und Vögeln vorkommt. Die umhüllten Viruspartikel tragen in ihrer Lipidhülle eine variierende Anzahl der drei Membraneiweiße (Proteine): Hämagglutinin (H), Neuraminidase (N) und das Matrixprotein 2 (M2). Das Hämagglutinin bewirkt die Verklumpung (Agglutination) von roten Blutkörperchen (Erythrozyten) und vermittelt bei der Infektion die Anheftung des Virus an eine Wirtszelle. Die Neuraminidase hat im Infektionsvorgang viele Funktionen, unter anderem bewirkt sie die Freisetzung neu entstandener Tochterviren aus den infizierten Wirtszellen. Die Neuraminidase verflüssigt den Schleim in der Lunge und verhindert, dass in einer infizierten Zelle ein Zelltodprogramm gestartet werden kann. Das Matrixprotein 2 ist ein Transporteiweiß in Form eines Kanals, das den Zufluss verschiedener Ionen in das Virusinnere in einer infizierten Zelle ermöglicht und die Verschmelzung von Virushülle und Zellmembran bewirkt, sodass die Virusvermehrung beginnen kann.

Influenza-A-Viren werden wegen Unterschieden in ihren Oberflächeneiweißen H und N in verschiedene Subtypen eingeteilt. Bisher sind 18 H und 9 N bekannt. Für die genaue Bezeichnung wird jeder Virusstamm mit den Kennungen Typus, Ort oder Land der erstmaligen Isolierung (Virusanzucht), Nummer des Isolats, Isolierungsjahr und zusätzlich mit der Kennung der Oberflächenantigene benannt, zum Beispiel: Influenza A/California/7/2009 (H1N1).

Bei den Influenza-B-Viren gibt es keine Subtypen, aber es zirkulieren zwei genetisch unabhängige Stammlinien, die Victoria- und die Yamagata-Linie. Da auch hier jährliche Veränderungen vorkommen, werden Feintypisierungen vorgenommen und mit dem Ort der erstmaligen Isolierung versehen.

Eine Besonderheit der Influenza-A- und B-Viren ist, dass sie saisonal ihre antigenen Eigenschaften durch Punktmutationen ihrer im Inneren des Virus befindlichen RNA-Gensegmente verändern. Diese leichte Veränderung wird als Antigendrift bezeichnet. Bei einer Infektion einer Zelle durch zwei verschiedene Influenza-Viren kann es zum Austausch von Gensegmenten kommen. Die daraus resultierende genetische Re-Assortierung wird als Antigenshift bezeichnet. Eine weitere Möglichkeit besteht in der Genrekombination von Influenza-Viren, bei der Viren menschlichen und tierischen Ursprungs in einer infizierten Zelle zu einem völlig neuen Virustyp führen können. Ein solches Virus kann unter Umständen zu einer bedrohlichen Pandemie führen. ◄

► Übertragung und Infektion

Die Influenza-Viren werden durch Tröpfcheninfektion, meistens durch Husten, Niesen oder durch direkten Kontakt der Hände zu Oberflächen, die mit virushaltigen Sekreten verunreinigt sind, und anschließendem Hand-Mund- oder Hand-Nasen-Kontakt (auch durch Händeschütteln) von Mensch zu Mensch übertragen. Im Atemtrakt wandern die Viren durch den Schleim, der durch die Neuraminidase verflüssigt wird. Die Zielzellen sind die Oberflächenzellen der Atemwegsschleimhäute. Hier kommt es zu einer raschen Vermehrung von bis zu 20.000 neuen Viren. Schließlich stirbt die Wirtszelle ab und die freigesetzten Viren infizieren die Nachbarzellen. Diese produzieren dann ebenfalls viele Tausend Viren. So erklärt sich die Schnelligkeit, mit der sich diese virale Infektion im Körper eines Betroffenen ausbreitet.

Die Ansteckungsfähigkeit beträgt etwa fünf Tage nach Auftreten erster Krankheitszeichen. ◄

► Krankheitsbild

Nach einer kurzen Ansteckungszeit (Inkubationszeit) von ein bis zwei Tagen kommt es zu einem plötzlichen Erkrankungsbeginn mit Fieber. Die meisten Krankheitszeichen sind: Husten, Halsschmerzen, laufende Nase, Muskel- und Kopfschmerzen, allgemeines Schwächegefühl und Schweißausbrüche. Gelegentlich kommen Übelkeit, Erbrechen und Durchfall hinzu. Nicht alle Infizierten sind schwer krank, leichte Verläufe sind möglich. Die Krankheit dauert in der Regel eine Woche.

Schwere Verläufe kommen bei älteren Personen und Personen mit Grundkrankheiten vor. Auch die Schwangerschaft im fortgeschrittenen Stadium stellt ein Risiko für einen schweren Verlauf dar.

Bei den schweren Verläufen kommt es zu einer Lungenentzündung durch das Influenza-Virus und auch zu einer Zweitinfektion durch Pneumokokken, Staphylokokken oder Haemophilus influenzae. Auch chronische Lungenerkrankungen können sich erheblich verschlechtern. Weitere Organe können beteiligt sein und Muskelentzündungen, Hirnentzündungen und Herzmuskelentzündungen die Folge sein. ◄

▶ **Behandlung**

Eine frühzeitige Behandlung der Influenza-Virus-Infektion ist möglich. Dazu kann innerhalb von 48 h ein antiviraler Wirkstoff eingesetzt werden. Dieser hemmt das Oberflächenprotein Neuraminidase und blockiert die Freisetzung neugebildeter Viren. Die Behandlung erfolgt bei unkompliziertem Verlauf durch Linderung der Symptome. Wenn es zu einer Zweitinfektion durch Bakterien kommt, ist die Behandlung mit Antibiotika angezeigt. ◄

▶ **Prognose**

Die Prognose ist überwiegend gut. Die Mehrzahl der Krankheitsfälle verläuft ohne Komplikationen. Tödliche Verläufe kommen bei älteren Menschen nach dem 60. Lebensjahr und bei Patienten mit Herz-Kreislauf-Erkrankungen, chronischen Lungenkrankheiten, aber auch Stoffwechselkrankheiten und Störungen des Immunsystems vor. Die erhöhte Gefährdung Schwangerer lässt sich durch die physiologisch bedingte Immununterdrückung ab dem zweiten Schwangerschaftsdrittel erklären. ◄

6.6.2 Impfung

Jedes Jahr werden Impfstoffe gegen Influenza neu hergestellt und stehen im Herbst zu Beginn der Grippesaison zur Verfügung.

▶ **Zusammensetzung und Herstellung der Impfstoffe**

Man unterscheidet bei den Influenza-Impfstoffen auf dem deutschen Markt inaktivierte Totimpfstoffe und abgeschwächte (attenuierte) Lebendimpfstoffe.

Für die inaktivierten Totimpfstoffe werden die Influenza-Viren entweder in befruchteten Hühnereiern oder in Zellkulturen gezüchtet. Nach Reinigungsprozessen werden die verschiedenen abgespaltenen Antigene nach den jährlichen Vorgaben der WHO standardisiert zusammengesetzt. Seit neuestem enthalten alle Influenza-Impfstoffe jeweils zwei Varianten des Influenza-A-Virus und zwei des Influenza-B-Virus. Sie werden als vierfacher Impfstoff bezeichnet.

Es steht auch ein inaktivierter Totimpfstoff mit einem Wirkverstärker (Adjuvans) zur Verfügung. Dieser Impfstoff enthält als Adjuvans MF59C.1 (eine Mischung aus Squalen, Polysorbat 80, Sorbitantrioleat, Natriumcitrat Citronensäure und Wasser) und führt zu einer besseren Immunantwort. Er ist für Personen ab 65 Jahren vorgesehen.

Für die abgeschwächten Lebendimpfstoffe kommen vermehrungsfähige Influenza-Viren zum Einsatz. Diese werden so behandelt, dass sie sich bei Temperaturen unter 35 °C in der Nase vermehren können. Der Impfstoff wird in der Fachsprache als LAIV bezeichnet: *live attenuated intranasal vaccine*. Der Impfstoff ist durch Einsprühen in die Nase (nasal) anzuwenden und Kindern und Jugendlichen vorbehalten. ◄

Nach Herstellerangaben ist der Impfstoff im Kühlschrank bei 2–8 °C zu lagern. Diese besondere Vorsichtsmaßnahme für die Aufbewahrung dient der sicheren Wirksamkeit. Der Impfstoff liegt als Fertigspritze vor. Nach dem Schütteln liegt die Suspension in der Fertigspritze als milchig-weiße Flüssigkeit vor. Die gebrauchsfertige Impfstoffdosis soll umgehend verbraucht werden. Die Impfung erfolgt in einen Muskel (i.m.), zweckmäßigerweise in den Deltamuskel des Oberarms. Schwangere können geimpft werden.

Der Nasenimpfstoff ist farblos bis blass-gelb, klar bis opaleszent. Er liegt mit einem Nasenapplikator zum Einmalgebrauch mit Sprühkopf vor. Er darf keinesfalls in den Muskel gespritzt werden. ◄

Man kann davon ausgehen, dass der Impfstoff bei Menschen unter 60 Jahren zu etwa 90 % eine schützende Antikörperbildung vor den im Impfstoff vorhandenen Influenza-Viren bewirkt. Die Schutzwirkung ist bei älteren Menschen über 65 Jahre mit etwa 50–60 % niedriger. Daher ist die Anwendung des adjuvantierten Impfstoffs zu erwägen. ◄

Die STIKO empfiehlt die jährliche Impfung gegen die saisonale Influenza aktuell für folgende Personengruppen:
- als Standardimpfung für alle Personen ab 60 Jahren,
- als Indikationsimpfung für Personen jeden Alters mit erhöhter gesundheitlicher Gefährdung infolge eines Grundleidens (zum Beispiel chronische Krankheiten der Atmungsorgane, Herz-Kreislauf-Erkrankungen, Leber- oder Nierenkrankheiten, Diabetes mellitus oder andere Stoffwechselkrankheiten, chronische neurologische Grundkrankheiten wie Multiple Sklerose mit durch Infektionen getriggerten Schüben, angeborene oder erworbene Immunschwäche oder HIV-Infektion), für Bewohner von Senioren- oder Pflegeheimen, alle gesunden Schwangeren ab dem zweiten Schwangerschaftsdrittel (Trimenon) und Schwangeren mit einer chronischen Grundkrankheit ab dem ersten Trimenon,
- als berufliche Indikation für Personen mit erhöhter beruflicher Gefährdung, zum Beispiel medizinisches Personal, Personen, die als mögliche Infektionsquelle für von ihnen betreute Risikopersonen fungieren können. Um eine Doppelinfektion mit „Vogelgrippe" zu vermeiden, sollten ferner Personen mit direktem Kontakt zu Geflügel und Wildvögeln eine Influenzaimpfung erhalten [26].

Alternativ zu dem Totimpfstoff kann Kindern und Jugendlichen der ab 24 Monate bis zum Alter von 18 Jahren zugelassene nasale Lebendimpfstoff verabreicht werden, entsprechend den oben genannten Indikationen. Er ist aber meistens Impfhindernissen, wie Spritzenphobie oder Gerinnungsstörungen, vorbehalten.

Ferner besteht eine Indikation für Reisende: zum einen für Reisende ab 60 Jahren und für Reisende, für die eine der genannten Indikationen besteht. Für die anderen

Reisenden ist eine Influenza-Impfung sinnvoll, wenn eine Risikoabwägung erfolgt ist, und ein erhöhtes Risiko zum Beispiel auf Kreuzfahrten, längeren Flug- und Busreisen oder Großveranstaltungen, wie Pilgerreise nach Mekka, besteht. ◄

► Kontraindikationen

Es gibt bei Totimpfstoffen, so auch bei Influenza-Impfstoffen, in der Regel kaum Gegenanzeigen. Eine Kontraindikation besteht aber bei bekannten Überempfindlichkeiten gegen den Impfstoff, Bestandteile der Impfstoffzusammensetzung oder einer schweren Hühnereiweißallergie.

In Fällen einer Hühnereiweißallergie kann auf den Zellkulturimpfstoff ausgewichen werden.

Bei Personen, die an einer akuten, schweren, mit Fieber einhergehenden Erkrankung leiden, wird die Impfung auf einen späteren Zeitpunkt verschoben. Ein banaler Infekt, wie zum Beispiel eine Erkältung, stellt jedoch keine Kontraindikation für eine Impfung dar.

Bei dem Lebendimpfstoff zur nasalen Anwendung bestehen Anwendungsbeschränkungen bei Hühnereiweißallergie (Eier oder Eiproteine), Immunschwäche, immununterdrückender Therapie, Behandlung mit hoch dosierten Kortikosteroiden und schwerem Asthma. ◄

► Nebenwirkungen

Die Nebenwirkungen der Influenza-Impfung unterscheiden sich kaum von denen anderer Totimpfstoffe. Lokale Reaktionen an der Impfstelle, Schmerzreaktionen, Schwellungen und Rötungen treten meistens innerhalb von ein bis drei Tagen nach der Impfung bei etwa jedem zehnten Impfling auf. Gelegentlich kommt es zu Fieber, Kopfschmerzen und einem allgemeinen Krankheitsgefühl. Diese Reaktionen sind kurzanhaltend und vorübergehender Natur. Bei einer von 1 Mio. verimpfter Dosen wurde eine akute neurologische Erkrankung in Form des Guillain-Barré-Syndroms beobachtet. Ein ursächlicher Zusammenhang dieses sehr seltenen Ereignisses kann nicht ausgeschlossen werden.

Bei dem Lebendimpfstoff kommt es häufig zu einer verstopften Nase, laufender Nase oder auch Nasenbluten. Allgemeine Krankheitszeichen, Kopfschmerzen, Unwohlsein und Fieber treten sehr häufig auf. ◄

► Impfschema und Impfalter

Das Standardimpfschema besteht aus einer jährlichen Dosis Influenza-Impfstoff bei Menschen über 60 Jahre.

Personen ab sechs Monate mit bestehender Indikation (erhöhter gesundheitlicher Gefährdung) erhalten ebenfalls eine jährliche Impfung mit dem inaktivierten vierwertigen Impfstoff. Kinder und Jugendliche im Alter von zwei bis 17 Jahren können alternativ mit einem attenuierten Influenza-Lebendimpfstoff (LAIV) geimpft werden. ◄

6.7 Japanische Enzephalitis

Die Japanische Enzephalitis kommt vor allem in Ost- und Südostasien sowie im Westpazifik vor. Die Risikogebiete reichen von Ostasien (Ostsibirien, Korea, Japan, Guam, China, Taiwan) über Südostasien (Thailand, Myanmar, Laos, Kambodscha, Vietnam, Malaysia, Brunei, Philippinen und Indonesien) bis nach Südasien (Bangladesch, Nepal, Indien, Pakistan), und über Papua-Neuguinea bis an die Nordspitze Australiens. Hauptsächlich betroffen sind China, Indien, Sri Lanka, Nepal, Vietnam, die Philippinen und Thailand. In Japan selbst, woher die Namensgebung durch große Ausbrüche im 19. Jahrhundert stammt, kommen nur noch wenige Fälle vor. Die WHO schätzt, dass weltweit jährlich mehr als 68.000 Fälle mit mehr als 10.000 Toten bekannt werden, wobei die tatsächliche Anzahl der Erkrankungen deutlich höher liegen dürfte [27]. Es erkranken vor allem Kinder; Erwachsene sind durch früher durchgemachte Erkrankungen meist immun.

6.7.1 Biologie und Erkrankung

▶ Erreger

Die Japanische Enzephalitis wird durch das Japanische-Enzephalitis-Virus (JEV) ausgelöst. Es gehört zur Familie der Flaviviridae und dort zur Gattung Flavivirus (von lat. flavus, „gelb"), also zur gleichen Gruppe wie das Gelbfieber-Virus. Es ist ein umhülltes RNA-Virus, auf dessen Membranhülle Struktureiweiße sitzen. Wahrscheinlich wirkt insbesondere das Oberflächenprotein E als Antigen. Mittlerweile werden fünf Typen des Virus genetisch unterschieden – JAOARS982, M28, Nakayama, SA(V) und SA-14 –, die aber alle ein gemeinsames Antigen haben.
Die Japanische Enzephalitis ist eine von Tier zu Mensch und von Mensch zu Tier übertragbare Krankheit (Zoonose). Das Erregerreservoir bilden dabei Schweine und wildlebende Vögel (Reiher und andere Watvögel), seltener auch Pferde, Reptilien und Fledermäuse. Die Überträger sind Stechmücken der Gattungen Culex, Aedes und eventuell andere. Zu den wichtigsten zählen Culex tritaeniorhynchus summarosus (Reisfeldmücke) und Culex vishnui. ◄

▶ Übertragung und Infektion

In ländlichen mäßig warmen Gegenden mit Reisanbau und flächiger Bewässerung sowie Schweinehaltung kommt es durch das Vorhandensein der Überträgermücken saisonal gehäuft im Sommer bis Herbst, häufig von März bis Oktober, zu den meisten Infektionen. In den Tropen und Subtropen kommt es ganzjährig zu Infektionen, vermehrt in und nach den Regenzeiten. Die Culex-Mücke hat ihre Hauptaktivität in der Abenddämmerung und nachts. Nach Stich eines virustragenden Schweins oder Vogels kann das Virus beim nächsten Stechakt auf den Menschen übertragen werden. Eine direkte Übertragung von Mensch zu Mensch ist nicht möglich. ◄

▶ Krankheitsbild

Das typische Krankheitsbild tritt nach einer Ansteckungszeit (Inkubationszeit) von etwa fünf bis 16 Tagen auf. Es beginnt mit plötzlichem Fieberanstieg, Muskelschmerzen und starken Kopfschmerzen. Kinder zeigen oft Magen-Darm-Beschwerden. Innerhalb von Stunden bis Tagen kommt es zu einer Gehirnentzündung mit Bewusstseinsveränderungen, Sprachstörungen und neurologischen Störungen, wie Lähmungen, Störungen der Koordination und Krampfanfällen. ◀

▶ Behandlung

Die Behandlung beschränkt sich auf die Symptomlinderung, da keine spezifischen wirksamen Medikamente gegen Japanische Enzephalitis verfügbar sind. Die Therapie umfasst die Unterstützung von lebenswichtigen Funktionen, wie Kreislauf und Atmung, und die Verhinderung von anderen begleitenden Infektionen. ◀

▶ Prognose

In den meisten Fällen verläuft die Infektion mild oder sogar ohne Symptome. Man schätzt, dass es nur bei einem von 250 Erkrankten zu einem schweren Verlauf mit einer Gehirnentzündung (Enzephalitis) kommt [28]. In diesen Fällen beträgt die Sterblichkeit bis zu einem Drittel der Erkrankten. Oft hinterlässt die Krankheit bleibende Schäden. ◀

6.7.2 Impfung

In Deutschland ist zur Verhinderung einer Erkrankung an Japanische-Enzephalitis-Virus ein Impfstoff zugelassen.

Totimpfstoff gegen	Handelsname	Hersteller
Japanische-Enzephalitis-Virus	IXIARO	GSK

In den USA und Europa hat IXIARO seit 2009 eine Zulassung als neuer inaktivierter Totimpfstoff. In Japan, China und Indien sind für die asiatischen Länder eigene Totimpfstoffe zugelassen, die zum Teil aus anderen Virusstämmen bestehen. Darüber hinaus gibt es für den asiatischen Markt auch Lebendimpfstoffe. Moderne sogenannte DNA-Impfstoffe befinden sich in der Entwicklung.

▶ Zusammensetzung und Herstellung des Impfstoffs

Das Virus aus dem Virusstamm SA_{14}-14-2 wird auf Verozellen gezüchtet und nach Reinigung mit Formalin inaktiviert. Eine Impfdosis des inaktivierten Totimpfstoffs besteht aus 0,5 ml. Darin sind sechs Antigeneinheiten enthalten, die bewirken, dass beim Impfling neutralisierende Antikörper gebildet werden. Als Wirkverstärker (Adjuvans) wird Aluminiumhydroxid verwendet. Zusatzstoffe in IXIARO sind neben Wasser Natriumchlorid, Dinatriumhydrogenphosphat, Kaliumdihydrogenphosphat und möglicherweise Spuren von Protaminsulfat und Formaldehyd aus dem Herstellungsprozess. Der Impfstoff enthält kein Thiomersal, keine Gelatine oder andere Stabilisatoren und Konservierungsmittel. ◄

► Anwendung

Nach Herstellerangaben ist der Impfstoff im Kühlschrank bei 2–8 °C zu lagern. Er darf nicht eingefroren werden. Diese besondere Vorsichtsmaßnahme für die Aufbewahrung dient der sicheren Wirksamkeit. Der Impfstoff liegt als Fertigspritze mit 0,5 ml Inhalt vor. Nach dem Schütteln bildet sich eine homogene weiße, trübe Flüssigkeit. Die gebrauchsfertige Impfstoffdosis soll umgehend verbraucht werden. Die Impfung erfolgt in einen Muskel (i.m.), zweckmäßigerweise in den Deltamuskel des Oberarms. Bei Säuglingen ist auch eine Impfung in die vordere seitliche Oberschenkelmuskulatur möglich. Dabei ist zu beachten, dass im Alter von zwei Monaten bis drei Jahren nur die halbe Menge (0,25 ml) einer Dosis verabreicht wird. ◄

► Wirksamkeit

Der Wirkmechanismus von Japanische-Enzephalitis-Impfstoffen ist noch nicht völlig geklärt. Tierversuche haben gezeigt, dass der Impfstoff das Immunsystem veranlasst, Antikörper gegen das Virus zu bilden, die meist schützende Eigenschaften haben. In den Zulassungsstudien wurde der Impfstoff auf seine Fähigkeit, neutralisierende Antikörper zu bilden, getestet. Nach Angaben des Herstellers beträgt der Langzeitschutz nach einer Auffrischung, die zwischen dem zwölften und 24. Monat nach der Grundimmunisierung liegen sollte, mindestens drei Jahre. Erste Daten zum Langzeitschutz durch schützende Antikörper weisen darauf hin, dass zehn Jahre nach einer ersten Auffrischung eine zweite Auffrischung erfolgen sollte. ◄

► Indikationen

IXIARO ist für die aktive Immunisierung gegen das Japanische-Enzephalitis-Virus bei Erwachsenen, Jugendlichen, Kindern und Säuglingen ab dem Alter von zwei Monaten zugelassen.
Die WHO empfiehlt die Impfung Asienreisenden, die sich längere Zeit in Ländern aufhalten, in denen die Japanische Enzephalitis gehäuft auftritt. Insbesondere sind ländliche Regionen in mückenreichen Jahreszeiten betroffen. Als Anhaltspunkt für eine Impfindikation kann gelten:
- Reisen, die länger als einen Monat durch ländliche Endemiegebiete führen,
- wiederholte, auch kürzer dauernde Reisen in solche Gebiete,
- Reisende, die unbestimmte Reisepläne in Endemiegebieten haben,
- erhöhte Ansteckungsgefahr durch naturnahe Aufenthalte in diesen Gebieten, zum Beispiel Camping, Trekking, Angeln, auch bei kürzerer Dauer. ◄

► Kontraindikationen

Es gibt bei Totimpfstoffen, so auch bei Impfstoffen gegen Japanische Enzephalitis, in der Regel kaum Gegenanzeigen. Eine Kontraindikation besteht aber bei bekannten Überempfindlichkeiten gegen den Impfstoff oder Bestandteile der Impfstoffzusammensetzung wie Protaminsulfat, das ein bekanntes Allergen ist.

Bei Personen, die an einer akuten, schweren, mit Fieber einhergehenden Erkrankung leiden, wird die Impfung auf einen späteren Zeitpunkt verschoben. Ein banaler Infekt, wie zum Beispiel eine Erkältung, stellt jedoch keine Kontraindikation für eine Impfung dar. ◄

► Nebenwirkungen

Die Impfung gegen Japanische Enzephalitis wird sehr gut vertragen. Etwa die Hälfte der Impflinge hat lokale Reaktionen an der Impfstelle, wie Schmerzreaktionen, Schwellungen und Rötungen, meistens innerhalb von ein bis drei Tagen nach der Impfung. Bei etwa jedem zehnten Impfling kommt es zu Kopfschmerzen, Muskelschmerzen und Müdigkeit. Grippeähnliche Krankheitszeichen und auch Fieber treten häufig bei einem bis zehn von 100 Geimpften auf. Diese Reaktionen sind kurzanhaltend und vorübergehend. Seltene unerwünschte Nebenwirkungen können wegen der relativ kurzen Zulassungszeit nicht ausgeschlossen werden. ◄

► Impfschema und Impfalter

Die Grundimmunisierung besteht aus zwei Impfdosen im Abstand von 28 Tagen und soll mindestens eine Woche vor der möglichen Gefährdung abgeschlossen sein. Eine weitere Impfung als Auffrischungsimpfung wird nach zwölf bis 24 Monaten empfohlen.

Der gut verträgliche Impfstoff IXIARO kann für Erwachsene und Kinder vom zweiten Lebensmonat an verwendet werden.

Kinder, die bei der Impfung jünger als drei Jahre sind, werden zweimal mit der halben Dosis (0,25 ml) geimpft. Erwachsene und Kinder, die älter als drei Jahre sind, erhalten zwei Impfungen im Abstand von vier Wochen mit jeweils einer Erwachsenendosis (0,5 ml). Für Erwachsene, die sich länger in Risikogebieten aufhalten, empfiehlt der Hersteller eine Auffrischimpfung 12 Monate nach der Grundimmunisierung.

Bei kurzer Vorbereitungszeit für eine Reise mit hohem Gefährdungspotenzial ist ein Kurzzeit-Impfschema für Erwachsene möglich. Es wird sieben Tage nach der ersten Impfung die zweite Dosis verabreicht. Etwa sieben Tage nach der Grundimmunisierung ist der volle Schutz erzielt, sodass die Grundimmunisierung zumindest eine Woche vor einem möglichen Kontakt mit dem Japanische-Enzephalitis-Virus abgeschlossen sein sollte. Der Schutz hält für ein Jahr. Um eine längere Schutzdauer zu erreichen, ist nach einem Jahr eine dritte Dosis zu geben. ◄

6.8 Tollwut

Die Tollwut kommt in vielen Teilen der Welt vor, hauptsächlich bei Wildtieren und Haustieren, aber auch Fledermäusen. Wenige Regionen auf der Welt galten schon immer als tollwutfrei: die britischen Inseln, Norwegen, Schweden,

Island, Spanien, Portugal, Malta, Australien und Japan. Dieses gilt für die Form der sogenannten „terrestrischen" Tollwut, die sich auf die „auf dem Erdboden lebenden" Tiere bezieht. Ausgenommen davon ist die Fledermaustollwut, da Fledermäuse offenkundig den „Luftraum" als Lebensraum haben. Durch Bekämpfungsmaßnahmen, wie systematisches Auslegen von Impfstoffködern für Fuchspopulationen und obligatorisches Impfen von Hunden und Katzen, haben viele Länder Europas den Status „tollwutfrei von terrestrischer Tollwut" erlangt.

Nach Angaben der WHO kommt es aber insbesondere in Asien und Afrika zu zahlreichen menschlichen Todesfällen aufgrund von Tollwut. Es wird geschätzt, dass 59.000 Todesfälle weltweit vorkommen und davon mehr als 40 % bei Kindern unter 15 Jahren auftreten [29].

Nach Angaben des RKI trat der letzte in Deutschland identifizierte Tollwutfall bei einem Wildtier im Februar 2006 bei einem Fuchs auf; ausgenommen sind die Fledermäuse. In Deutschland trat der letzte Tollwutfall bei einem Menschen im Jahr 2007 auf. Ursache war ein Biss von einem streunenden Hund bei einer Reise durch Marokko [30]. Für in Deutschland lebende Menschen bestehen gegenwärtig erhöhte Infektionsrisiken fast ausschließlich bei Reisen in Länder mit lokal erhöhtem (endemischem) Vorkommen der Tollwut. In seltenen Einzelfällen waren in den letzten Jahren in Europa Menschen dadurch exponiert, dass sie von einem illegal aus solchen Ländern importierten Hund gebissen wurden, der sich als tollwutinfiziert erwies und keine Tollwutschutzimpfung hatte.

6.8.1　Biologie und Erkrankung

▶ **Erreger**

Ausgelöst wird die Tollwut durch das Tollwut-Virus. Es gehört zu der Familie der Rhabdoviridae und der Gattung Lyssavirus. Tollwut-Viren sind von einer Lipidhülle umgeben, in die das Oberflächenprotein Glykoprotein G eingeschlossen ist. Dieses Glykoprotein G vermittelt die Anheftung des Virus an die Wirtszelle und stellt die Angriffsstruktur für neutralisierende Antikörper dar.

Tollwutviren lassen sich gentechnisch weiter unterteilen und klassifizieren. Nach Angaben des Internationalen Komitees für Virustaxonomie (ICTV) sind mittlerweile 16 Unterarten erfasst [31]: Aravan-Lyssavirus (ARAV), Australisches Fledermaus-Lyssavirus (ABLV), Bokeloh-Fledermaus-Lyssavirus (BBLV), Duvenhage-Virus (DUVV), Europäisches Fledermaus-Lyssavirus 1 (EBLV 1), Europäisches Fledermaus-Lyssavirus 2 (EBLV 2), Gannoruwa-Fledermaus-Lyssavirus (GBLV), Ikoma-Lyssavirus (IKOV), Irkut-Lyssavirus (IRKV), Khujand-Lyssavirus (KHUV), Lagos-Fledermausvirus (LBV), Lleida-Fledermausvirus (LLBEBV), Mokola-Virus (MOKV), Rabiesvirus (RABV), Shimoni-Fledermausvirus (SHIBV) und Westkaukasisches Fledermausvirus (WCBV).

Von den verschiedenen Arten kommt das klassische Tollwut-Virus (Rabies-Virus, RABV) bei Wild- und Haustieren als Hauptreservoir vor. Der Erreger kann aber auch blutsaugende und insektenfressende Fledermäuse befallen. Durch Übertragung auf den Menschen wird die Krankheit, die natürlicherweise bei Tieren vorkommt (Zoonose), ausgelöst. Andere Arten des Tollwutvirus kommen hauptsächlich bei insektenfressenden Fledermäusen (Fledermaustollwut) vor und bilden dort das Reservoir. Auch sie lösen die gleichen Krankheitszeichen aus. ◀

▶ Übertragung und Infektion

Die Übertragung des Tollwutvirus geschieht durch infizierte Wildtiere, Haustiere und Fledermäuse, als klassisches Beispiel für eine Zoonose. Vereinzelt kommen Krankheitsübertragungen bei anderen Säugetieren vor: zum Beispiel bei Schafen, Ziegen, Rindern, Pferden, Rehen, Dachsen, Steinmardern, Affen, Waschbären, Stinktieren und Kojoten.

Infektiöse Tiere scheiden vermehrungsfähige Viren mit dem Speichel aus. Zu einer Infektion kommt es durch den Biss oder eine Kratzverletzung eines Tieres, aber auch durch Kontakt von Speichel mit Schleimhäuten oder verletzter Haut, wie offenen Wunden oder Abschürfungen. Bei intakter Haut stellt bloßes Berühren oder Kontakt zu Blut, Urin oder Kot eines tollwutverdächtigen Tieres keinen Übertragungsweg für Tollwut dar. Von Bissen durch kleine Nagetiere wie Ratten, Mäuse, Eichhörnchen sowie Hasen und Kaninchen geht ebenfalls keine Tollwutgefahr aus. ◀

6

▶ Krankheitsbild

Nach dem Eindringen des Virus in eine Wunde kommt es nach einer unterschiedlich langen Zeit zu einer Vermehrung in den Muskelzellen. Man geht davon aus, dass die Ansteckungszeit (Inkubationszeit) von zehn Tagen bis einem Jahr variieren kann. Über die Muskulatur erreichen Viren das Nervensystem und wandern schließlich über das Rückenmark ins Gehirn. Dort wird durch den Befall der Nervenzellen eine Gehirnentzündung (Enzephalitis) ausgelöst. Je nach Verlauf gibt es eine mehr oder weniger durch aufsteigende Lähmungen oder durch Krampfanfälle und Muskelzuckungen charakterisierte Form der Erkrankung. In der Regel tritt der Tod durch eine Atemlähmung ein. ◀

▶ Behandlung

Eine Tollwuterkrankung bedarf der intensivmedizinischen Behandlung. Allerdings gibt es bislang keine ursächliche Behandlung. ◀

▶ Prognose

Die Prognose einer Tollwut-Erkrankung ist schlecht. Man kann davon ausgehen, dass alle Erkrankten versterben. ◀

6.8.2 Impfung

Zur Verhinderung einer Infektion an Tollwut sind sowohl eine vorhergehende (präexpositionelle) als auch nach einem Biss (postexpositionelle) vorbeugende Impfung möglich.

In Deutschland stehen derzeit Impfstoffe zur aktiven Immunisierung gegen Tollwut von zwei Herstellern zur Verfügung. Zur passiven Immunisierung wird von einem Hersteller ein Tollwut-Immunglobulin angeboten.

Totimpfstoff gegen	Handelsname	Hersteller
Tollwut	Rabipur	GSK
Tollwut	Tollwut-Impfstoff (HDC) inaktiviert	Sanofi

Immunglobulin gegen	Handelsname	Hersteller
Tollwut	Berirab	CSL Behring

▶ Zusammensetzung und Herstellung der Impfstoffe

Die in Deutschland verwendeten Impfstoffe sind sogenannte Zellkulturimpfstoffe, da sie einerseits auf menschlichen Zellkulturen (humane diploide Zellkulturen, HDC) und andererseits auf Basis von Hühnerembryofibroblasten (*purified chick embryo cell culture,* PCEC) hergestellt werden.

Rabipur enthält Tollwut-Virus aus dem Stamm Flury LEP. Das Virus wurde auf gereinigten Hühnerfibroblastenzellen gezüchtet, schließlich geerntet und konzentriert. Die Inaktivierung der Viren wurde mit Beta-Propiolacton erreicht, sodass keinerlei krankmachende Eigenschaften im Impfstoff vorhanden sind. Nach Auflösen des Impfstoffpulvers mit Wasser für Injektionszwecke enthält eine Dosis zu 1,0 ml mehr als 2,5 Internationale Einheiten (IE) Tollwutvirus. Weitere Inhaltsstoffe sind Polygelin (hydrolisierte Gelatine) zur Stabilisierung sowie Spuren von Hühnereiweiß (zum Beispiel Ovalbumin) und humanes Serumalbumin, Neomycin, Chlortetracyclin und Amphotericin als Rückstände aus dem Herstellungsprozess.

Tollwut-Impfstoff (HDC) inaktiviert enthält inaktivierte Tollwut-Viren aus dem Stamm WISTAR PM/WI 38 1503-3M. Gezüchtet wurde das Virus auf menschlichen diploiden Zellen. Auch hier wurde die Inaktivierung der Viren mit Beta-Propiolacton erreicht, sodass auch hier keine krankmachenden Eigenschaften mehr vorhanden sind. Nach Auflösen des Impfstoffpulvers mit Wasser für Injektionszwecke enthält auch diese Dosis zu 1,0 ml mehr als 2,5 IE Tollwut-Virus. Zusätzlich enthält der Impfstoff Humanalbumin als Stabilisator und Restmengen von Neomycin und Phenolrot, die aus dem Herstellungsprozess resultieren. ◀

▶ Anwendung

Nach Herstellerangaben sind die Impfstoffe im Kühlschrank bei 2–8 °C zu lagern. Sie dürfen nicht eingefroren werden. Diese besondere Vorsichtsmaßnahme für die Aufbewahrung dient der sicheren Wirksamkeit. Für beide Impfstoffe gilt: Zum Gebrauch des Impfstoffs wird der gesamte Inhalt des Lösungsmittels in einer Spritze dem Antigenpulver in einer Durchstechflasche hinzugefügt. Danach wird die Mischung vorsichtig geschüttelt, bis sich das Pulver vollständig gelöst hat. Die Farbe des gelösten Impfstoffs als Suspension beim Tollwut-Impfstoff (HDC) inaktiviert ist klar bis leicht opaleszierend und rot bis rot-violett. Bei Rabipur ist der aufgelöste Impfstoff klar bis leicht opaleszent und farblos bis leicht rosafarben. Der Impfstoff soll umgehend verbraucht werden, indem er aus dem Fläschchen vollständig in die Spritze aufgezogen wird. Zur Verabreichung wird eine neue Nadel verwendet. Vor dem Gebrauch soll der Impfstoff gründlich geschüttelt werden. Die Impfung erfolgt ausschließlich in einen

Muskel (i. m.), zweckmäßigerweise in den Deltamuskel des Oberarms, bei Kleinkindern bietet sich wahlweise die vordere seitliche Muskulatur des Oberschenkels an. ◄

6

▶ Wirksamkeit

Die Impfstoffe gegen Tollwut bewirken eine gute Antikörperbildung und damit eine gute Schutzwirkung. Bei fast allen Geimpften lassen sich zwei bis vier Wochen nach der Grundimmunisierung schützende Antikörper messen. Nach Hersteller-angaben wurde die Schutzwirkung von Tollwut-Impfstoff (HDC) inaktiviert in mehreren Studien bei Kindern und Erwachsenen gemäß den WHO-Schemata unter-sucht. In diesen Studien wurden Patienten, die von einem nachgewiesenermaßen toll-wütigen Tier gebissen worden waren, mit Tollwut-Impfstoff (HDC) inaktiviert und Tollwut-Immunglobulin behandelt – falls angezeigt. Bei keinem der Studienteilnehmer entwickelte sich die Krankheit [32].

Da die Impfstoffe aufgrund ihrer Herstellung aus den abgeleiteten klassischen Tollwut-Viren bestehen, haben sie eine gute Wirkung gegenüber den klassischen Tollwut-Viren (RABV). Wie dargestellt gibt es aber noch zahlreiche weitere Tollwut-Viren, die sich genetisch unterscheiden. Man geht davon aus, dass eine Schutzwirkung gegenüber genetisch stark unterschiedlichen Viren, zum Beispiel aus der zweiten Stammesgruppe (Lagos-, Mokola-, Westkaukasische Fledermausviren und andere), nicht bestehen. ◄

▶ Indikationen

Beide Impfstoffe sind für die aktive Immunisierung gegen Tollwut bei Personen aller Altersgruppen vorgesehen. Das RKI gibt an, dass eine Indikation für eine präexpositionelle Immunisierung gegenwärtig in Deutschland für Personen mit beruf-lichem oder sonstigem engen Kontakt zu Fledermäusen besteht sowie für Personen, die in Laboratorien mit Tollwut-Viren arbeiten.

Weiterhin sollte vor Reisen in Tollwut-Endemiegebiete, insbesondere wenn Kontakt zu Tieren wahrscheinlich oder ein längerer Aufenthalt in Gebieten mit schlechter Gesund-heitsversorgung geplant ist, eine präexpositionelle Tollwut-Impfung durchgeführt werden.

Die präexpositionelle Impfung von Tierärzten, Jägern, Forstpersonal und anderen Personen, die nicht mit Fledermäusen arbeiten, ist derzeit in Deutschland nicht not-wendig. Sie wäre nur dann empfehlenswert, wenn es regional zu einem erneuten Auf-treten von Wildtiertollwut kommen sollte [30]. ◄

▶ Kontraindikationen

Es gibt bei Totimpfstoffen, so auch bei Impfstoffen gegen Tollwut, in der Regel kaum Gegenanzeigen. Eine Kontraindikation besteht aber bei bekannten Überempfindlich-keiten gegen den Impfstoff oder Bestandteile der Impfstoffzusammensetzung wie Neo-mycin.

Bei Personen, die an einer akuten, schweren, mit Fieber einhergehenden Erkrankung leiden, wird die Impfung auf einen späteren Zeitpunkt verschoben. Ein banaler Infekt, wie zum Beispiel eine Erkältung, stellt jedoch keine Kontraindikation für eine Impfung dar.

Im Rahmen einer Behandlung nach einem Biss durch ein tollwütiges Tier bestehen keinerlei Gegenanzeigen, da eine mögliche Erkrankung unbehandelt immer zum Tod führen würde. ◄

► Nebenwirkungen

Die Impfung gegen Tollwut wird sehr gut vertragen. Lokale Reaktionen an der Impfstelle, wie Schmerzreaktionen, Schwellungen und Rötungen, meistens innerhalb von ein bis drei Tagen nach der Impfung kommen vor. Selten kommt es zu Fieber, Gelenkschmerzen, grippalen Symptomen und einem allgemeinen Krankheitsgefühl. Diese Reaktionen sind kurzanhaltend und vorübergehend. In Einzelfällen wurden echte Komplikationen, wie allergische Sofortreaktionen oder neurologische Erkrankungen, beobachtet. ◄

► Impfschema und Impfalter

Das Impfschema für eine vorsorgliche Impfung gegen Tollwut (präexpositionelle Impfung) besteht aus einem Drei-Dosen-Schema. Dabei wird bei Kindern, Jugendlichen und Erwachsenen jeweils die gleiche Menge verwendet (Dosis zu 1,0 ml). Tollwut-Impfstoff (HDC) inaktiviert wird eine Woche nach der ersten Dosis mit der zweiten Dosis geimpft, gefolgt von einer dritten Dosis am Tag 28 oder alternativ am Tag 21. Rabipur hat ein ähnliches Schema: Eine Woche nach der ersten Dosis wird mit der zweiten Dosis geimpft, gefolgt von einer dritten Dosis am Tag 21 oder alternativ am Tag 28. Für Rabipur existiert noch ein „Schnellschema", allerdings nur für Erwachsene im Alter von 18 bis 65 Jahren. Das Schnellschema ist nur in Betracht zu ziehen, wenn das konventionelle Schema zum vorbeugenden Schutz nicht vor dem benötigten Impfschutz innerhalb von 21 oder 28 Tagen abgeschlossen werden kann. Das Schema besteht aus drei Dosen am Impftag 0 sowie Tag 3 und Tag 7.

Beide Impfstoffe sind auch für die Behandlung einer Tollwut oder im Verdachtsfall als unmittelbare therapeutische Maßnahme als „postexpositionelle Prophylaxe" zugelassen. Bei zuvor ungeimpften Personen kommt in der Regel das sogenannte Essen-Schema zur Anwendung: Fünf Dosen werden am Tag 0, Tag 3, Tag 7, Tag 14 und Tag 28 verabreicht. Dieses Schema wird angewendet bei Kontakt mit einem tollwutverdächtigen oder tollwütigen Wild- oder Haustier oder Kontakt mit einen Tollwut-Impfköder bei nicht blutenden, oberflächlichen Kratzern oder Hautabschürfungen, Lecken oder Knabbern an der nicht intakten Haut oder bei Kontakt der Impfflüssigkeit eines beschädigten Impfstoffköders mit der nicht intakten Haut. Zusätzlich zu dem Schema wird eine passive Immunprophylaxe mit dem Immunglobulinpräparat Berirab einmalig zeitgleich mit der ersten Impfung notwendig, wenn eine Bissverletzung, Kratzwunden oder Kontakt von Schleimhäuten oder Wunden mit Speichel (zum Beispiel durch Lecken), Verdacht auf Biss oder Kratzer durch eine Fledermaus oder Kontakt der Schleimhäute mit einer Fledermaus oder eine Benetzung von Schleimhäuten und frischen Hautverletzungen mit der Impfflüssigkeit eines beschädigten Impfstoffköders vorliegen. In solchen Fällen muss eine Simultanversorgung sobald wie möglich durchgeführt werden.

Bei Patienten mit einer kompletten Grundimmunisierung wird nach einer Bissverletzung auf die Gabe des Immunglobulins verzichtet. Sie erhalten aber dennoch eine
aktive Impfung mit zwei Dosen: eine Dosis sofort und eine zweite nach drei Tagen.

Im Rahmen der Beratung für Gefährdungen auf Reisen wird es notwendig sein, auf
die relativ schlechte Verfügbarkeit von Immunglobulinen in zahlreichen Ländern hinzuweisen. ◄

6.9 Typhus abdominalis

Typhus abdominalis, kurz Typhus, war als Durchfallserkrankung seit dem Alter-
tum bekannt, auch die Gefahr der Übertragung von Mensch zu Mensch. Erst
im 20. Jahrhundert wurden die vermuteten Infektionsherde identifiziert. Die
Trennung von Abwässern und sauberem, hygienisch einwandfreiem Trinkwasser
führte schließlich zu einer Abnahme der Typhus-Epidemien in größeren Städten.
Heute ist das Vorkommen von Typhus beschränkt auf Länder mit niedrigem
hygienischem Standard. Die WHO gibt an, dass insbesondere in den Entwicklungsländern Afrikas, Mittel- und Südamerikas, Südostasiens und in den Regionen des
Westpazifiks Erkrankungen an Typhus eine große Rolle spielen. So geht die WHO
von geschätzten 11–20 Mio. Typhus-Erkrankten und bis zu 161.000 Todesfällen
jährlich aus [33]. Das größte Risiko zu erkranken besteht für Kinder, die in armen
Ländern keinen Zugang zu sauberem Trinkwasser haben und mit unzureichenden
Sanitärsituationen konfrontiert sind. Im Infektionsepidemiologischen Jahrbuch 2018 gibt das RKI für Deutschland an, dass 58 Erkrankungen übermittelt
wurden, die die Referenzdefinition für Typhus-Fälle erfüllten [3]. Dabei entfielen
die Infektionsorte am häufigsten auf Länder in Asien: Indien, Pakistan und Nepal.
2019 lagen bis zur 47. KW (Datenstand 12.12.2019) 78 Meldefälle vor [34].

6.9.1 Biologie und Erkrankung

▶ **Erreger**

Der Erreger des Typhus abdominalis ist das Bakterium Salmonella enterica ssp. (subspezies) Enterica Serovar Typhi. Man verwendet aus praktischen Gründen den alten
„gebräuchlichen" Namen Salmonella Typhi. Salmonellen sind Stäbchenbakterien aus
der Familie der Enterobakterien (Magen-Darm-Bakterien). Salmonellen können bei
allen Wirbeltieren vorkommen. Viele weisen eine eindeutige Anpassung an spezielle
Wirte auf. Salmonella Typhi ist aber ausschließlich an den Menschen angepasst und
kommt nur bei Menschen vor. Ein ähnlicher Erreger, Salmonella Paratyphi, kommt
ebenfalls nur beim Menschen vor, bedingt aber mildere Erkrankungen. ◄

▶ **Übertragung und Infektion**

Die wichtigste Infektionsquelle stellen die durch Menschen ausgeschiedenen
Salmonellen (Salmonella Typhi) dar. Die Übertragung geschieht entweder durch
akut an Typhus Erkrankte über Stuhl oder Urin im direkten Kontakt oder durch

verunreinigte Gegenstände oder Lebensmittel sowie durch mit Ausscheidungen ver-unreinigtes Trinkwasser. Man nennt die Übertragungsart fäkal-oral. Die über den Magen-Darm-Trakt aufgenommenen Erreger dringen in die Zellen der Darmwand ein. Von dort aus gelangen sie über das Lymphsystem schließlich in die Blutbahn. Dort angekommen bricht die Krankheit aus, oftmals verbunden mit hohem Fieber. ◄

► Krankheitsbild

Die Magensäure verhindert in der Regel Infektionen durch Bakterien, die in den Magen gelangen. Wenn die aufgenommene Bakterienmenge jedoch groß genug ist, wird die physiologische Barriere durchbrochen. Bei Salmonella Typhi beträgt die erforderliche Keimmenge mehr als 10.000.000 Einheiten (10^7). Nach einer variablen Inkubationszeit (Ansteckungszeit) von drei bis 60 Tagen, gewöhnlich ein bis zwei Wochen, kommt es zu einem Vorstadium mit wenig charakteristischen Beschwerden: Kopfschmerzen, Gliederschmerzen und geringes Fieber. Ohne Behandlung kommt es in der ersten Woche zu hohem Fieber mit Temperaturen um 39–41 °C. Das Krank-heitsgefühl ist deutlich ausgeprägt: Kopfschmerzen, Gliederschmerzen, Bauch-schmerzen, Mattigkeit bis Eintrübung. In der zweiten und dritten Woche wird ein Stadium von anhaltend hohem Fieber von etwa 40 °C erreicht. Die zunächst auf-tretende Verstopfung wird oft von erbsbreiartigen Durchfällen abgelöst. Unbehandelt kommt es nach einer längeren Erholungsphase zur Ausheilung, außer bei anhaltenden erhöhten Temperaturen. Diese können ein Wiederauftreten der Erkrankung nach ver-muteter Heilung ankündigen. ◄

► Behandlung

Die Behandlung von an Typhus Erkrankten oder Krankheitsverdächtigen geschieht nach Möglichkeit in einem Krankenhaus. Hier sind Isolierung und Hygienemaßnahmen zur Verhinderung einer fäkal-oralen Übertragung sicher möglich und unbedingt notwendig. Die Bakterieninfektion ist naturgemäß mit einem gegen die Erreger gerichteten Medikament (Antibiotikum) möglich. Der frühzeitige Einsatz ver-hindert einen schweren Verlauf der Krankheit. Da Salmonella Typhi ein intrazellulärer Erreger ist, werden vorrangig Antibiotika zum Einsatz kommen, die eine intra-zelluläre Wirkung haben (zum Beispiel Fluorchinolone). Da mittlerweile zahlreiche resistente Salmonella-Typhi-Keime vorkommen, gehört zur Diagnostik die Anzucht des Erregers und auch die Resistenzbestimmung gegenüber den gebräuchlichen Anti-biotika. Das RKI berichtete im Juli 2019, dass erstmals in Deutschland Erkrankungen durch Infektionen mit extensiv antibiotikaresistenten (XDR) Salmonella Typhi bei Reiserückkehrern aus Pakistan registriert wurden [35]. Über die WHO und andere Quellen wurde bereits früher von mehreren XDR-Typhus-Erkrankungen welt-weit nach Pakistanreisen berichtet [36]. Seit November 2016 wurde in Pakistan die endemische Verbreitung von extensiv antibiotikaresistenten (XDR) Typhus-Erregern beobachtet, die Resistenzen gegenüber nahezu allen zur Behandlung von Typhus abdominalis empfohlenen Antibiotika aufwiesen. Gemäß WHO-Definition sind dies Resistenzen gegenüber Chloramphenicol, Ampicillin, Trimethoprim-Sulfamethoxazole, Fluorchinolone und Cephalosporine der dritten Generation. ◄

▶ Prognose

Der Verlauf einer Typhus-Erkrankung unter antibiotischer Medikation ist im Allgemeinen gut. Unbehandelt kann es aber zu schweren Komplikationen kommen. Hier sind in erster Linie Darmblutungen und Bauchfellentzündungen zu nennen, aber auch Knochenentzündungen, Herzmuskelentzündungen und Hirnhautentzündungen und anderes kommen vor.

Von Bedeutung ist, dass nach überstandener Erkrankung etwa 2–5 % der Infizierten dauerhaft Erreger ausscheiden. Das bedeutet, dass Typhus-Dauerausscheider lebenslang Erreger ausscheiden können. Sie können so eine Infektionsquelle für andere sein. Daher wird eine Darmsanierung dieser Dauerausscheider angestrebt. In manchen Fällen ist bei bestehenden Gallensteinen auch eine chirurgische Intervention notwendig, da Salmonellen in der Gallenblase und den Gallenwegen überleben können.

Ein Problem stellen die Dauerausscheider beim Herstellen, Behandeln oder Inverkehrbringen von Lebensmitteln dar, wenn sie dabei mit diesen in Berührung kommen, oder in Küchen von Gaststätten und sonstigen Einrichtungen mit oder zur Gemeinschaftsverpflegung tätig sind. Menschen, die nach einer Typhus-Infektion weiterhin eine Bakterienbesiedelung im Darm haben und diese andauernd ausscheiden, ohne selbst Krankheitszeichen zu haben, können andere Menschen anstecken. Im Zusammenhang mit Lebensmitteln besteht daher für diese Menschen ein Beschäftigungsverbot nach dem § 42 des Infektionsschutzgesetzes. Auch die EU-Verordnung 852/2004 über Lebensmittelhygiene verbietet Personen, die an einer Krankheit leiden, die durch Lebensmittel übertragen werden kann, oder Träger der entsprechenden Erreger sind, den Umgang mit Lebensmitteln und das Betreten von Bereichen, in denen mit Lebensmitteln umgegangen wird. ◀

6.9.2 Impfung

Sanitär-, Hände- und Lebensmittelhygiene sind der beste Schutz zur Vermeidung von Infektionen mit Darmkeimen. Die auf Tropenreisen üblichen Maßnahmen, wie beispielsweise der Verzicht auf nicht ausreichend erhitzte Speisen, rohe Säfte, Eiswürfel unbekannter Herkunft und Leitungswasser, sollten auf jeden Fall beachtet werden (*Cook it, peel it or leave it.* – Koche es, schäle es oder lass es.).

Impfungen gegen Typhus sind als weitere prophylaktische Maßnahme möglich.

Eine Impfprophylaxe gegen Typhus kann sowohl mit Tot- als auch mit Lebendimpfstoff durchgeführt werden [37]. Auf dem deutschen Markt stehen verschiedene Einzelimpfstoffe und ein Kombinationsimpfstoff zur Verfügung.

Lebendimpfstoffe (Mono gegen)	Handelsname	Hersteller	Zulassung ab
Typhus	Typhoral L Kapseln	PaxVax	5 Jahre

Totimpfstoffe (Mono gegen)	Handelsname	Hersteller	Zulassung ab
Typhus	Typhim Vi	Sanofi	2 Jahre

Totimpfstoffe (Kombinationen gegen)	Handelsname	Hersteller	Zulassung ab
Hepatitis A + Typhus	ViATIM	Sanofi	16 Jahre

▶ Zusammensetzung und Herstellung der Impfstoffe

Der Lebendimpfstoff Typhoral L enthält mindestens 2 Mrd. (10^9) Lebendzellen von Salmonella enterica Serotyp Typhi des Stammes Ty21a. Dieser Stamm weist mehrere Veränderungen (Mutationen) auf und ihm fehlt ein Schlüsselenzym im Zuckerstoffwechsel der Salmonellen. Dieses macht man sich zur Erzielung einer Abwehrreaktion gegenüber Salmonella Typhi zu Nutze: Unter Verlust der krankmachenden Eigenschaften wird die Bildung von O-Antigenen (vgl. ▶ Abschn. 6.1.1) aufrechterhalten und die Bakterienzellen werden in kurzer Zeit zum Absterben gebracht. Der Lebendimpfstoff enthält nicht-krankheitserregende (apathogene) Salmonella-Typhi-Bakterien, die also das lokale Immunsystem im Darm zur Bildung von schützenden Antikörpern anregen.

Der Totimpfstoff hingegen führt zu einer Antikörperbildung im Blutsystem, er wirkt also über im Blut zirkulierende Antikörper, die im Stande sind, ins Blut gelangte Salmonella Typhi zu eliminieren. Der Totimpfstoff Typhim Vi enthält 25 µg gereinigtes Vi-Kapselpolysaccharid von Salmonella Typhi (Stamm Ty 2). Der Impfstoff kann Spuren von Formaldehyd und Casein enthalten, die während des Herstellungsprozesses verwendet werden.

Für den Kombinationsimpfstoff gegen Hepatitis A und Typhus, ViATIM, (vgl. ▶ Abschn. 6.4.1) werden in der Herstellung isolierte Hepatitis-A-Virusstämme verwendet, die in mehreren Zellkulturen von ihren krankmachenden Eigenschaften befreit (attenuiert) und zum Wachstum auf menschlichen Zellen vorbereitet werden. In diesen Zellen wird das Virus zunächst gezüchtet, schließlich durch Aufbrechen der Zellen freigesetzt, geerntet und von Verunreinigungen befreit. Es erfolgt dann eine Inaktivierung durch Formalin. Als Wirkungsverstärker (Adjuvans) wird noch Aluminiumhydroxid bzw. Aluminiumhydroxyphosphat-Sulfat hinzugefügt. Als Kombinationsimpfstoff wird noch wie bei dem Mono-Impfstoff Typhim Vi 25 µg gereinigtes Vi-Kapselpolysaccharid von Salmonella Typhi (Stamm Ty 2) hinzugefügt. Spuren von Formaldehyd und Casein aus dem Herstellungsprozess können enthalten sein. Auch dieser Kombinations-Totimpfstoff führt zu einer Antikörperbildung im Blutsystem. ◀

▶ Anwendung

Der Lebendimpfstoff Typhoral L wird als Kapsel über den Mund (oral) mit kaltem oder lauwarmem Wasser aufgenommen. Der Schluckimpfstoff ist in magensaftresistenten Kapseln abgefüllt, die sich erst im Dünndarm auflösen sollen, wo der Impfstoff seine Wirkung entfalten kann. Die Kapseln müssen daher ganz geschluckt werden. Sie dürfen weder geöffnet eingenommen noch zerkaut werden. Mindestens eine Stunde nach Einnahme der Kapsel soll keine Nahrung eingenommen werden.

Nach Herstellerangaben ist der Transport des Impfstoffs Typhoral L in lückenloser Kühlkette von 2–8 °C notwendig. Auch die permanente Lagerung soll bei 2–8 °C erfolgen.

Nach Herstellerangaben sind die beiden Totimpfstoffe Typhim Vi und ViATIM bei der Aufbewahrung im Kühlschrank bei 2–8 °C lichtgeschützt zu lagern. Diese besondere Vorsichtsmaßnahme für die Aufbewahrung dient der sicheren Wirksamkeit. Ein Einfrieren des Impfstoffs ist nicht zulässig, da Einfrieren die Wirksamkeit des Impfstoffs zerstört. Die verschiedenen Totimpfstoffe gegen Typhus liegen in unterschiedlichen Handelsformen vor: Typhim Vi als Fertigspritze mit und ohne Kanüle, ViATIM als Doppelkammerspritze. Typhim Vi ist klar und farblos und sollte vor der Verabreichung Raumtemperatur erreichen. Bei ViATIM werden die beiden Einzelkomponenten vor dem Mischen sorgfältig geschüttelt. Dann wird der Inhalt der beiden Kammern durch langsames Vorschieben des Kolbens gemischt. Nach dem Mischen entsteht eine weißlich-trübe Suspension. Vor Gebrauch wird der Impfstoff nochmals gut geschüttelt, um eine homogene Durchmischung zu erreichen. Der Impfstoff soll umgehend verbraucht werden.

Die Verabreichung einer Dosis der beiden Totimpfstoffe geschieht vorzugsweise direkt in einen Muskel (i.m.), vorzugsweise in den Deltamuskel des Oberarms. Eine Impfung unter die Haut (s.c.) ist möglich. ◄

▶ Wirksamkeit

Der Impfschutz gegen Typhus ist bei allen drei Impfstoffen nicht besonders hoch. Es wird davon ausgegangen, dass etwa zwei Drittel der Geimpften einen gewissen Schutz haben und zu erwartende Erkrankungen milder verlaufen. Die Schutzdauer beträgt bei dem Lebendimpfstoff etwa ein Jahr, mit den Totimpfstoffen wird ein Schutz von maximal drei Jahren erreicht. ◄

▶ Indikationen

Eine Impfung gegen Typhus für Reisende nach Pakistan wird aktuell dringend empfohlen, da die endemische Verbreitung von extensiv antibiotikaresistenten (XDR) Typhus-Erregern seit 2016 beobachtet wurde. Diese Erreger sind gegenüber nahezu allen zur Behandlung von Typhus abdominalis empfohlenen Antibiotika unempfindlich. Insbesondere auch für in Deutschland lebende Personen, die in Pakistan Freunde und Familie besuchen, gilt diese Empfehlung. Ferner sollten bei Reisen unter einfachen Bedingungen („Rucksacktouristen") in die Endemiegebiete Asiens, Südamerikas und Nordafrikas, speziell bei einfachen Lebensbedingungen sowie bei Ausbrüchen oder Katastrophen („Ersthelfer") gegen Typhus geimpft werden. ◄

▶ Kontraindikationen

Für den Einsatz des Lebendimpfstoffs Typhoral L gibt es keine Kontraindikationen. Aber Patienten mit der seltenen erblich bedingten Fructose-/Galactose-Intoleranz, Lapp-Lactase-Mangel, einer Glucose-Galactose-Malabsorption oder einer Saccharose-Isomaltase-Insuffizienz sollten dieses Arzneimittel nicht anwenden. Da eine Unterdrückung der Immunantwort auf die Impfung bei gleichzeitiger Anwendung von Sulfonamiden (antibakterielle Chemotherapeutika) oder Antibiotika möglich ist, soll die Einnahme verschoben werden. Die Einnahme von Abführmitteln sollte während der Einnahme von Typhoral L vermieden werden, um die schützende

Wirkung nicht negativ zu beeinflussen. Schwangere und Stillende sollen nur bei strenger Indikationsstellung geimpft werden.

Ist eine Malaria-Prophylaxe vorgesehen, so sollte im Allgemeinen zwischen der letzten Dosis von Typhoral L und dem Beginn der Malaria-Prophylaxe ein Abstand von mindestens drei Tagen eingehalten werden.

Bei allen Totimpfstoffen, so auch bei Impfstoffen gegen Typhus, wie Typhim Vi und ViATIM, gibt es in der Regel kaum Gegenanzeigen. Eine Kontraindikation besteht aber bei bekannten Überempfindlichkeiten gegen den Impfstoff oder Bestandteile der Impfstoffzusammensetzung wie Formaldehyd oder Casein. Schwangere und Stillende sollen nur bei strenger Indikationsstellung geimpft werden.

Bei Personen, die an einer akuten, schweren, mit Fieber einhergehenden Erkrankung leiden, wird die Impfung auf einen späteren Zeitpunkt verschoben. Ein banaler Infekt, wie zum Beispiel eine Erkältung, stellt jedoch keine Kontraindikation für eine Impfung dar.◄

▶ Nebenwirkungen

Die Schluckimpfung gegen Typhus wird gut vertragen. Gelegentlich können leichte Magen-Darm-Beschwerden auftreten. Nur in Einzelfällen wurden allergische Hautreaktionen und allergische Reaktionen der Bronchien beschrieben.

Die Totimpfungen gegen Typhus werden sehr gut vertragen. Nur wenige Impflinge haben lokale Reaktionen an der Impfstelle, wie Schmerzen, Schwellungen und Rötungen, meistens innerhalb von ein bis drei Tagen nach der Impfung. Diese Reaktionen sind kurzanhaltend und vorübergehend.◄

▶ Impfschema und Impfalter

Der Lebendimpfstoff Typhoral L ist für Kinder ab dem vollendeten fünften Lebensjahr und für Erwachsene in gleicher Dosierung geeignet. In jeweils zweitägigem Abstand folgt die zweite Dosis (Kapsel) und die dritte Dosis (Kapsel). Die Impfstoffeinnahme sollte zehn Tage vor Reiseantritt abgeschlossen sein, damit eine möglichst hohe Wirkung erreicht wird. Der Impfschutz wird etwa ein Jahr anhalten. Nach Angaben des Herstellers wird bei Reisen in Typhus-Gebiete eine jährliche Wiederholungsimpfung nach gleichem Schema empfohlen. Bei ständigem Aufenthalt in Typhus-Gebieten wird eine Wiederholungsimpfung im Abstand von drei Jahren empfohlen. Die Auffrischimpfung besteht wie die Erstimpfung in der Einnahme von drei Kapseln an den Tagen 1, 3 und 5.

Der Totimpfstoff Typhim Vi ist für Kinder ab dem vollendeten zweiten Lebensjahr zugelassen. Kinder und Erwachsene erhalten die gleiche Dosis: 0,5 ml einer Impfdosis möglichst zwei Wochen vor der Reise. Bei erneuten Reisen oder ständigem Aufenthalt in Typhus-Gebieten wird eine Wiederimpfung spätestens drei Jahre nach der letzten Impfung empfohlen.

Der Totimpfstoff ViATIM ist für Kinder ab 16 Jahren und Erwachsene zugelassen. Bei Bedarf für einen Schutz vor Hepatitis A und Typhus kann dieser Impfstoff eingesetzt werden. Eine Dosis besteht aus 1,0 ml Impfstofflösung. Bei erneuten Reisen oder ständigem Aufenthalt in Typhus-Gebieten wird eine Wiederimpfung, allerdings nur mit dem Mono-Impfstoff Typhim Vi, spätestens drei Jahre nach der letzten Impfung empfohlen.◄

Literatur

1. World Health Organization (2018) Cholera: The forgotten pandemic. ► https://www.who.int/cholera/the-forgotten-pandemic/en/. Zugegriffen: 22. Okt. 2018
2. Falkenhorst G, Enkelmann J, Frank C, Stark K (2018) Zur Situation bei wichtigen Infektionskrankheiten Reiseassoziierte Krankheiten 2017. Epid Bull 43:461–462. ► https://doi.org/10.17886/EpiBull-2018-053
3. Robert Koch-Institut (2019) Infektionsepidemiologisches Jahrbuch meldepflichtiger Krankheiten für 2018, Berlin. ► https://www.rki.de/DE/Content/Infekt/Jahrbuch/Jahrbuch_2018.pdf?__blob=publicationFile
4. Robert Koch-Institut (2019) FSME: Risikogebiete in Deutschland (Stand: Januar 2019) Bewertung des örtlichen Erkrankungsrisikos. Epid Bull 7:57–70. ► https://doi.org/10.25646/5892.2
5. Robert Koch-Institut (2019) Aktuelle Statistik meldepflichtiger Infektionskrankheiten, Deutschland. Epid Bull 47:512 (21.11.2019)
6. Ständige Impfkommission (2019) Empfehlungen der Ständigen Impfkommission (STIKO) am Robert Koch-Institut. Epid Bull 34:313–364. ► https://doi.org/10.25646/6233.5
7. World Health Organization. Countries with risk of yellow fever transmission and countries requiring yellow fever vaccination. ► https://www.who.int/ith/ITH_Annex_I.pdf
8. Monath TP (2001) Yellow fever: an update. Lancet Infect Dis 1(1):11–20. ► https://doi.org/10.1016/S1473-3099(01)00016-0
9. World Health Organization (2019) Yellow fever. ► https://www.who.int/news-room/fact-sheets/detail/yellow-fever
10. Chapter 3: Infectious diseases related to travel. Yellow fever and malaria information, by country. Atlanta: Division of Global Migration and Quarantine, Centers for Disease Control and Prevention National Center for Emerging and Zoonotic Infectious Diseases; 2017. ► https://wwwnc.cdc.gov/travel/yellowbook/2020/infectious-diseases-related-to-travel/yellow-fever-malaria-information-by-country
11. Collaborative group for studies on yellow fever vaccines (2014) Duration of post-vaccination immunity against yellow fever in adults. Vaccine 32(39):4977–4984. ► https://doi.org/10.1016/j.vaccine.2014.07.021
12. Collaborative group for studies on yellow fever vaccines (2019) Duration of post-vaccination humoral immunity against yellow fever in children. Vaccine 37:7147–7154. ► https://doi.org/10.1016/j.vaccine.2019.09.051
13. Robert Koch-Institut (RKI) RKI-Ratgeber Hepatitis A. ► https://www.rki.de/DE/Content/Infekt/EpidBull/Merkblaetter/Ratgeber_HepatitisA.html
14. World Health Organization (2019) Fact sheet Hepatitis A. ► https://www.who.int/en/news-room/fact-sheets/detail/hepatitis-a. Zugegriffen: 9. Juli 2019
15. Falkenhorst G, Enkelmann J, Lachmann R, Faber M, Pörtner K, Frank C, Stark K (2019) Zur Situation bei wichtigen Infektionskrankheiten, Reiseassoziierte Krankheiten 2018. Epid Bull 48:513–521. ► https://doi.org/10.25646/6420
16. Robert Koch-Institut (2019) Aktuelle Statistik meldepflichtiger Infektionskrankheiten, Deutschland. Epid Bull 48:523
17. Robert Koch-Institut (2017) Gehäuftes Auftreten von Hepatitis-A-Erkrankungen bei Männern, die Sex mit Männern haben. Epid Bull 2:28
18. Ultsch B, Siedler A, Rieck T, Reinhold T, Krause G, Wichmann O (2011) Herpes zoster in Germany: quantifying the burden of disease. BMC Infect Dis 11:173. ► https://doi.org/10.1186/1471-2334-11-173
19. Hillebrand K, Bricout H, Schulze-Rath R, Schink T, Garbe E (2015) Incidence of herpes zoster and its complications in Germany, 2005–2009. J Infect 70(2):178–186
20. Ständige Impfkommission (2017) Wissenschaftliche Begründung für die Entscheidung, die Herpes-zoster-Lebendimpfung nicht als Standardimpfung zu empfehlen. Epid Bull 36:391–411. ► https://doi.org/10.17886/EpiBull-2017-048
21. Ständige Impfkommission (2018) Wissenschaftliche Begründung zur Empfehlung einer Impfung mit dem Herpes-zoster-subunit-Totimpfstoff. Epid Bull 50:525–551

22. GlaxoSmithKline Biologicals (2019) Belgien. Fachinformation Shingrix, Stand Apr. 2019
23. World Health Organization (2019) Cumulative number of confirmed human cases of avian influenza A(H5N1) reported to WHO, 2003–2019. ► https://www.who.int/influenza/human_animal_interface/2019_09_27_tableH5N1.pdf?ua=1
24. World Health Organization (2019) Geneva 2019. Global influenza strategy 2019–2030. ► https://apps.who.int/iris/bitstream/handle/10665/311184/9789241515320-eng.pdf?ua=1
25. Robert Koch-Institut (2019) Aktuelle Statistik meldepflichtiger Infektionskrankheiten, Deutschland. EpidBull 46:504 (14.11.2019)
26. Ständige Impfkommission (2019) Empfehlungen der Ständigen Impfkommission (STIKO) am Robert Koch-Institut. Epid Bull 34:313–364. ► https://doi.org/10.25646/6233.3
27. World Health Organization (2019) Fact sheets: Japanese encephalitis. ► https://www.who.int/news-room/fact-sheets/detail/japanese-encephalitis Zugegriffen: 9. Mai 2019
28. Auswärtiges Amt (2016) Gesundheitsdienst: Merkblatt für Beschäftigte und Reisende, Japanische Enzephalitis (JE). ► https://www.auswaertiges-amt.de/blob/200172/bc690ea10c8b1cec484dd1f058999b13/japenzephalitismerkblatt-data.pdf
29. World Health Organization (2018) Rabies vaccines: WHO position paper – April 2018. Weekly epidemiological record 93(16):201–219. ► https://apps.who.int/iris/bitstream/handle/10665/272371/WER9316.pdf?ua=1
30. Robert Koch-Institut (2018) Tollwut – RKI-Ratgeber. ► https://www.rki.de/DE/Content/Infekt/EpidBull/Merkblaetter/Ratgeber_Tollwut.html Zugegriffen: 23. Jan. 2018
31. International Committee on Taxonomy of Viruses (2018) Master Species List 2018a V1. ► https://talk.ictvonline.org/files/master-species-lists/m/msl/7992. Zugegriffen: Juli 2018
32. Sanofi Pasteur. Fachinformation Tollwut-Impfstoff (HDC) inaktiviert. Zugegriffen: Januar 2019
33. World Health Organization (2018) Home/Newsroom/Fact sheets/Detail/Typhoid. Key facts Typhoid. ► https://www.who.int/news-room/fact-sheets/detail/typhoid. Zugegriffen: 31. Jan. 2018
34. Robert Koch-Institut (2019) Aktuelle Statistik meldepflichtiger Infektionskrankheiten, Deutschland. Epid Bull 50:558 (12.12.2019)
35. Robert Koch-Institut (2019) Infektionen mit extensiv antibiotikaresistenten (XDR) Salmonella Typhi bei Reiserückkehrern aus Pakistan. Epid Bull 30:287 (25.7.2019)
36. World Health Organization (2018) Typhoid fever Islamic republic of Pakistan. Disease outbreak news. ► https://www.who.int/csr/don/27-december-2018-typhoid-pakistan/en/ Zugegriffen: 27. Dez. 2018
37. World Health Organization (2018) Typhoid vaccines: WHO position paper – March 2018. Weekly epidemiological record 93(13):153–172. ► https://apps.who.int/iris/bitstream/handle/10665/272272/WER9313.pdf?ua=1

Fragen und Antworten

Inhaltsverzeichnis

© Springer-Verlag GmbH Deutschland, ein Teil von Springer Nature 2020
C. Groffik, *Impfen. Eine Entscheidungshilfe für Eltern*,
https://doi.org/10.1007/978-3-662-60580-6_7

Neuerungen wurden in der Menschheitsgeschichte schon immer von Skepsis und Ängsten (Ur-Ängsten?) begleitet. Gerade technischer oder medizinischer Fortschritt traf nicht immer auf direkte Gegenliebe oder Verständnis. Mich begeisterte als kleiner Junge zum Beispiel die erste Mondlandung live am Schwarz-Weiß-Fernseher mitzuerleben. Aber ich musste im Laufe des Lebens auch miterleben, dass es Menschen gibt, die dieses Ereignis bis heute leugnen.

So war auch die Geschichte des Impfens und ihrer Erfolge schon immer von Kontroversen begleitet. Karikaturen von James Gillray zur Pockenschutzimpfung um 1803 stellten geimpfte Menschen zum Teil entstellend als Tiere dar. Schon zu dieser Zeit organisierte sich eine Anti-Impf-Bewegung. 1874 wurde durch das Reichsimpfgesetz in Deutschland die Pockenschutzimpfung für Kinder eingeführt. Damals überschlugen sich die politischen Debatten hierzu. Kritiker gründeten Zeitschriften wie „Der Impfgegner", die man im Archiv der Robert-Bosch-Stiftung in Stuttgart bewundern kann. Über solche Kanäle versuchten sie mit ihren Argumenten Aufmerksamkeit zu erreichen. Heute wird mit modernen Medien, sei es mit Filmen oder im Internet, das gleiche wie vor rund 200 Jahren versucht. Aber der Erkenntnisgewinn aus Filmen wie „Vaxxed" oder aktuell aus 2018 „Eingeimpft" von David Sievekings bleibt aus, im Gegenteil die Verunsicherung steigt. Dabei fokussiert sich die Diskussion oft auf die Impfungen von Kindern. Es bestehen Ängste vor der Spritze. Es besteht Sorge, dass der Schaden höher als der Nutzen sein könnte. Neben der Gefährlichkeit wird auch die Notwendigkeit mancher Impfungen hinterfragt. Und die Pharmaindustrie wird schnell einseitig als Profiteur der finanziellen Interessen ausgemacht – zumal die Zahl der Impfungen steigt, aber die Gesundheit anscheinend nicht in gleichem Maße zunimmt.

Es ist uns allen klar, dass sich Impfungen von vielen anderen ärztlichen Maßnahmen unterscheiden. Das ärztliche Gespräch und die Aufklärung sind notwendig, da die Impfung einen Eingriff in das Selbstbestimmungsrecht des Betroffenen und die körperliche Unversehrtheit („Körperverletzung") eines Gesunden darstellt und dessen Einverständnis voraussetzt. Zudem nutzen Impfungen nicht nur dem Einzelnen, sondern Ziel der individuellen Schutzimpfungen ist auch der Schutz der übrigen Bevölkerung, die vielleicht aus medizinischen Gründen nicht oder noch nicht durch eine Impfung geschützt werden kann.

Weltweit gibt es verschiedenste Ansätze, zum Beispiel durch Impfpflichten, die Bevölkerung eines entsprechenden Landes vor übertragbaren Krankheiten zu schützen. Es würde den Rahmen dieses Buches sprengen, wollte man die Besonderheiten detailliert aufarbeiten und bewerten. Für Deutschland gilt jedoch: Es gibt keine Impfpflicht. Diese Situation wollen weder die Bevölkerung noch der Gesetzgeber ändern. Da es aber keine Impfpflicht gibt, ist jede Person für seine Entscheidung eigenverantwortlich. Das heißt, jeder kann eine Impfung für sich oder seine Kinder ablehnen. Gründe dafür brauchen nicht angegeben zu werden.

Deshalb ist es erforderlich, sich zu informieren, um eine fundierte Entscheidung treffen zu können. Man muss bei der Diskussion über das Impfen besondere Sorgfalt walten lassen und strittige Punkte kritisch hinterfragen. Als

Entscheidungshilfe sind im Folgenden häufige Einwände und Argumente aufgeführt sowie passende Hintergrundinformationen und mögliche Antworten. So können Sie sich selbst ein Bild von den Fakten rund um das Thema Impfen machen.

7.1 Es wird behauptet, dass krankmachende Erreger, wie zum Beispiel das Masernvirus, bisher nie gesehen, isoliert oder deren Existenz bewiesen wurde

Bei dieser Behauptung geht es in erster Linie darum, die mikrobiologischen Grundlagen in Frage zu stellen.

Es ist klar, dass die vielfältigen Erreger, gegen die zugelassene Impfungen existieren, im Laufe der letzten zwei Jahrhunderte entdeckt und nachgewiesen wurden. Hierzu schufen zum Beispiel Robert Koch und seine Mitarbeiter entscheidende methodische Grundlagen. In der Bakteriologie wurden feste Nährböden entwickelt, auf denen Bakterien angezüchtet werden konnten. Gelegentlich kann eine ähnliche oder analoge Erfahrung im eigenen Haushalt gemacht werden, falls sich Schimmel auf dem Brot bildet oder sich im verdorbenen Joghurt Bakterienkulturen bilden. Robert Koch entdeckte 1876 die Milzbrand-Sporen als Ruheform des Milzbrand-Erregers. Dadurch konnte er die bis dahin unverstandene Infektionskette und die hohe Widerstandsfähigkeit des Bakteriums gegenüber Umweltfaktoren erklären. Er hatte als Erster die Ursache einer Infektionskrankheit durch Mikroorganismen nachgewiesen. Die Entwicklung der Fotografie und wenig später der Mikrofotografie mithilfe einer an ein Mikroskop angeschlossenen Kamera trug schließlich zur Ausweitung der Erkenntnisse und der bakteriologischen Forschung bei.

Neben der Erforschung der Pilze und Bakterien waren aber weitere Kleinsterreger wie Viren durch das Lichtmikroskop nicht abbildbar. Erst mit der Entwicklung des Elektronenmikroskops zwischen 1931 und 1938 wurde die Darstellungsauflösung so hoch, dass uns heute detaillierte Abbildungen von Viren vorliegen.

Auf der Basis von abgeschwächten oder inaktivierten Krankheitserregern oder Bestandteilen werden heute Impfstoffe hergestellt. Gelegentlich werden auch verwandte Erregerstämme zur Impfstoffherstellung verwendet. Wenn der genetische Code von Krankheitskeimen bekannt ist, kann dieses Wissen dazu benutzt werden, Impfstoff gentechnisch herzustellen, wie beispielsweise beim Hepatitis-B-Impfstoff. Hier wird das HBs-Antigen verwendet, ein spezifisches Oberflächenmolekül des Hepatitis-B-Virus. Aber auch traditionelle Herstellungsweisen existieren, wie beispielsweise bei der Produktion einiger Influenza-Impfstoffe. Hierbei werden die Influenza-Viren in Hühnereiern vermehrt, anschließend abgetötet und hochgereinigt zu Impfstoffen verarbeitet. Eine systematische Impfstoffentwicklung wäre ohne das spezifische Wissen um die Krankheitserreger nicht möglich gewesen. Das Immunsystem des Körpers wird durch die Wirkweise der Impfungen vor echten Erkrankungen geschützt.

7.2 Es wird behauptet, dass die Wirksamkeit von Impfungen niemals belegt wurde

Bei dieser Behauptung geht es darum, die Wirksamkeit anzuzweifeln, weil die Krankheiten angeblich auch ohne Impfungen zurückgegangen wären.

In der jüngeren Vergangenheit gibt es viele Beispiele, die die praktische Wirksamkeit eindrücklich belegen. Zum Beispiel die Einführung der Schluckimpfung gegen Poliomyelitis (Kinderlähmung) in den 1960er-Jahren. Im damaligen Westdeutschland waren 1961 fast 4700 Kinder erkrankt. Nach Einführung der Schluckimpfung 1962 kam es dann rasch zu einem Absinken der Krankheitsfälle im Jahr 1965 auf weniger als 50 Fälle. Seit der Wiedervereinigung Deutschlands 1990 traten keine Erkrankungen durch Polio-Wildviren mehr auf. Auch die Befürchtungen ab 2014, dass syrische Flüchtlinge die in ihrer Heimat wieder aufgetretene Poliomyelitis nach Deutschland einschleppen würden, hat sich nicht bewahrheitet.

Ein weiteres Beispiel ist der rasche und kontinuierliche Rückgang der Erkrankungen durch den Erreger Haemophilus influenzae Typ b (Hib) seit Einführung der Impfung 1990 in Deutschland. Die Hirnhautentzündungen und lebensbedrohlichen Kehlkopfentzündungen waren noch während meiner Ausbildung zum Kinderarzt in fast jedem Nachtdienst eine Notfallsituation. Die jungen Kollegen heutzutage müssen diese Erfahrung nur noch selten machen: Die Meldezahlen an Hib-Infektionsfällen für Deutschland werden vom RKI mit 851 Fällen im Jahr 2018 und mit 832 Fällen bis zur 47. KW im Jahr 2019 angegeben [1].

Im Übrigen unterliegen Impfstoffe dem geltenden deutschen Arzneimittelrecht. So erhält ein Impfstoff nur dann eine Zulassung, wenn nachgewiesen ist, dass er auch wirksam und verträglich ist. Den Nachweis muss der Hersteller in klinischen, wissenschaftlichen Studien erbringen. Die Prüfung erfolgt dann auf EU-Ebene unter der Regie der Europäischen Arzneimittelagentur EMA (European Medicines Agency). Das Bundesinstitut für Impfstoffe und biomedizinische Arzneimittel trägt dabei zur Überwachung bei.

Auch nach der Zulassung werden weltweit Beobachtungen und Studien durchgeführt, die die Wirksamkeit und Sicherheit von Impfungen fortlaufend untersuchen. So konnten beispielsweise beim Masern-Impfstoff, Wirksamkeit und Sicherheit bei Millionen von Menschen belegt werden. Abnahme der Masernfälle und Todesfälle zeigen die Wirksamkeit deutlich an.

7.3 Ein Baby bekommt doch von der Mutter Abwehrstoffe. Reicht dieser natürliche Schutz nicht aus?

Bereits im Mutterleib werden über den Blutkreislauf der Plazenta mütterliche Antikörper auf das sich entwickelnde Kind übertragen. Auch auf dem natürlichen Geburtsweg über die Vagina kommt das Neugeborene mit Bakterien in Kontakt, die über den Mund aufgenommen werden, den Magen-Darm-Trakt besiedeln und als angeborenes intestinales Mikrobiom bezeichnet werden. Diese Bakterien wirken sich positiv auf das Immunsystem aus. Schließlich erhält der Säugling dann noch mit der Muttermilch weitere Abwehrstoffe.

Man bezeichnet diese Erstausstattung des kindlichen Immunsystems als angeborenes Immunsystem oder Nestschutz. Dieser reicht jedoch nur in den ersten Lebensmonaten aus und dient als Grundlage für das sich entwickelnde kindliche Immunsystem. Die Mutter kann nur diejenigen Antikörper weitergeben, die in ihrem eigenen Blut in ausreichender Konzentration vorliegen. Somit ist der Säugling nur vor einem kleinen Teil möglicher Krankheiten ausreichend geschützt.

Wichtig ist dabei zu wissen, dass die Antikörper im Blut der Mutter mit der Zeit abgebaut werden können. Ein gutes Beispiel dafür ist der Schutz gegen Keuchhusten. Sowohl die Infektion als auch die Impfung gegen Keuchhusten bieten deshalb keinen langen Schutz. Im Moment geht man davon aus, dass die gebildeten Antikörper kontinuierlich abnehmen und nach etwa sechs Jahren oftmals nicht mehr nachweisbar sind. Viele Länder sind daher dazu übergegangen, Mütter während der Schwangerschaft noch einmal gegen Keuchhusten zu impfen, um mütterliche Antikörper zu bilden, die dann den Säugling für eine gewisse Zeit nach der Geburt schützen, bis der Säugling selbst ab der neunten Lebenswoche geimpft werden kann.

Beim Schutz vor einer Masern-Infektion stellt sich eine etwas andere Situation dar: Kinder einer immunen Mutter nach durchgemachter Maserninfektion haben etwa die ersten sechs Lebensmonate einen Nestschutz. Dieser ist bei Kindern geimpfter Mütter noch kürzer. Durch das Stillen werden zudem keine Masern-Antikörper weitergegeben.

Das Baby einer nicht geimpften und nicht-immunen Mutter ist bis zum frühesten regulären Impfzeitpunkt mit zwölf Monaten einer möglichen Masern-Infektion sogar schutzlos ausgesetzt. Dieser Situation kann man im Einzelfall durch eine ausreichende Immunität in der Familie und mit einer Impfung bereits nach dem neunten Lebensmonat entgegenwirken, wenn zum Beispiel eine frühe Aufnahme in eine Krippe erfolgen soll.

Bei Eltern von „Frühchen" sind die Sorgen vor einer Infektion naturgemäß besonders groß. Die Übertragung von Antikörpern an das Ungeborene über die mütterliche Plazenta erfolgt während der Schwangerschaft nach und nach. Daher ist bei Frühgeborenen der Nestschutz besonders schwach ausgebildet. Sie benötigen aus diesem Grund rechtzeitige Impfungen, das heißt bereits nach etwa sechs bis acht Wochen Lebenszeit, vorausgesetzt es sprechen keine medizinischen Gründe dagegen. Besonders profitieren die Frühgeborenen von Schutzimpfungen der Angehörigen. Geimpfte Betreuungspersonen, auch Krankenhauspersonal, Eltern, Großeltern, Geschwister und andere kommen damit nicht als mögliche Überträger in Frage. Dieses Vorgehen wird als Kokonstrategie bezeichnet.

7.4 Geben Frauen, die eine Erkrankung selbst durchgemacht haben, ihren neugeborenen Kindern nicht mehr Abwehrstoffe gegen Infektionen mit als geimpfte Mütter?

Diese Frage ist nicht ganz einfach zu beantworten. Im Detail weiß man, dass Antikörper zum Beispiel gegen Masern, Mumps und Röteln nach durchgemachter Krankheit lange nachweisbar sind, manchmal sogar lebenslang. Das Immunsystem der Mütter wird durch diese Wildvirus-Erkrankungen stärker stimuliert, als dies das nach einer Impfung der Fall ist. Das heißt, man findet bei Säuglingen geimpfter Mütter im Vergleich zu Säuglingen von Müttern, die eine Masern-Erkrankung durchgemacht haben, geringere Antikörperspiegel. Dieser Schutz baut sich zudem schneller ab. Diese Kenntnis hat dazu geführt, die Masern-Lebendimpfung auf den zwölften Lebensmonat vorzuverlegen. Laut Impfstoffhersteller besteht sogar eine Zulassung, den Impfstoff ab vollendetem neunten Lebensmonat zu verabreichen, ohne die Wirksamkeit oder Sicherheit zu beeinflussen. Das bedeutet, dass man bei einer Indikation den Säugling bereits vor dem zwölften Lebensmonat impfen könnte. Eine Indikation wäre die Aufnahme in eine Krippe deutlich vor dem ersten Geburtstag.

Im Gegensatz zu dem oben erwähnten Effekt weiß man aber auch, dass nicht für alle Infektionserkrankungen Abwehrstoffe von der Mutter auf das Kind übertragen werden. Dies gilt zum Beispiel für die Antikörper gegen Keuchhusten. Sowohl die Infektion als auch die Impfung selbst hinterlassen nur kurzfristig einen Schutz, sodass eine Wiederinfektion nach wenigen Jahren möglich ist. Neugeborene können so nicht von einem Nestschutz profitieren. Daher sind viele Länder dazu übergegangen, Mütter während der Schwangerschaft gegen Keuchhusten zu impfen, um mütterliche Antikörper zu bilden, die dann den Säugling für eine gewisse Zeit nach der Geburt schützen [2, 3, 4], bis der Säugling selbst ab der neunten Lebenswoche geimpft werden kann. Untersuchungen haben ergeben, dass Eltern und enge Verwandte die Infektionsquelle für Säuglinge sind. Die STIKO empfiehlt daher eine Immunisierung der Kontaktpersonen noch vor der Geburt des Kindes. Dieses Vorgehen nennt man Kokonstrategie.

Bei Tetanus oder Diphtherie besteht bei Neugeborenen geimpfter Mütter dagegen ein Nestschutz. Nach mütterlicher durchgemachter Krankheit ist dieser Schutz allerdings bei Neugeborenen nicht nachweisbar.

7.5 Sollten die Impfungen nicht grundsätzlich später – nach dem Säuglingsalter – durchgeführt werden, um Risiken zu vermeiden?

Viele Eltern stellen diese Frage, da sie das kleine süße hilflose Wesen nicht zu früh impfen lassen wollen. Diese Frage kann aber klar verneint werden. Dies gilt im Übrigen auch für extrem Frühgeborene, die vor der 32. Schwangerschaftswoche geboren werden. Diese sollten zwar nach Impfungen intensiv überwacht werden, um eventuelle Impfkomplikationen an Herz oder Lunge schnell zu erkennen.

Dafür ist die Infektanfälligkeit bei dieser Patientengruppe höher und der Nutzen der rechtzeitigen Schutzimpfung am größten, das heißt ab der vollendeten sechsten bis achten Lebenswoche.

Dieser Impfzeitpunkt soll Säuglinge möglichst früh gegen verschiedene Krankheiten schützen, da die Verläufe mancher Infektionen bei jungen Säuglingen deutlich schwerer und dramatischer sind als bei älteren Kindern. Hier soll als Beispiel die hohe Komplikationsrate bei einer Keuchhusten-Infektion im jungen Säuglingsalter dienen. Es kommt häufig zu Lungenentzündungen oder gar Atemstillständen. Auch die frühe Infektion mit dem Bakterium Haemophilus influenzae führt zu schwersten Erkrankungen, wie Hirnhautentzündungen, und damit auf direktem Weg auf die Kinderintensivstation.

Für Säuglinge bedeutet die rechtzeitige Impfung gegen diese beiden Erkrankungen einen hohen Schutz und die Vermeidung von Krankenhausaufenthalten. Wiederholungsimpfungen im ersten Lebensjahr machen den Schutz komplett.

Aber nicht alle Schutzimpfungen werden so früh im Säuglingsalter verabreicht. Die Schutzimpfung gegen Masern, Mumps, Röteln und Windpocken erfolgt erst nach Vollendung des elften Lebensmonats. Gegen Meningokokken, einen gefährlichen Erreger, der die Hirnhaut entzündet, wird etwas später nach Vollendung des zwölften Lebensmonat geimpft.

7.6 Warum kann man trotz Impfung erkranken?

Diese Frage bezieht sich auf die Wirksamkeit und Effektivität der Impfstoffe. Man kann davon ausgehen, dass keine medizinische Maßnahme und keine Impfung zu 100 % Erfolg haben. Die Wirksamkeit ist aber sehr hoch: 95–98 % werden in der Regel tatsächlich geschützt. Das heißt, statistisch gesehen sind zwei bis fünf von 100 Geimpften nicht geschützt und könnten somit trotz Impfung erkranken.

Die Wirkung im Körper des Geimpften unterliegt natürlichen biologischen Abläufen. So gibt es genetische Gründe, die die Wirksamkeit beeinflussen können. Dazu kommt, dass etwa durch falsche Lagerung die Stabilität von Impfstoffen beeinträchtigt sein kann.

Dass die Wirksamkeit unterschiedlich gut ist, soll an zwei Beispielen erläutert werden. Bei der ersten Dosis einer Masern-Impfung wurde eine Wirksamkeit von ca. 98 % berechnet. Um die Lücke von etwa 2 % schließen zu können, wäre es möglich, durch Blutuntersuchungen diese Personen zu identifizieren und gezielt nachzuimpfen. Da die Antikörperbestimmung aber aufwändig und relativ teuer ist, wurde entschieden mit einer zweiten Impfung die Wirksamkeit auf nahezu 100 % anzuheben.

Anders stellt sich die Situation bei der Influenza-Schutzimpfung dar. Hier ist die Wirkung deutlich geringer. Abhängig vom Alter und Gesundheitszustand werden Schutzraten um 40–75 % der Geimpften angegeben. Dabei wirkt die Impfung bei alten Menschen in der Regel am schlechtesten. Das bedeutet, man kann durchaus an einer Influenza erkranken, aber der Verlauf wird mit hoher Wahrscheinlichkeit mild sein.

Wenn ein Immunschutz gegen durch Impfungen vermeidbare Krankheiten noch nicht vollständig aufgebaut ist, wird der Schutz nicht ausreichen. Daher ist zur Vermeidung einer Erkrankung unbedingt die Grundimmunisierung, meistens mit drei bis vier Dosen, komplett durchzuführen. Auch die notwendigen Auffrischungsimpfungen verfolgen das Ziel eines guten und anhaltenden Schutzes. Sonst kann es wegen des mangelnden Schutzes dennoch zur Ansteckung und zum Ausbruch der Krankheit kommen.

7.7 Sind Impfungen überhaupt effektiv? Sie schützen doch nicht langfristig und müssen ständig wiederholt werden

7

Auch wenn die Wirkung eines Impfstoffs zeitlich begrenzt ist, so ist der Nutzen während dieser Zeit gegeben, das heißt Impfungen sind sehr effektiv. Im Übrigen sind auch Menschen, die eine Krankheit durchgemacht haben, nicht immer dauerhaft gegen eine solche Krankheit immun. Als Beispiele sollen hier Erkrankungen an Keuchhusten, aber auch Tetanus und Diphtherie dienen. Auch Masern oder Windpocken werden in Einzelfällen mehrfach durchgemacht.

Die Wirkungsdauer der Impfstoffe ist sehr unterschiedlich. Eine relative kurze Wirkdauer liegt bei der Impfung gegen Influenza-Viren vor. Die „Grippe-Viren" ändern sich sehr schnell, sodass der Impfstoff mindestens jährlich angepasst werden muss, um gefährdete Personen ausreichend vor der jährlichen Influenza zu schützen. Im Fokus stehen hier besonders chronisch Kranke oder alte Menschen, bei denen das Risiko für lebensbedrohliche Erkrankungsverläufe minimiert werden soll.

Eine längere Wirkdauer liegt bei den „Standardimpfungen" zum Beispiel gegen Tetanus, Diphtherie, Poliomyelitis und Keuchhusten vor. Nach einer erfolgreichen Grundimmunisierung bietet die Impfung einen Schutz für mindestens fünf bis zehn Jahre. Auffrischimpfungen sind daher spätestens nach diesem Zeitraum notwendig. Bedenkt man den geringen Aufwand, also alle zehn Jahre eine Auffrischung zu erhalten, so ist der Schutz vor einer tödlich verlaufenden Tetanus-Infektion sehr effizient zu erreichen.

Die längste Wirkdauer erreicht die Schutzimpfung gegen Masern-Mumps-Röteln und Windpocken. Falls ein Kind im Rahmen der Grundimmunisierung zweimalig die Kombinationsimpfung erhält, geht man momentan davon aus, dass der Schutz vor Masern, Röteln und Windpocken lebenslang anhält. Für den Schutz vor Mumps geht man von einer variablen Wirkdauer aus, da auch zweimal geimpfte Jugendliche und junge Erwachsene erkranken können. So wurde nach mehreren Mumps-Ausbrüchen an amerikanischen Universitäten in jüngster Zeit eine dritte Impfung als Auffrischungsimpfung diskutiert. Weitere Forschung ist notwendig, um hier eine endgültige Vorgehensweise festzulegen.

7.8 Ist es nicht für die normale Entwicklung des Kindes wichtiger, Krankheiten durchzumachen? Haben diese Kinder nicht einen besseren Schutz als durch eine Impfung?

Eine normale Entwicklung des Kindes unterliegt einer gewissen Gesetzmäßigkeit der Reifungsprozesse. Dabei läuft die motorische Entwicklung eines Kleinkindes in bestimmten Zeiträumen ab. Viele Eltern sind überrascht, wenn sie von ihrem Kinderarzt hören, dass zum Beispiel das Laufenlernen erst mit 24 Monaten erfolgt sein sollte – ist doch dieser Meilenstein das Thema um den ersten Geburtstag oder gar früher. Dieses Beispiel soll dazu dienen, den oben angesprochenen Normalitätsbegriff zu hinterfragen.

Der Wunsch aller Eltern besteht darin, dass ihre Kinder möglichst gesund aufwachsen sollen. Insofern wollen sie nur das Beste für ihr Kind und wollen es vor Unheil schützen. Dabei wird die Verabreichung von Spritzen als Gewalt angesehen. Um dieses zu verhindern, stellen sie Impfungen in Frage.

Die Wissenschaft konnte aber bislang nicht belegen, dass nicht geimpfte Kinder eine bessere körperliche und geistige Entwicklung zeigen. Auch geimpfte Kinder entwickeln sich völlig normal. Insofern ist die Annahme, dass Kinder einen Entwicklungssprung nach Durchmachen einer Infektionskrankheit erleben, nicht richtig.

Man kann zwar manchen Krankheitserfahrungen einen positiven Erlebniswert zumessen, aber es steht doch außer Frage, dass Kinder durch Infektionskrankheiten beeinträchtigt werden. Manche Verläufe sind langandauernd und werfen sie in der Entwicklung zurück. Gesundheitliche Komplikationen und Todesfälle können die Folge sein.

Mithilfe von Impfungen soll doch genau das vermieden werden. Nur gegen rund 30 besonders häufig vorkommende oder gefährliche Erreger existieren Schutzimpfungen. Unser Immunsystem muss sich aber täglich mit hunderten weiteren Erregern beschäftigen. Jede Impfung stimuliert und bahnt das Abwehrsystem. Daher wäre es auch überraschend, wenn Kinder, die geimpft werden, eine schwächere Konstitution hätten und weniger Abwehrkräfte besitzen würden.

7.9 Das Durchmachen der Kinderkrankheiten hat uns Eltern früher doch auch nicht geschadet. Warum sollen wir dann heute unsere Kinder impfen?

Diese Frage spiegelt eine sehr individuelle Betrachtungsweise des eigenen Erlebens wider. Zwar treten Kinderkrankheiten in vielen Fällen gerade im Kindesalter auf. Aber dies bedeutet nicht, dass diese Krankheiten harmlos sind. Todesfälle an Keuchhusten im Säuglingsalter kommen vor. Und bei Masern kennen wir die Entzündung des Gehirns, die bei etwa einem von 1000 Kindern vorkommt, die an Masern erkranken. Bleibende Hirnschäden und tödliche

Verläufe sind möglich. Außerdem wird das Immunsystem der Erkrankten für längere Zeit geschwächt. Dadurch kann es zu begleitenden bakteriellen Infektionen wie Lungenentzündungen und Mittelohrentzündungen kommen.

Andere Krankheiten, wie zum Beispiel Mumps bei Jungen, bringen nicht selten eine Begleiterkrankung der Drüsenorgane mit sich. So kann bei einer Bauchspeicheldrüsenentzündung als Komplikation ein Diabetes mellitus entstehen. Die Entzündung der Hoden kann zu einer Störung der Fruchtbarkeit führen. Alles Gründe, die für einen Schutz durch Impfung sprechen. Auch die Röteln-Infektion bei Schwangeren, die keine Immunität haben, kann Fehlbildungen des Ungeborenen hervorrufen. Daher ist die Schutzimpfung aller Kinder erforderlich: für die Jungen, damit sie die Krankheit nicht übertragen, und für die Mädchen, um eine Immunität vor der Pubertät zu erlangen.

Natürlich ist die Beobachtung der Eltern richtig, dass sogenannte Kinderkrankheiten früher ohne Schaden durchgemacht wurden. Es ist aber auch richtig, dass die Todesursachenstatistik gerade aus der ersten Hälfte des letzten Jahrhunderts uns die zahlreichen Todesfälle an durch Impfungen vermeidbare Krankheiten vor Augen führt. Das war die Zeit, in der kaum Impfungen verfügbar waren.

Viele heutige Senioren hätten sich gewünscht, dass sie damals die Möglichkeit einer Schutzimpfung gegen viele Krankheiten für ihre Kinder gehabt hätten. Die gab es aber früher nicht. Früher gab es auch keinen Anschnallgurt im Auto oder keinen schützenden Fahrradhelm. Heute gibt es diese Schutzmöglichkeiten. Für viele ist die Nutzung selbstverständlich, so wie auch die Schutzhülle des Mobiltelefons heute völlig normal ist. Und: Würden Sie heute ein Auto ohne Airbag akzeptieren?

7.10 Ist es nicht unnötig zu impfen, da die meisten Krankheiten wie zum Beispiel Kinderlähmung in Deutschland gar nicht mehr auftreten?

Dass Kinderlähmung glücklicherweise in Deutschland nicht mehr vorkommt, ist das Ergebnis konsequenter Impfungen. Bis aber die Poliomyelitis weltweit nicht mehr auftritt, sind die Schutzimpfungen weiter fortzuführen. Denn sinkende Impfquoten können in bestimmten Fällen neu auftretende Epidemien begünstigen. So wurde in der jüngsten Vergangenheit eine Wiedereinschleppung durch syrische Flüchtlinge befürchtet, da dort zahlreiche Erkrankungen aufgetreten sind.

Auch in unseren Nachbarländern kommen Epidemien an Poliomyelitis vor. In den Niederlanden gab es größere Ausbrüche in dem sogenannten Bibelgürtel. Dort wurde die Schutzimpfung aufgrund religiöser Vorbehalte abgelehnt, mit der Folge von zahlreichen Erkrankungen.

Eine Situation mit größerer Tragweite und vielen Todesfällen gab es in den 1990er-Jahren in Russland und den Nachfolgestaaten der Sowjetunion. Folge der sinkenden Impfquoten waren zahlreiche Erkrankungen an Diphtherie. Man geht davon aus, dass damals mehr als 150.000 Menschen erkrankten. Solche großen Epidemien können im Rahmen der internationalen Reisen auch begünstigen, dass Erkrankungen nach Deutschland eingeschleppt werden. Wie schnell so etwas geschehen kann, ist uns mit der sogenannten Schweinegrippe noch deutlich erinnerlich.

Ein Blick in die Statistik der meldepflichtigen Infektionskrankheiten zeigt, dass sehr wohl noch viele Krankheiten, die durch Impfungen vermeidbar sind, auftreten. Zwar gehen erfreulicherweise die Tendenzen insgesamt nach unten. Aber Impfprogramme haben nach wie vor einen hohen Stellenwert, will man neue Epidemien effektiv verhindern.

7.11 Sind Impfungen nicht überflüssig, da Krankheiten zum Beispiel mit Antibiotika behandelt werden können?

Die Frage kann eindeutig verneint werden. Durch Impfungen will man den möglichen Infektionen zuvorkommen. Manchmal kann man durch eine Impfung die Infektion nicht verhindern, aber den schwersten Verlauf vermeiden. Die Behandlung mit Antibiotika bildet einen weiteren Teil der Schutzkette vor schweren Infektionen.

Darüber hinaus gibt es bakterielle Erkrankungen, die äußert schwierig zu behandeln sind. Als Beispiel soll hier die Hirnhautentzündung durch Meningokokken oder Haemophilus influenzae dienen. Selbst unter modernster intensivmedizinischer Therapie sind in einem relativ hohen Prozentsatz, trotz rascher Antibiotikagabe, Todesfälle zu verzeichnen.

Ein zusätzliches Problem entsteht durch die Resistenzentwicklung bei Erregern. Als mögliche Ursachen wird angenommen, dass oft zu schnell Antibiotika unnötigerweise eingesetzt wurden oder möglicherweise die Therapie zu früh abgebrochen wurde. Dadurch sind die Behandlungsmöglichkeiten von bakteriellen Erkrankungen eingeschränkt. Hinzu kommt, dass kaum neue antibakterielle Wirkstoffe zugelassen wurden. Klar ist: Es müssen weniger Antibiotika eingesetzt werden, wenn die Verhinderung von Infektionen durch Impfungen gelingt und die Hygiene sich verbessert.

Allerdings sind Antibiotika gegenüber Viren unwirksam. Die Arzneimittel, die gegen Viren wirken, nennt man Virustatika. Diese sind jedoch bei Weitem nicht so zahlreich verfügbar und wirksam wie Antibiotika gegen Bakterien. Natürlich sind heute viele Infektionskrankheiten besser behandelbar als früher. Aber die Verhinderung der Infektionen durch Impfungen steht rangmäßig vor der Behandlung.

7.12 Haben nicht die verbesserte Hygiene und Ernährung zum Rückgang von Erkrankungen geführt und Impfungen haben gar nichts damit zu tun?

Die Bevölkerungszahl ist in den letzten Jahrzehnten rasant gestiegen. Es werden mehr Geburten als Sterbefälle verzeichnet. Auch die Lebenserwartung der Menschen steigt, seit die Versorgung mit sauberem Trinkwasser eingeführt wurde. Die Verbesserung der Sanitäranlagen führte neben der Kenntnis einer guten Händehygiene zu einer Verringerung der Infektionskrankheiten, die über das Wasser übertragen werden, wie Typhus, Cholera und Hepatitis A. Schon vor Einführung der Impfungen konnte das beobachtet werden. Nach Einführung der Impfungen wurde aber die Zahl der Infektionskrankheiten weiter erheblich gesenkt – dies wäre allein durch hygienische Maßnahmen nicht möglich gewesen. Außerdem werden Erreger wie die Masern- oder Hepatitis-B-Viren ausschließlich von Mensch zu Mensch weitergegeben, zum Beispiel durch sexuelle Kontakte oder durch Anhusten.

In vielen Regionen der Welt sind Kinder unterernährt. Dort kommt es häufig vor, dass eine Masern-Erkrankung bei Kindern schwer verläuft. Ein schlechter Ernährungszustand begünstigt auch Todesfälle an Masern. So schätzt die Weltgesundheitsorganisation (WHO), dass 2014 etwa 115.000 Kinder an Masern in Ländern südlich der Sahara, in Indien und Südostasien starben.

Um eine Weiterverbreitung der Masern zu verhindern, ist es wichtig die Infektionsketten zu unterbrechen. Fast jeder, der ungeschützt ist, nimmt das Masernvirus auf und erkrankt. Daher müssen die Mitmenschen geschützt sein. So sinkt die Wahrscheinlichkeit, mit dem Masern-Virus angesteckt zu werden. Dies gelingt nur, wenn mehr als 95 % der Bevölkerung einen Immunschutz gegen Masern haben. Hochrechnungen haben ergeben, dass sich so die Masern ausrotten lassen.

Manche Kontinente gelten bereits jetzt als masernfrei. Die WHO hat sich zum Ziel gesetzt, die Masern bis 2025 weltweit zu eliminieren. Deutschland gehört der WHO an und unterstützt dieses Ziel.

7.13 Haben wir Eltern nicht Grund zur Sorge, dass durch die vielen Impfungen und Mehrfachimpfstoffe das Immunsystem unseres jungen Kindes überlastet wird?

Jedes Neugeborene hat bereits ein funktionierendes angeborenes Immunsystem. Tag für Tag setzt sich das Kind mit einer großen Menge von körperfremden Genen, den Antigenen, auseinander. Diese erste Abwehrfunktion kann jedoch Krankheitserreger nicht spezifisch erkennen. Für diese Leistung ist das erworbene Immunsystem erforderlich, das durch Impfungen entwickelt wird. In den heutigen Impfstoffen sind zusammengenommen nur etwa 150 Antigene enthalten, viel weniger als früher. Die modernen Impfstoffe sind nämlich hoch gereinigt und enthalten zum Teil nur einzelne Bestandteile der Erreger.

Kombinations- oder Mehrfachimpfstoffe überlasten die Immunabwehr nicht. Da bestimmte Teilkomponenten der Kombinationsimpfungen das Immunsystem aber schwächer stimulieren als wenn sie einzeln gegeben würden, können zum Beispiel vier statt drei Impfdosen notwendig sein. Ein positiver Effekt ist, dass die Zahl der notwendigen Spritzen durch Kombinationsimpfstoffe deutlich reduziert werden kann.

Die häufigste Kombinationsimpfung im Säuglings- und Kleinkindalter besteht aus den Komponenten gegen Tetanus, Diphtherie, Keuchhusten, Haemophilus influenzae, Poliomyelitis und Hepatitis B. Gerade der letzte Bestandteil führt häufig bei Eltern zur Kritik der Sechsfachimpfung. Die Erkrankungswahrscheinlichkeit bei Säuglingen ist niedrig und die häufigste Übertragung erfolgt auf sexuellem Weg. Aber neben der Überlegung, dass die Hepatitis-B-Erkrankung bei Säuglingen sehr schwer verläuft und fast immer chronisch wird, kommen noch andere Punkte zum Tragen. Gerade weil man weiß, dass bei Jugendlichen in der Pubertät eine Hepatitis-B-Infektion zu einer schweren Krankheit führen kann und bei chronischen Verlauf einen Leberkrebs auslösen kann, sprechen die niedrigen Impfquoten bei ihnen für eine Impfung bereits im Säuglingsalter. Aus meiner ärztlichen Praxis weiß ich, dass Teenager am schwersten zu Impfungen zu motivieren sind – so notwendig diese auch sein mögen (Stichwort Masern, Hepatitis B und HPV).

Hilfreich ist auch zu wissen, dass bei vielen Geimpften ein langfristiger Schutz erzielt wird, der möglicherweise lebenslang anhält.

7.14 Verursachen nicht gerade Impfungen die Erkrankungen, gegen die sie schützen sollen?

Manche Patienten, die zum Beispiel gegen Influenza geimpft wurden, sprechen das an. Sie berichten von einem grippalen Infekt und vermuten einen Zusammenhang. Grippeimpfstoffe enthalten aber nur Bestandteile der Influenzaviren und haben kein krankmachendes Potenzial.

Hingegen enthalten sogenannte Lebendimpfstoffe abgeschwächte, noch lebende Erreger. Potenziell können diese krankheitsähnliche Symptome hervorrufen, wie zum Beispiel die Impfmasern. Bei etwa 5 % der Geimpften kommt es nach einer Woche zu Fieber und zu einem masernartigen Ausschlag. Diese abgeschwächte Form der Infektion hinterlässt eine gute Immunität. Nur in Ausnahmefällen kommt es nach der Impfung zu einer Entzündung des Gehirns. Die Berichte hierzu betrafen Personen, bei denen eine Grunderkrankung des Immunsystems vorlag, die als Kontraindikation zum Impfzeitpunkt noch nicht bekannt war. Dieses schicksalhafte Ereignis kommt aber bei gesunden Impflingen so gut wie nie vor.

Früher gab es noch die Schluckimpfung gegen Kinderlähmung, die als Lebendimpfung durchaus auch Poliomyelitis auslösen konnte. Diese seltenen Fälle führten jedoch dazu, dass auf den Totimpfstoff gewechselt wurde, der die Erkrankung nicht auslösen kann. In Deutschland wird dieser Impfstoff seit 1998 ausschließlich verwendet.

Unabhängig von der Art des Impfstoffs treten Reaktionen des Immunsystems wie Rötungen und Schwellungen an der Injektionsstelle oder manchmal Fieber, Übelkeit oder Schläfrigkeit auf. Diese erwünschten Reaktionen auf den verabreichten Impfstoff sind ein Zeichen für eine zukünftig gute Immunität gegen die Erkrankung.

7.15 Werden durch Impfungen nicht Allergien verursacht?

Viele Eltern stellen die Frage, da sie vermuten, dass die Zunahme an Allergien durch die vielen Impfungen bedingt ist. Diese Frage beschäftigt die Wissenschaft, aber es konnte noch kein ursächlicher Zusammenhang gefunden werden. In zuverlässigen Untersuchungen wurde gezeigt, dass kein erhöhtes Allergierisiko besteht, und dass Impfungen das Risiko für eine Entwicklung von Allergien vermindert.

Interessanterweise liegen aus der früheren DDR gute Informationen vor. Die DDR hatte eine Impfpflicht, sodass fast alle Kinder geimpft wurden. Aus den Statistiken geht hervor, dass es kaum Allergien in der damaligen Zeit gab. Aber nach der Wende sanken in Ostdeutschland die Impfquoten. Die Allergien nahmen zu. Auch hier sprechen die Zahlen aus früherer Zeit gegen einen Zusammenhang zwischen Impfungen und Allergien.

Man muss bei der Zunahme der Allergien erwähnen, dass die meisten Allergien gegen Umweltallergene bestehen. Die Mehrzahl betrifft dabei Nahrungsmittel, Pollen und Hausstaub.

7.16 Sind nicht die Nebenwirkungen und Risiken von Impfungen unkalkulierbar?

Auch für Impfungen ist der unter Medizinern geläufige Spruch „Keine Wirkung ohne Nebenwirkung" gültig. Das bedeutet, dass es Nebenwirkungen gibt, aber das Risiko von Impfungen wird von Laien oft unterschiedlich bewertet. Wenn Krankheiten im zeitlichen Zusammenhang mit Impfungen auftreten, bedeutet das nicht unbedingt einen ursächlichen Zusammenhang. So ist vergleichsweise auch nicht der Rückgang der Störche in Europa für den Rückgang der Geburtenzahl verantwortlich.

Es werden genaue Untersuchungen angestellt, um Zusammenhänge zwischen Todesfällen und Impfungen aufzuzeigen. So konnte in Deutschland in einer Analyse von rund 300 Todesfällen bei Kindern gezeigt werden, dass die Babys seltener und später geimpft wurden als es sonst üblich ist. So wurde die These, dass der plötzliche Kindstod durch Impfungen begünstigt werde, widerlegt.

Eltern berichten immer wieder verängstigt, dass sie gehört hätten, Autismus, Diabetes oder selbst Multiple Sklerose könnte durch Impfungen ausgelöst werden. Hier liegen mittlerweile zahlreiche gute Studien vor, die gegen einen Zusammenhang zwischen Impfungen und den genannten Krankheiten sprechen [5].

Im Übrigen besteht eine Meldepflicht von Verdachtsfällen auf Impf-komplikationen. Die Gesundheitsämter geben diese Meldungen an das Paul-Ehrlich-Institut weiter. Hier werden die einzelnen Fälle aufgearbeitet und bewertet. Das Ziel besteht darin, diese Meldungen im Hinblick auf einen ursäch-lichen Zusammenhang mit der Impfung zu bewerten, um mögliche Risiko-signale sehr seltener Nebenwirkungen frühzeitig zu erkennen und entsprechende Maßnahmen ergreifen zu können. So wird sichergestellt, dass auch nach der Zulassung der Impfstoffe eine kontinuierliche Sicherheitskontrolle erfolgt. Die Ergebnisse der einzelnen Meldedaten sind auf der Internetseite des Paul-Ehrlich-Instituts für jeden zugänglich.

7.17 Ist unsere Angst nicht begründet, dass unsere Kinder wissentlich mit gefährlichen Chemikalien, die in Impfstoffen enthalten sind, vergiftet werden?

Es ist richtig, dass chemische Verbindungen in einigen Impfstoffen vorhanden sind. Die Konzentrationen sind aber äußerst gering und liegen weit unterhalb der sogenannten giftigen oder toxikologischen Grenzwerte. Das Formaldehyd in den Impfstoffen dient dazu, Impfviren abzutöten. Für die Verstärkung einer Immun-antwort wird Aluminiumhydroxid benötigt. Und Phenol dient dazu, den Impf-stoff haltbar zu machen.

Vielfach ist das quecksilberhaltige Konservierungsmittel Thiomersal in die Diskussion geraten. Zwar sind die großen Institutionen, wie WHO, die Europäische Arzneimittelbehörde (EMA) und die National Academy of Medicine in den USA, unabhängig voneinander zu dem Ergebnis gekommen, dass der Zusammenhang zwischen Autismus und Thiomersal nicht besteht. Aber die Pharmaindustrie hat auf die Diskussion reagiert und bietet inzwischen für alle generell empfohlenen Schutzimpfungen quecksilberfreie Impfstoffe an.

7.18 Ist es nicht in der Vergangenheit bei der Impfstoffherstellung zu Verunreinigungen gekommen, die für Erkrankungen wie BSE, AIDS oder Krebs verantwortlich sind?

Es ist richtig, dass es in der Vergangenheit zu schweren Produktionsfehlern gekommen ist. Das hat auch dazu geführt, dass die Kontrollmechanismen ver-schärft worden sind. Diese Unglücke werden heutzutage dadurch verhindert, dass beispielsweise für die Anzucht einiger Impfviren nur zertifiziertes Kälberserum aus BSE(Bovine spongiforme Enzephalopathie)-freien Ländern verwendet wird.

Bei menschlichen Blutbestandteilen, wie dem Humanalbumin, das dazu dient, Lebendimpfstoffe zu stabilisieren und haltbarer zu machen, wird systematisch auf HIV oder Hepatitis-Viren getestet. Weitere Verfahren sorgen dafür, dass eine Keimfreiheit garantiert wird.

Auch wenn Zellen verwendet werden, die ursprünglich aus Tumorgeweben stammten, um Impfstoffe gegen Influenza-Viren herzustellen, können diese Zellen keinen Krebs hervorrufen. Solche Zellen finden Verwendung, weil die Vermehrung unbegrenzt möglich ist. Da aber keine Zellbestandteile in den Impfstoff gelangen, besteht das vermutete Risiko nicht.

Durch den fortlaufenden Wissenszuwachs finden neuartige Untersuchungsmethoden eine Anpassung an die Kontrollmechanismen der Arzneimittelsicherheit. So können hoffentlich auch in Zukunft sichere Impfstoffe hergestellt werden.

7.19 Ist es nicht so, dass die Pharmaindustrie mit Impfungen nur Geschäfte machen will?

7

Es ist richtig, dass die Pharmaindustrie weltweit einen riesigen Markt bedient und dabei auch hohe Gewinne verbucht. Das betrifft auch das Geschäft mit den Impfstoffen. Aber es zeigt sich bei der Betrachtung der Impfstoffe, dass die finanziellen Interessen deutlich kleiner sind, zu sogenannten Mega-Sellern wie Medikamenten zur Leukämiebehandlung oder Medikamenten zur Behandlung des häufigen Diabetes mellitus. Die veröffentlichten Zahlen des Spitzenverbandes der Gesetzlichen Krankenkassen machen das sehr deutlich: 2017 betrugen in Deutschland die Gesamtausgaben für alle Leistungsbereiche der gesetzlichen Krankenkassen 217,8 Mrd. Für alle Arzneimittel zusammen wurden 37,7 Mrd. ausgegeben, das sind 17 %. Die Ausgaben für Impfungen schlugen mit 1,4 Mrd. zu Buche. Das sind 0,64 % der Gesamtausgaben. Wenn man diese Ausgaben für den oftmals lebenslangen Schutz durch Impfungen mit den Kosten für Medikamente vergleicht, die oft lebenslang von Kranken eingenommen werden müssen, fällt es schwer, an reine Geschäftemacherei zu glauben.

Es lässt sich in letzter Zeit beobachten, dass die Hersteller von Impfstoffen weltweit immer weniger werden und es zu Lieferengpässen kam. Dazu haben sicher auch wirtschaftliche Überlegungen beigetragen. Der Markt ist deswegen nicht lukrativ, weil es nur überschaubare Impfprogramme gibt und weil die komplexe Impfstoffherstellung teuer ist. Eine Entwicklung neuer Impfstoffe gibt es im Vergleich zu früheren Jahren des 20. Jahrhunderts kaum. Und wenn, dann ist die Entwicklungszeit sehr lang, wie man bei den erwarteten Impfstoffen gegen Zika, Dengue und Ebola sehen kann.

7.20 Gibt es nicht auch Ärzte, die vom Impfen abraten?

Auch unter uns Ärzten finden sich vereinzelt Kolleginnen und Kollegen, die sich gegen das Impfen aussprechen. Es gilt zu unterscheiden, ob persönliche Gründe oder religiöse Gründe vorliegen, oder ob philosophische Hintergründe eine Rolle spielen. Manchmal wird auch eine Impfkritik an einzelnen Impfungen geäußert. Vielfach wird auf diese Weise eine impfkritische Haltung der sogenannten Wohlstandsbürger befördert. Mit guter wissenschaftlicher Begründung hat das aber in der Regel nichts zu tun. Auch wenn der Eindruck erweckt wird, dass man gute Gründe oder Informationen für eine sogenannte individuelle Impfentscheidung erhält, bedarf es der Nachfrage, ob es auch klug ist, sich diesen Meinungen anzuschließen. Der Gesetzgeber hat hier den behandelnden oder impfenden Ärzten die Pflicht auferlegt, die Impflinge oder deren Eltern auf die Möglichkeit, Zweckmäßigkeit und Notwendigkeit indizierter Impfungen zum Schutz vor Infektionskrankheiten hinzuweisen. Zusätzlich haben sie die Pflicht, über die Folgen von unterlassenen Impfungen zu informieren. Diese Pflicht besteht aus gutem Grund unabhängig von der persönlichen ärztlichen Auffassung und möglichen subjektiven Bedenken oder Vorbehalten.

7.21 Ich wurde als Kind geimpft. Reicht das nicht aus?

Nein, leider reicht es bei einigen Schutzimpfungen nicht aus. Die Grundimmunisierungen aus der Kindheit müssen in manchen Fällen aufgefrischt werden. Dies gilt insbesondere für den Schutz gegen Tetanus, Diphtherie und Keuchhusten. Hier gilt momentan, dass die Schutzwirkung etwa fünf bis zehn Jahre anhält. Eine Auffrischung wird in Deutschland also nach etwa zehn Jahren empfohlen.

Bei den Schutzimpfungen gegen Masern, Mumps, Röteln und Windpocken sieht die Situation anders aus. Die zweimalige Impfung reicht nach den bestehenden Erkenntnissen wohl lebenslang aus. Hat man in der Kindheit diese Impfungen erhalten, braucht man im Erwachsenenalter keine Auffrischung mehr.

Es gilt auch für den Schutz gegen Poliomyelitis: Ist eine Grundimmunisierung plus eine Auffrischung gegen Poliomyelitis erfolgt, hält der Schutz lebenslang an. Dies gilt insbesondere bei der momentanen Situation der fehlenden Verbreitung von Poliomyelitis-Wildviren in Deutschland. Es ist erklärtes Ziel der WHO, die Poliomyelitis von der Welt zu eliminieren. Falls dies in naher Zukunft erreicht wird, kann diese Impfung beispielsweise entfallen.

7.22 Werde ich durch das neue Masernschutzgesetz gezwungen, mich und mein Kind gegen Masern impfen zu lassen?

Es ist richtig, dass im Dezember 2019 das Gesetz für den Schutz vor Masern und zur Stärkung der Impfprävention (Masernschutzgesetz) vom Deutschen Bundestag beschlossen und vom Bundesrat gebilligt wurde. Das Gesetz ist seit dem 1. März 2020 wirksam. Das Gesetz sieht vor, dass alle Kinder ab dem vollendeten ersten Lebensjahr beim Eintritt in die Kinderkrippe und den Kindergarten oder die Schule die von der Ständigen Impfkommission empfohlenen Masern-Impfungen vorweisen müssen. Auch bei der Betreuung durch eine Kindertagespflegeperson muss in der Regel ein Nachweis über die Masern-Impfung erfolgen. Gleiches gilt für Personen, die in Gemeinschaftseinrichtungen oder medizinischen Einrichtungen tätig sind, wie Erzieher, Lehrer, Tagespflegepersonen und medizinisches Personal (soweit diese Personen nach 1970 geboren sind). Auch Asylbewerber und Flüchtlinge müssen den Impfschutz vier Wochen nach Aufnahme in eine Gemeinschaftsunterkunft nachweisen.

Es handelt sich im Prinzip um eine Nachweispflicht, nur indirekt um eine Pflicht zur Impfung. Der Nachweis kann durch den Impfausweis, das gelbe Kinderuntersuchungsheft oder – insbesondere bei bereits erlittener Krankheit ein ärztliches Attest erbracht werden. Der Nachweis ist in der Regel gegenüber der Leitung der Einrichtung zu erbringen. Kinder, die schon jetzt im Kindergarten und in der Schule oder in anderen Gemeinschaftseinrichtungen betreut werden, müssen den Nachweis erst bis zum 31. Juli 2021 erbringen. Ebenfalls möglich ist die Bestätigung einer zuvor besuchten Einrichtung, dass ein entsprechender Nachweis bereits dort vorgelegen hat. Entsprechendes gilt für Personal in Gemeinschaftseinrichtungen und medizinischen Einrichtungen, wie zum Beispiel in Krankenhäusern oder Arztpraxen. In medizinischen Einrichtungen ist das bereits gelebte Praxis. Auch hier muss das Personal die Impfung nachweisen oder die Krankheit bereits durchgemacht haben und damit immun zu sein.

Eltern, die ihre in Gemeinschaftseinrichtungen betreuten Kinder nicht impfen lassen, werden künftig eine Ordnungswidrigkeit begehen und müssen mit einer Geldbuße in Höhe von bis zu 2500 EUR rechnen. Die Geldbuße kann auch gegen die Leitungen von Kindertagesstätten verhängt werden, die nicht geimpfte Kinder zulassen. Ein Bußgeld kommt auch in Betracht gegen nicht geimpftes Personal in Gemeinschaftseinrichtungen, Gesundheitseinrichtungen und Asylbewerberunterkünften und gegen nicht geimpfte Bewohner solcher Unterkünfte. Nichtgeimpfte Kinder können vom Besuch des Kindergartens ausgeschlossen werden. Nichtgeimpftes Personal darf in Gemeinschafts- oder Gesundheitseinrichtungen keine Tätigkeiten aufnehmen.

Um die Impfprävention generell zu stärken, sieht das Masernschutzgesetz unter anderem vor, dass künftig alle Ärzte (ausgenommen Zahnärzte) Schutzimpfungen durchführen dürfen. Fachärztinnen und Fachärzte dürfen Schutzimpfungen unabhängig von den Grenzen für die Ausübung der fachärztlichen Tätigkeit durchführen.

Um die Eingangsfrage abschließend zu beantworten: Es besteht eine Nachweispflicht der Masernschutzimpfung. Die Durchführung der Schutzimpfung selbst bleibt jedoch grundsätzlich freiwillig. Die Impfung kann nicht durch unmittelbaren Zwang durchgesetzt werden. Eine Impfverweigerung führt aber zwangsläufig zu einer Ordnungswidrigkeit unter den geschilderten Voraussetzungen, insbesondere bei Personen, die nach dem 31.12.1970 geboren sind.

Literatur

1. Koch-Institut Robert (2019) Aktuelle Statistik meldepflichtiger Infektionskrankheiten, Deutschland. Epid Bull 50:558
2. Healy CM, Rench MA, Swaim LS et al (2018) Association between third-trimester Tdap immunization and neonatal pertussis antibody concentration. Jama 320(14):1464–1470. ▶ https://doi.org/10.1001/jama.2018.14298
3. Kahn KE, Black CL, Ding H et al (2018) Influenza and Tdap vaccination coverage among pregnant women – United States, April 2018. Morb Mortal Wkly Rep 67(38):1055–1059
4. Orije M et al (2020) The effect of maternal antibodies on the cellular immune response after infant vaccination: a review. Vaccine 38(1):20–28
5. World Health Organization (2019) Global vaccine safety blueprint 2.0 background research. Geneva. ▶ https://www.who.int/vaccine_safety/publications/2019_Landscape_Analysis.pdf?ua=1. Zugegriffen: 28. Sep. 2019

Serviceteil

© Springer-Verlag GmbH Deutschland, ein Teil von Springer Nature 2020
C. Groffik, *Impfen. Eine Entscheidungshilfe für Eltern*,
https://doi.org/10.1007/978-3-662-60580-6

Nachwort

Kaum war das Manuskript zu diesem Buch fertiggestellt, tauchte auf der Welt ein neuartiges β-Coronavirus auf. Die Medien im Zeitalter der Informationstechnik überschwemmten förmlich den Markt mit täglich neuen Zahlen zum Infektionsgeschehen. Insbesondere die aktualisierten Zahlen der an der Infektion CoVID-19 Gestorbenen trafen die Menschen tief ins Mark.

Eines wurde klar: Mit Geld konnte man trotz aller Fortschritte des Kapitalismus nach der Theorie von Karl Marx keine Gesundheit kaufen. Im Rückblick auf die vergangenen Zeiten kam sehr schnell die große Influenza-Pandemie von vor ziemlich genau 100 Jahren in den Sinn: 1918 starben so viele Millionen Menschen an der Influenza, dass dies womöglich auch im Grunde das Ende des ersten Weltkrieges herbeiführte.

Wie muss man sich die damaligen Zeiten ohne Infektionsschutzgesetz, ohne Telefon, ohne Email und ohne Internet vorstellen? Kann man sich heute die Situation der deutschen und französischen Ärzte und Forscher – allen voran Louis Pasteur, Robert Koch, Emil Behring und vielen mehr – noch vorstellen, kann man das Dilemma auch wissenstechnisch erahnen?

Ja. Man bekommt derzeit schon einen guten Einblick in die Funktionsweise unserer Welt, wenn man an die verordnete Entschleunigung der Zeit denkt und diese Zeit zum Nachdenken nutzt. Der technische Fortschritt hat es möglich gemacht, dass in kürzester Zeit das neue Virus identifiziert werden konnte. Robert Koch hätte sich über die Möglichkeiten der heutigen Zeit gefreut. Nach der Entdeckung konnte auch der genetische Code schnell entschlüsselt werden. Damit waren die Voraussetzungen geschaffen, ein Mittel gegen die tödlichen Verläufe zu entwickeln. Dank des bestehenden kapitalistischen Wirtschaftssystems haben einige unvorstellbar reiche Leute die Impfstoffforschung rasch mit hohen Geldsummen unterstützt, vielleicht auch, weil man sich bekanntlich Gesundheit nicht für Geld kaufen kann, schützende Impfstoffe, so sie entwickelt sind, schon. Erfreulich ist, dass auch deutsche Forscher und deutsche Technologie nach 100 Jahren wieder an vorderster Front an der Entwicklung eines Impfstoffes gegen das Virus SARS-CoV-2 beteiligt sind.

Ich persönlich hoffe sehr, dass ich meine ◘ Tab. 1.1 in ▶ Kap. 1 über die Historie der Impfungen bald ergänzen kann. Und ich hoffe natürlich auch, dass in den Zeiten der Entschleunigung der geneigte und aufmerksame Leser sich dennoch rasch aus der Herde des *Homo pseudosapiens* entfernen kann. In diesem Sinn schließe ich mit dem Wunsch für Ihre beste Gesundheit!

Christian Groffik
April 2020

Glossar

Aerosol In der Luft schwebende vernebelte Tröpfchen oder Partikel

Antigen Molekül, häufig Protein, das vom Körper als fremd angesehen wird; löst eine Immunantwort aus und induziert die Antikörperbildung

Antigendrift Antigenverschiebung; geringfügige Veränderung in der Struktur von Hämagglutinin (H) und Neuraminidase (N) bei Influenza-A- und -B-Viren; beruht auf einer Anhäufung von Punktmutationen an den H- und N-Genen. Bei den Influenza-Viren vom Typ A und B treten im Laufe der Zeit eine Reihe von Mutationen auf, die zu einer stufenweise Evolution des Virus führen. Dadurch umgehen die Influenza-Viren die gegen das vorausgegangene Virus aufgebaute Immunität – das neue Virus kann sich wieder leichter verbreiten und eine Epidemie auslösen

Antigenshift Antigensprung; große Veränderung in der Struktur von Hämagglutinin und Neuraminidase bei Influenza-A-Viren; beruht auf der Neusortierung von Gensegmenten bei Vermehrung zweier verschiedener Influenza-A-Viren in einer Zelle, ein Virus stammt dabei vom Vogel, das andere vom Menschen. Es entstehen neue Virus-Subtypen mit für den Menschen bis dahin unbekanntem Hämagglutinin und/oder unbekannter Neuraminidase, gegen das/die keine Immunität besteht – sie können eine Pandemie auslösen

Antikörper Immunglobuline; von B-Lymphozyten gegen ein Antigen gebildete Abwehrstoffe

Attenuierung Abschwächung der krankmachenden Eigenschaften von Krankheitserregern unter Erhaltung der antigenen Eigenschaften

Chemotherapeutika Medikamente mit Wirkung auf Krankheitserreger oder Tumorzellen durch Blockade des Stoffwechsels

Dendritische Zellen Leiten sich aus dem Knochenmark ab und kommen vor allem im lymphatischen Gewebe vor

DMEM Dulbecco's Modified Eagle's Medium, kurz DMEM, ist ein standardisiertes Nährmedium für die Zellkultur mit breiter Verwendbarkeit für humane und verschiedene tierische Zellen

DNA *deoxyribonucleic acid,* deutsch: Desribonukleinsäure (DNS); Träger der genetischen Information, meist als Doppelstrang vorliegend

Endozytose Aufnahme von Makromolekülen und Partikeln in gelöster oder fester Form in die Zelle

Enzephalitis Entzündung des Gehirns

Enzym Protein, das eine biochemische Reaktion beschleunigt, ohne dabei selbst verändert zu werden

Epidemie Massenhaftes Auftreten einer Infektionskrankheit in einem begrenzten Gebiet und Zeitraum

Epithel Oberflächliche Zellschicht des Körpers, von Hohlorganen oder Körperhöhlen

Erkältung Durch Viren (zum Beispiel Rhino-, Adeno-, Corona-Viren) ausgelöster leichter Infekt mit Atemwegssymptomen

Fluorchinolone Untergruppe der Chinolon-Antibiotika; sie hemmen das Enzym Gyrase, das bei der DNA-Synthese eine Rolle spielt

Gen Erbfaktor, Erbanlage

Genom Gesamter Genbestand eines Organismus oder einer Zelle

Glykoprotein Proteine, die einen Kohlehydratanteil enthalten

Grippe Influenza; im deutschen Sprachraum aber häufig fälschlicherweise als Sammelbegriff für Atemwegsinfektionen durch verschiedene Erreger gebraucht

Grippaler Infekt Sammelbezeichnung für eine meist durch Viren verursachte akute, fieberhafte Erkrankung mit Katarrh der oberen Luftwege, deren Symptome denen eines leichten Verlaufs der Influenza ähnlich sind; oft auch synonym mit „Erkältungskrankheit" gebraucht

Hämagglutinin Oberflächenantigen der Influenza-Viren, vermittelt Virusanbindung an Rezeptoren von Wirtszellen und die Verschmelzung der Virushülle mit der Zellmembran; leitet die Infektion der Zelle ein

HBs-Antigen Hepatitis-B-Oberflächen-Antigen

HIV *Human Immunodeficiency Virus,* deutsch: menschliches Immunschwächevirus

Immunglobulin Antikörper; Eiweiße, die als Reaktion auf bestimmte Stoffe, sogenannte Antigene, gebildet werden

Immunität Unempfänglichkeit des Organismus gegenüber Krankheitserregern; durch frühere Auseinandersetzung (Infektion oder Impfung) mit einem Krankheitserreger erworbener Schutz des Körpers

Immunantwort Bezeichnung für die nach Kontakt mit einem Antigen erfolgende immunologische Reaktion des Organismus

Infektion Ansteckung; Eindringen von Krankheitserregern in den Organismus mit nachfolgender Vermehrung der Erreger

Infektiosität Fähigkeit eines Mikroorganismus, sich von Wirt zu Wirt übertragen zu lassen, an ihm zu haften, sich zu vermehren und in dessen Gewebe einzudringen; auch: Ansteckungskraft einer Krankheit oder des Erkrankten

Influenza Durch Influenza-A- und -B-Viren verursachte Infektionskrankheit der Atemwege; an systemischen Symptomen stehen Frösteln, Schweißausbruch, Fieber, zum Teil über 40 °C, schweres Krankheitsgefühl, Augen-, Kopf-, Glieder- und Brustschmerzen im Vordergrund, lokal kommt es zu einer Entzündung der Atemwege. Rachenentzündung (Pharyngitis) sowie eine Entzündung von Kehlkopf, Luftröhre und Bronchien (Laryngotracheobronchitis) mit Husten sind häufig. Die Influenza verläuft häufig schwer und kann zu lebensbedrohlichen Komplikationen führen

Inkubationszeit Zeitraum zwischen Ansteckung mit einem Krankheitserreger und Auftreten erster Krankheitserscheinungen; bei Influenza in der Regel 18 bis 72 h

Interleukine (IL) Von Leukozyten abgesonderte Kommunikationsproteine der Immunregulation

Katarrh Bezeichnung für eine mit Schleimabsonderung einhergehende Entzündung der Schleimhäute

Kausal Ursächlich, die Ursache betreffend

Kohlenhydrate Bilden eine biologisch und chemisch bedeutsame Stoffklasse, die Saccharide; im engeren Sinne werden sie als „Zucker" bezeichnet

MHC-Moleküle Allgemeine Bezeichnung für Eiweiße, die bei der Präsentation von Antigenpeptiden gegenüber den T-Zellen eine wichtige Rolle spielen

Molekül Aus zwei oder mehr miteinander verbundenen Atomen bestehendes kleinstes Teilchen einer chemischen Verbindung

Mutation Spontane Änderung des Erbgutes; führt bei Influenza-Viren zu fortlaufenden Veränderungen der Oberflächenantigene Hämagglutinin und Neuraminidase

Neuraminidase Oberflächenantigen der Influenza-Viren mit rezeptorzerstörenden Eigenschaften; Enzym, das sialinsäurehaltige Strukturen spaltet und so die Bindung zwischen neugebildeten Viren und infizierten Zellen auflöst

Nukleinsäuren Aus einzelnen Bausteinen aufgebaute Moleküle, die die genetischen Informationen enthalten

Pandemie Epidemie, die sich über die ganze Welt ausbreitet; Ursache ist zum Beispiel ein neuer Subtyp des Influenza-A-Virus, gegen den die Bevölkerung nicht immun ist

Partikel Teilchen

Peptide Organische Verbindungen aus Aminosäuren

Phagozytose Aufnahme von Partikeln durch Zellen

Postexpositionsprophylaxe Prophylaxe nach Exposition, das heißt nach Kontakt mit einem Krankheitserreger oder einer kranken Person

Prophylaxe Vorbeugung; Maßnahme zur Verhinderung einer Krankheit (zum Beispiel durch Impfung, vorsorgliche Medikation)

Proteine Eiweiße

Resistenz Fähigkeit von Krankheitserregern zur Vermehrung trotz Anwesenheit einer hemmenden oder abtötenden Substanz

Rezeptor Struktur an der Zellmembran, zum Beispiel zur Anheftung von Viren

RNA *ribonucleic acid,* deutsch: Ribonukleinsäure (RNS); genetischer Code für die Proteinsynthese der Viren

Serotyp, Serovar Mit Serotyp oder Serovar als Kurzform von Serovarietas bezeichnet man Variationen innerhalb von Subspezies von Bakterien oder Viren, die mit serologischen Tests unterscheidbar sind. Der Serotyp dient der detaillierteren Klassifizierung von Bakterien und Viren auf molekularer Ebene. Dazu werden die verschiedenen Antigene auf ihrer Oberfläche bestimmt (zum Beispiel die Zellwandrezeptoren)

STIKO Ständige Impfkommission am Robert Koch-Institut (RKI); spricht die Impfempfehlungen für Deutschland aus

Subtypen In den Oberflächenantigenen nicht miteinander kreuzreagierende Varianten von Influenza-A-Viren, zum Beispiel A/H1N1 und A/H3N2

Superinfektion Zweitinfektion bei noch bestehender Erstinfektion, meist durch Bakterien verursacht

Symptom Krankheitserscheinung

Virulenz Fähigkeit eines Virus, in Gewebe einzudringen, sich zu vermehren und Krankheitssymptome hervorzurufen

Virus Kleine Krankheitserreger ohne eigenen Stoffwechsel, nur in lebenden Zellen vermehrungsfähig

Virustatika Medikamente zur Hemmung der Virusvermehrung

Wirtszelle Zelle, die einem Virus ein adäquates Milieu zur Vermehrung bietet

Zellmembran In sich geschlossene, selektiv durchlässige äußere Begrenzung aller Zellen

Weiterführende Literatur

Das Standardwerk zum Impfen ist das 2018 in der siebten Auflage erschienene englische Buch „Vaccines" von Stanley A. Plotkin, Walter A. Orenstein und Paul A. Offit. Es wird vom Verlag Elsevier, Philadelphia, PA, USA, herausgegeben.

Umfassende und aktuelle Informationen zu verschiedenen impfrelevanten Themen finden sich insbesondere auf den englischsprachigen Internetseiten der Weltgesundheitsorganisation WHO.

Aviäre Influenza
► www.who.int/influenza/human_animal_interface

Cholera
► www.who.int/cholera

Dengue
► www.who.int/denguecontrol

Ebola
► www.who.int/health-topics/ebola/#tab=tab_1

Epidemien
► www.who.int/emergencies/diseases

Eradikationsprogramme
► www.who.int/topics/infectious_diseases

Faktenblätter
► www.who.int/topics/infectious_diseases/factsheets

Gelbfieber
► www.who.int/csr/disease/yellowfever

Globale Gesundheit
► www.who.int/gho

Influenzaüberwachung
► www.who.int/influenza/girsrs_laboratory

Ausbruchswarnungen
► www.who.int/ihr/alert_and_response/outbreak-network/en/

Gesundheitsthemen
► www.who.int/topics/en

Impfungen
► www.who.int/immunization

Influenza
► www.who.int/influenza

Internationale Gesundheitsvorschriften (IGV)
► www.who.int/ihr

Reisemedizin
► www.who.int/ith

Malaria
► www.who.int/malaria

Vergessene Tropenkrankheiten
► www.who.int/neglected_diseases

Krankheitsausbrüche
► www.who.int/csr/don

Poliomyelitis
► www.polioeradication.org

Tollwut
► www.who.int/rabies

Pocken

► www.who.int/csr/disease/smallpox

Tropenkrankheiten

► www.who.int/tdr

Tuberkulose

► www.who.int/tb

Wöchentlicher epidemiologischer Bericht

► www.who.int/wer

WHO Lyon

► www.who.int/ihr/lyon

Zika-Virus

► www.who.int/emergencies/diseases/zika

Stichwortverzeichnis

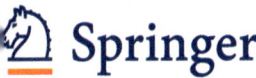
Springer

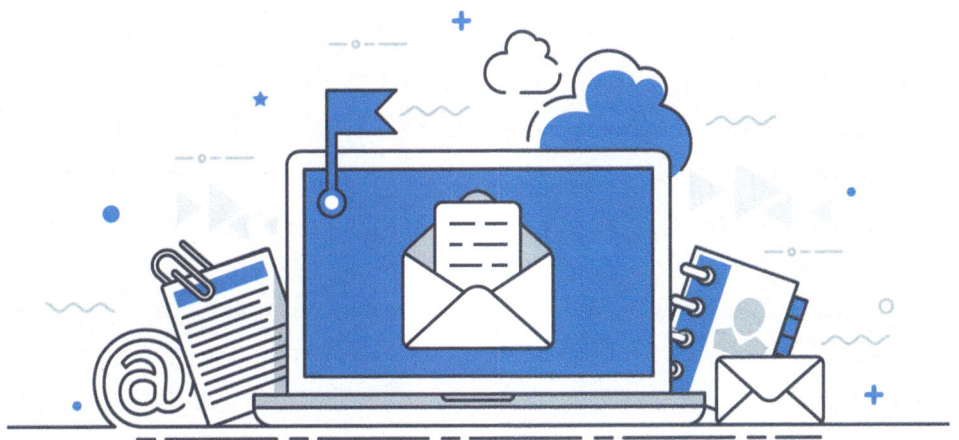

Ihr kostenloses eBook

Vielen Dank für den Kauf dieses Buches. Sie haben die Möglichkeit, das eBook zu diesem Titel kostenlos zu nutzen. Das eBook können Sie dauerhaft in Ihrem persönlichen, digitalen Bücherregal auf **springer.com** speichern, oder es auf Ihren PC/Tablet/eReader herunterladen.

1. Gehen Sie auf **www.springer.com** und loggen Sie sich ein. Falls Sie noch kein Kundenkonto haben, registrieren Sie sich bitte auf der Webseite.
2. Geben Sie die eISBN (siehe unten) in das Suchfeld ein und klicken Sie auf den angezeigten Titel. Legen Sie im nächsten Schritt das eBook über **eBook kaufen** in Ihren Warenkorb. Klicken Sie auf **Warenkorb und zur Kasse gehen**.
3. Geben Sie in das Feld **Coupon/Token** Ihren persönlichen Coupon ein, den Sie unten auf dieser Seite finden. Der Coupon wird vom System erkannt und der Preis auf 0,00 Euro reduziert.
4. Klicken Sie auf **Weiter zur Anmeldung**. Geben Sie Ihre Adressdaten ein und klicken Sie auf **Details speichern und fortfahren**.
5. Klicken Sie nun auf **kostenfrei bestellen**.
6. Sie können das eBook nun auf der Bestätigungsseite herunterladen und auf einem Gerät Ihrer Wahl lesen. Das eBook bleibt dauerhaft in Ihrem digitalen Bücherregal gespeichert. Zudem können Sie das eBook zu jedem späteren Zeitpunkt über Ihr Bücherregal herunterladen. Das Bücherregal erreichen Sie, wenn Sie im oberen Teil der Webseite auf Ihren Namen klicken und dort **Mein Bücherregal** auswählen.

EBOOK INSIDE

eISBN	978-3-662-60580-6
Ihr persönlicher Coupon	XAKsWZNzDZfQhRj

Sollte der Coupon fehlen oder nicht funktionieren, senden Sie uns bitte eine E-Mail mit dem Betreff: **eBook inside** an **customerservice@springer.com**.